JN222325

不自然な食卓

超加工食品が人体を蝕む

ULTRA-PROCESSED PEOPLE

WHY DO WE ALL EAT STUFF THAT ISN'T FOOD...
AND WHY CAN'T WE STOP?

クリス・ヴァン・トゥレケン
CHRIS VAN TULLEKEN

梅田智世 訳

早川書房

不自然な食卓

——超加工食品が人体を蝕む

ULTRA-PROCESSED PEOPLE
Why Do We All Eat Stuff That Isn't Food
. . . and Why Can't We Stop?
by
Chris van Tulleken

Translated by
Chisei Umeda
First published 2024 in Japan by
Hayakawa Publishing, Inc.
This book is published in Japan by
arrangement with
Rogers, Coleridge and White Ltd.
through The English Agency (Japan) Ltd.

装幀／井上新八
写真／©Foodcollection / amanaimages

ダイナ、ライラ、サーシャへ

目次

※訳注は〔　〕内に小さめの文字で示した。

はじめに

毎週水曜の午後、わたしが所属していた研究室では、ジャーナルクラブと称される催しが開かれていた。「クラブ」という言葉のおかげで楽しげな印象を受けるが、実際はそうでもない。世界中の研究室で実施されているその儀式は、研究室のメンバーのひとりが、科学誌に掲載されている最新論文のなかから自分たちの研究に関係ありそうなものを選んで紹介し、残りの全員でそれをこてんぱんにやりこめる、という催しだ。論文の質がじゅうぶんでなければ、それを選んだ不運な人もこてんぱんにやりこめられることになる。

グレッグ・タワーズ率いるその研究室はユニヴァーシティ・カレッジ・ロンドン（ＵＣＬ）を拠点とし、ロンドン自然史博物館を設計した建築家の手によるヴィクトリア朝様式の病院を改造した建物のなかにいまもある。歴史ある美しい建物だ。ネズミと水漏れだらけだが。博士号取得のためにわたしが加わった二〇一一年には、ワールドクラスの分子ウイルス学研究がそこで生まれているとはとうてい思えない場所だった。

そのジャーナルクラブの場でグレッグをはじめとする研究室の上司たちから教わったのは、科学とは法則や事実が並ぶリストではなく、生きた議論であるということだ。どんな論文のどんなデータポイントであれ、グレッグほど議論を重んじる人には、あとにも先にも出会ったことがない。検証されずに逃げおおせるものはなにひとつなかった。あれは望みうるかぎり最高の科学トレーニングだった。

　その研究室が専門としていたのは、ＨＩＶなどのウイルスと、そのウイルスが繁殖のために入りこまなければならない細胞とのあいだで絶えず繰り広げられている競争の研究だ。この競争は軍拡競争に似ている。どの細胞もウイルスの攻撃に対する防御策を敷き、どのウイルスもその防御策を突破する武器を備えている。細胞がよりいっそう高度な防御策を進化させていくのにあわせて、ウイルスのほうもひたすら改良版の武器を進化させ、それがさらなる細胞の守りの進化を促し、そしてまたさらに……といった具合だ。

　研究室のメンバーのほとんどは、新たな薬やワクチンの開発といった胸躍る理由からＨＩＶやその近縁のウイルスを研究していたが、研究室内には別のタイプの、ほとんどウイルスのようには見えないウイルスを研究する分派もいた。あなたの体の全細胞のなかにあるＤＮＡのほぼ半分は、大昔に死んだウイルスの遺伝子でできている。昔から「ジャンク」ＤＮＡとして知られていたものを扱うこの分野は、科学研究界の僻地と見なされていた。ところが二〇一四年一〇月、その分派のひとりが、ジャーナルクラブの場で『ネイチャー』誌に掲載された一本の論文を紹介した。タイトルには専門用語がぎっしりつまっていた。「ＫＲＡＢジンクフィンガー遺伝子ＺＮＦ９１／９３とＳＶＡ／Ｌ１レトロトランスポゾンの進化的軍拡競争」[1]

　わたしはミーティングのまえに論文にざっと目を通したが、理解できなかった。ジャーナルクラブで紹介される論文一〇本のうち、だいたい七本はこきおろされ、二本はもちこたえて有益な新情報を提供し、一本は明らかないんちきの証拠を露呈する。この論文がどのカテゴリーにあてはまるのか、わたしにはわからなかった。

　論文のデータについて話しあっているうちに、場の空気が変わったことに気づいた。全員が身をのりだしたのは、ヒトゲノムのいたるところで見つかる例の大昔の死んだウイルスがじつはまったく死んでいないことがデータによって示されたときだった。実際には機能する遺伝子をもち、いつでも新しいウイルスをつくれる態勢にあったのだ。つまり、人間の体にあるすべての細胞は潜在的なウイルス工場と言えるが、なにかがそのウイルス遺伝子をおとなしくさせているらしい。ふたを開けてみれば、ウイルス遺伝子を抑制しているのは、細胞内の別の遺伝子だった。

その論文が言っているのは、要するにこういうことだ――わたしたちのゲノムの一部は、別の一部と絶えず戦争状態にある。

それが暗に意味するところは、軍拡競争の性質をよく知る研究室ではだれの目にも明らかだった。ウイルスとの競争にせよ、近隣とのいさかいにせよ、スポーツチームや政治活動や世界の超大国が絡むものにせよ、あらゆる軍拡競争は否応なく複雑さを生む。反乱が拡大すれば、必然的に鎮圧作戦も拡大する。諜報活動（インテリジェンス）はそれに対抗するカウンターインテリジェンスと二倍、三倍のスパイを生む。よりいっそう高度な武器の発達こそが、よりいっそう高度な防御策の進化の原動力になる。

ヒトゲノムが体内軍拡競争のさなかにあり、ＤＮＡの一部が別の一部と戦っているのなら、それはつまり、よりいっそう複雑化する方向へと容赦なく駆りたてられているということだ。何千何万もの世代をつうじて、大昔の「死んだ」ウイルスが進化するのにあわせて、ゲノムのほかの部分も、ウイルスの遺伝子を抑えこむべく進化しているにちがいない。

わたしたちの遺伝子内で起きているこの軍拡競争は生命のはじまりからずっと続いてきたもので、それこそが複雑さそのものの進化のエンジンとなっている可能性もおおいにある。ヒトゲノムとチンパンジーゲノムの大きな違いは、タンパク質をコードする領域（九六％ほどが同じ）ではなく、古い死んだウイルスに由来すると見られる領域にある。[2]

わたしの少なくとも一部は、自分のほかの遺伝子と争っている古いウイルスの集合体なのだ。その考え方をのみこむまでにしばらく時間がかかったものの、あの論文は自分自身に対するわたしの理解をがらりと変えた。あなたの自分自身に対する見方も変えるかもしれない。異なる遺伝子間の軍拡競争とともに生きているというだけではない――あなたはその軍拡競争、競いあう遺伝的要素からなる不安定な連合の産物なのだ。

そうした連合と競争は、わたしたちの遺伝子の外にも広がっている。「あなた」が終わって「あなたではないもの」がはじまる場所は、明確とはほど遠い。あなたの全身は微生物だらけで、それがあなたの生命を維持している――そうした微生物は、あなたの肝臓に劣らずあなたの一部なのである。ところが、その同じ微生物が体の不適切な場所へ入りこむと、あなたを殺したりもする。わたしたちの体は機械的な存在物というよりは、むしろ社会にずっと近く、その社会は一匹の霊長類だけでなく、無数の細菌やウイルスなどの微生物で構成されている。そこには交渉から生まれた奇妙な妥協と不完全さが満ちあふれている。軍拡競争が境界を曖昧にしているのだ。

グレッグの研究室で六年を過ごしたあと、わたしは医師の道に戻ったが、軍拡競争とそこから生まれる複雑なシステムが存在し、それによって境界が曖昧になるという考え方は、わたしの世界観の重要な一部になった。研究はその後も続けたが、わたしの主眼はウイルスの研究から、偏向や不正の絡む科学研究の調査へと移り変わった。いまはおもに食品業界と、それが人間の健康におよぼす影響を研究している。研究室時代に培った基礎は、その点でも重要であることが証明された。軍拡競争とその影響は、本書のいたるところに登場する。

そもそも、食べるという行為は、数十億年にわたって続いてきた軍拡競争に加わることにほかならない。わたしたちのまわりの世界では、利用できるエネルギーの存在量はわりと一定であり、そのエネルギーをめぐってあらゆる生きものがほかの生きものと競争している。生物が携わるプロジェクトは、つきつめればたったのふたつ――繁殖と、その繁殖の燃料になるエネルギーの獲得だけだ。

捕食者は被食者をめぐる別の捕食者との競争だけでなく、もちろん被食者そのものとの競争にもはまりこんでいる。被食者はたいてい、エネルギーを自分の肉のなかにとどめておきたがる。その「被食者」の動物も、植物をめぐる被食者どうしの競争に加えて、植物そのものとも競争している。植物は食われるのを防ぐために、毒素やとげなどの防御策を生み出す。植物どうしは太陽、水、土をめぐって競いあう。細菌、ウイルス、真菌といった微生物は、できるかぎりのエネルギーを獲得しようと、生態系のなかのあらゆる生きものを絶えず攻撃している。そして、こと軍拡競争では、だれであれ成功を長くは保てない。オオカミはシカを食べることによく適応しているかもしれないが、シカはオオカミに食べられるのを避けることにみごとに適応し、場合によってはオオカミを殺しさえする。*

わたしたちはなにかを食べる。そして、つながりあい絡みあった一連の軍拡競争の一環として、生物のあいだを流れるエネルギーをめぐって競いあう。あらゆる軍拡競争がそうであるように、この競争も複雑さを生み出してきた。そんなわけで、食をめぐるあらゆる事象は複雑である。

味覚と嗅覚、免疫系、手先の器用さ、歯と顎の解剖学的構造、視覚。ヒトの生態、生理、文化のどの要素をとってみても、それをかたちづくった主たる要因がエネルギー希求の長い歴史でないものを思いつくのは難しい。数十億年をかけて、わたしたちの体はさまざまな食物を利用することにすばらしく適応してきたのだ。

ところが過去一五〇年で、食物は……食物ではないものに変わった。

わたしたち人間は、進化史上いちども遭遇したことのなかった加工処理を駆使し、新奇な分子から構築した物質を食べるようになった。実際のところ「食物」とさえ呼べない物質だ。わたしたちの摂

* 被食者に殺されるオオカミにかんしては、少なからぬ科学論文が存在する。ある分析では、オオカミの頭骨の四〇%に被食者による負傷の証拠が見られた。オオカミがムース、ジャコウウシ、シカに殺されることについてはじゅうぶんな裏づけがある。[3,4]

取するカロリーは、加工でんぷん、転化糖、加水分解タンパク質分離物、精製・脱色・脱臭・水素添加された——さらにエステル交換された——種油にますます由来するようになっている。そしてそのカロリーは、また別の分子を用いて調合物としてまとめあげられる。そうした分子もまた、わたしたち人間の感覚がいまだかつてさらされたことのなかったものだ。合成乳化剤、低カロリー甘味料、安定剤、増粘安定剤、湿潤剤、食品香料化合物、色素、色調安定剤、炭化剤、固化剤、増量——そして増量抑制——剤。

そうした物質は一九世紀の後半から食事に入りこみはじめた。当初はじわじわだったが、一九五〇年代以降、侵入のペースが上がり、いまや英国と米国で食べられているものの大部分を占め、地球上のほぼすべての社会で食生活のかなりの部分を構成するようになっている。

そして、わたしたちはこのなじみのない食環境に足を踏み入れると同時に、それと並行する新たな生態系（エコシステム）にも進出した。エネルギーの流れではなく、金（かね）の流れによって動く独自の軍拡競争が繰り広げられる生態系。すなわち、食品工業生産の新たなシステムである。このシステムでは、わたしたちは被食者、つまりシステムを動かす金の源にあたる。複雑化と革新の原動力となる金をめぐるその競争は、巨大な多国籍グループからそれよりも小さい無数の国内企業まで、絶えず進化する企業からなる生態系全体で起きている。そして、そうした企業が金を引き出すための餌は、超加工食品（ＵＰＦ：Ultra-Processed Food）と呼ばれる。超加工食品は数十年にわたって進化の選択プロセスをくぐりぬけてきた。そのプロセスでは、もっとも多く購入されて食べられた製品こそが、市場でもっともうまく生き残れる。それを成し遂げるために、ＵＰＦは体重をはじめとする多くの機能を調節する体のシステムを覆すように進化してきた。*

ＵＰＦはいまや、英国と米国における平均的な食事の六〇％を占める。[5,6,7] わたしの子を含めた多くの子どもが、カロリーの大部分をＵＰＦから摂取している。ＵＰＦはわたしたちの食文化であり、わたしたちの体のもとになる物質でもある。あなたがこの本をオーストラリア、カナダ、英国、米国で読んでいるのなら、UPFはまさにあなたの国民食なのである。

UPFには長々とした科学上の正式な定義があるが、要約すれば、こう言ってもいいだろう――プラスチックで包装され、一般的な家庭のキッチンでごく普通に見られない材料が少なくともひとつ入っていれば、それはUPFである。その多くはあなたが「ジャンクフード」としてなじんでいるものだが、オーガニックや放し飼いを謳う「倫理的」なUPFもたくさんある。そうした製品は、健康的で栄養たっぷりで環境にやさしいもの、もしくは減量効果のあるものとして売られているかもしれない（パッケージに健康強調表示があるほぼすべての食品はUPFである、というのもひとつの目安になる）。

食品加工について考えるとき、たいていの人は食品に加える物理的な操作を思い浮かべる。たとえば、揚げる、押し出し成形する、ふやかす、機械を使って回収する、といったようなことだ。だが超加工には、それ以外のもっと間接的な加工も含まれる。欺瞞的なマーケティング、おためごかしの訴訟、秘密のロビー活動、不正な研究。そのすべてが、企業が金を引き出すために欠かせない「加工」なのである。

UPFの正式な定義は二〇一〇年にブラジルの研究チームが最初に考案したが、以来、UPFはがん、代謝病、精神疾患の発生率を高めて人体に害をなし、食文化を破壊して格差、貧困、早死にを助長することで人間社会に害をなし、さらに地球にも害をなしているとする仮説を裏づける膨大なデータが集まっている。UPFの製造に必要とされるフードシステムは、UPFという製品がなければ成り立たないものでもある。このフードシステムは生物多様性を低下させている最大の原因であり、世

＊　奇妙なことに、もっとも食べられなかった者がもっともうまく生き残る普通の生態系とはあべこべである。

界の温室効果ガスの排出源としても二番目に大きい。したがってUPFは、気候変動、栄養不良、肥満が相乗的に作用するパンデミックを引き起こしていると言える。この三つのうち、最後に挙げた影響、つまり肥満はもっとも詳しく研究されているが、話題にするのがもっとも難しいものでもある。というのも、食事と体重をめぐる議論は、どれほど善意にあふれていても、おおぜいの人をとてもいやな気分にするからだ。*

本書のかなりの部分は体重にかんする話になるだろう。これは、UPFをめぐる証拠の多くが体重への影響に関係しているからである。だが、UPFはさまざまなかたちで苦痛を生み、それには体重への影響と無関係のものも少なくない。UPFが心臓病や脳卒中や早死にを引き起こすのは、肥満を招くせいだけではない。そうしたリスクは、体重増加とは関係なく、UPFの摂取量とともに上昇する。さらに、UPFを食べているが体重は増えていない人では、認知症や炎症性腸疾患のリスクが上昇する。ところが、そうした問題を抱える患者は責められない傾向にある。そういうわけで、肥満に特別に言及するのは、食事に関連する疾患のなかでも――もっと言えばあらゆる疾患のなかでも――医師がその問題を抱える患者を責めるという点でほかに例がないからだ。

もう少しだけ、肥満について詳しく説明させてほしい。この議論にかんしては、まだ言葉が探られている最中だ。肥満という語は、無理もない話だが、おおぜいの人に不愉快な思いをさせるし、肥満を疾患と呼ぶこと自体もスティグマ〔個人のもつ特徴に対して周囲から否定的な意味づけをされ、いわれのない差別などによって社会的に不当な不利益を被ること〕となる。多くの人は、疾患としてではなくアイデンティティとして肥満とともに生きている。たんなる存在のあり方のひとつと見る人もいる。そして、そうした存在のあり方は、ますます普通のものになっている。体重増加は健康問題のリスク上昇とかならずしも関連しておらず、それどころか、過体重の人の多くはいわゆる「健康的な」体重の人よりも死亡リスクが低い。それでもなお、わたしは肥満という言葉をときどき使うし、肥満をときに疾患として定義するつもりでいる。なぜなら、疾患であれば研究や治療のための資金を得られるし、疾患というラベルを貼ることでスティグマが和らぐ場合もあるからだ。疾患はライフスタイルでもみずから選んだものでもない。それに、疾患という言葉は、その問題を抱える人から責任の重荷を取り除く助けになる。

この点は重要である。というのも、メディアでもわたしたちの頭のなかでも、体重増加をめぐるあらゆる考察が非難に蝕(むしば)まれているからだ。その非難はきまって当事者に向けられる。そうした人は非難されてしかるべきだという考え方が科学的・倫理的な監視の目をすりぬけて生き延びてきたのはなぜかと言えば、あまりにも単純すぎて目につかないからである。その根底にあるのは、意志の力の欠如――運動を増やしたり食べる量を減らしたりできないのが悪いとする考え方だ。この考え方は、あとでたびたび説明するが、精査に堪えるものではない。たとえば米国国民健康調査では、一九六〇年以降、米国における体重の正確な全容を記録している。それによれば、一九七〇年代から――白人と、黒人とヒスパニック系のあらゆる年齢の男性と女性で――肥満が劇的に増加している。[8] あらゆる年齢と民族において、男性でも女性でもいっぺんに自己管理能力が崩壊したなんてことはありえない。あなたが肥満とともに生きているのなら、それは意志の力の欠如のせいではない。あなたのせいではないのだ。

実際のところ、わたしたちが自分の体重に対して負っている責任は、スキーヤーが脚の骨折に対して、サッカー選手が膝の負傷に対して、コウモリ研究者が洞窟での作業中にかかる真菌性肺感染症に

＊ 肥満に関連する健康上のアウトカムの多くは、スティグマを直接の原因としている。医師をはじめとする医療従事者のあいだには、肥満に対する偏見がほかのほぼあらゆる形態の身体的差異に対する偏見よりも根深くあることが研究で示されている。これは治療の大きな障壁になる。

対して負っている責任よりもずっと小さい。食事に関連する疾患は、いくつかの太古の遺伝子と新しいフードエコシステムの衝突から生まれる。その新しいエコシステムは過剰な摂取を促すようにつくられており、現在のところ、わたしたちには改善できそうにないし、ひょっとしたら改善しようと思ってさえいないかもしれない。

過去三〇年のあいだ、政治家、科学者、医師、親の厳密な監視をよそに、肥満は目をみはるほどのペースで増えてきた。この期間中、イングランドでは肥満関連の広範囲にわたる六八九の政策を盛りこんだ一四の政治戦略が発表されたが[9]、小学校〔イギリスでは五歳から一一歳までの子が通う〕を卒業する子どもの肥満率は七〇〇％以上、高度肥満〔ＢＭＩが三五以上の肥満〕の割合にいたっては一六〇〇〇％も増加した[10]。

ＵＰＦの消費率がもっとも高い英国と米国の子どもたちは、ほかのほぼすべての西洋の高所得国に暮らす子どもよりも体重が重いだけでなく、身長も低い[11,12]。こうした発育阻害は世界中で肥満と密接に結びついており、食べすぎによる疾患というよりは、むしろ栄養不良の一形態であることがうかがえる。

そうした子どもたちがおとなになるころには、さらに多くの仲間が加わり、肥満とともに生きる人の割合は三人に一人にまで上昇する。高度肥満の成人が専門家の助けを借りずに健康的な体重まで減量し、かつそれを維持する確率は一〇〇〇人に一人に満たない。したがって高度肥満は、それを抱えている人の大多数にとって、治療薬も外科的治療法もない不治の病ということになる。過体重はいまや子どもの四分の一以上、成人の半数にのぼる[13]。

英国をはじめ、ほぼすべての国の政策が肥満の解消に失敗している理由は、肥満を商業起因の疾患、つまり依存性のある物質のマーケティングと消費によって引き起こされる疾患と定義していないことにある。薬物や煙草との比較はさらなるスティグマを生むおそれがあるが、この先のページでは、じゅうぶんな注意を払いつつそうしていくつもりだ。食事に関連するあらゆる疾患と同じく、肥満にも遺伝的ななりやすさ、貧困、不公平、格差、トラウマ、疲労、ストレスなど、UPFよりも深い原因がある。肺がんの最大の原因は喫煙だが、その喫煙の主要な原因が貧困であるのと同じだ。英国の最貧困層の喫煙率は最富裕層の四倍にのぼり、英国の富裕層と貧困層における死亡率の差の半分は喫煙で説明がつく。[14]

煙草と同様、UPFもいくつもの物質の集まりであり、そうした物質をつうじて、前述したような深刻な社会問題が体に害をおよぼすのだ。UPFははっきりわかるかたちで社会の不公平さをあらわにし、トラウマと貧困の存在を伝え、それがなければ隠れたままだったかもしれない遺伝子の発現を許す。肺がんと肥満の大部分は、貧困を解消すれば防げる。だが、それについては別の本に譲ろう。

本書のテーマは、わたしたちに食べるものを差し出し、なにを食べるべきかを指図しているシステムにある。わたしの狙いは、それとは違うかたちで構築された世界を読者に想像してもらうことだ。だれもがもっと多くのチャンスと選択肢を得られる世界を。そんなわけで、なにかに税を課せとか、なにかを禁止しろといった提案は本書には出てこない。UPFをめぐる情報を改善し、本物の食べものを手に入れられるようにしてほしい。それが唯一の要望だ。

本書は減量についての本ではない。というのも、第一に、安全で継続的な減量効果がある方法を考案した人はいまだかつていないからだ。そして第二に、わたしはあなたが減量するべきだとは思っていない。わたしは「正しい」体のもちぬしではないし、だれかの見た目についてなんの意見ももっていない。あなたがなにを食べるべきかにかんする意見ももっていない。それはあなたが決めることだ。かくいうわたしも、危険なスポーツにしろジャンクフードにしろ、「健康的」ではない選択をしょっちゅうしている。だが、わたしたちが選択をするためには食品から生じうるリスクの正確な情報が必要だし、人を惑わせやすい刺激的なマーケティングにあまりさらされるべきでもないと強く感じている。

そんなわけで、どんな生活を送るべきかとか、子どもにどんな食事をさせるべきかといったアドバイスは、本書ではほとんど見つからない。それはひとつにはわたしが口を出すことではないからだが、なによりも、アドバイスをしてもいささか無意味だと思っているからだ。わたしたちの食べるものを左右するのは、身近にある食品、その価格、そして売られ方であり――変えなければならないのは、そこなのだ。

とはいえ、この本の読み方にかんしては、推奨したいことがひとつある。UPFを断ちたいという気もちがあなたにあるのなら――そうしてはいけない。そのまま食べつづけてほしい。

そのわけを説明しよう。あなたはいま、自分から志願したわけではない実験に参加している。四六時中、わたしたち全員を実験台にして、どの新しい物質がいちばんよく金を引き出せるかがテストされているのだ。合成乳化剤は卵のかわりに使える？　乳脂肪を種油に置き換えられる？　メチルフェニルグリシド酸エチル少々をイチゴのかわりに放りこめる？　わたしたちはUPFの購入をつうじて、絶えずその進化を動かしている。この実験のリスクをわたしたちが負う一方で、利益はUPF製造企業の所有者の手に渡り、実験結果の大部分はわたしたちから隠されている――わたしたちの健康に表れる影響を除けば。

わたしの提案はこうだ。この本を読んでいる期間中、UPFを食べるという実験を続けてほしい。ただし、そうするのは製造企業のためではなく、あなた自身のためだ。UPFについて話すだけならわたしにもできるが、UPFそのものほどよい教師はない。UPFを食べなければ、その真の本質は理解できない。わたしがそれを知っているのは、自分の体で実験したからだ。

UPFの影響を調べる過程で、わたしはユニヴァーシティ・カレッジ・ロンドン病院（UCLH）の同僚たちの協力を得て、この研究の患者第一号になった。わたしでデータをとれば、もっと大規模な研究の資金を得やすくなるだろうと考えたのだ（その研究は現在進行中である）。発想は単純だ。一カ月のあいだＵＰＦを断ってから、体重をはじめ、測れるかぎりのありとあらゆるものを測定する。そのあとの一カ月は、カロリーの八〇％をＵＰＦから摂取する食事を続ける――英国と米国のおよそ五人に一人の食生活と同じだ。

二カ月目の実験期間中は、あえて食べすぎようとはしなかった。普段とまったく同じように、食べたいと感じたときにはいつでも、手に入るものをなんでも食べた。そのあいだに、食物、栄養、食習慣、超加工食品の分野で世界を代表する専門家を取材した。学術界、農業界、そしてもっとも重要なのが、当の食品業界に属する人たちだ。

このＵＰＦ食は楽しいものになるはずだった。なにしろ、いつもは自制しているものを食べるのだから。ところが、奇妙なことが起きた。専門家の話を聞けば聞くほど、ＵＰＦに嫌気がさすようになったのである。それで思い出したのが、アレン・カーのベストセラー本『禁煙セラピー』（阪本章子訳、ロングセラーズ、一九九九年）だ。自己啓発本としてはめずらしく、同書では実際に研究がおこなわれており、推奨されている介入手段もたいへんすばらしい。この本のポイントは、喫煙を続けながら喫煙がどれほど体に悪いかについて読む、というところにある。そのうちに、煙草が不快なものに見えてくるという趣向だ。

そんなわけで、抵抗をやめて、ＵＰＦのおそろしさをあますところなく経験することを自分に許してみてほしい。どか食いや過食を促しているわけではなく、たんにＵＰＦに抗うのをやめてほしいと言っているだけだ。わたしは四週間そうした。自分でも試してみようという気があるのなら、この本を読み終えるまで続けてみてほしい。あなたにそうすすめることには倫理上の疑問があるが、その点は気にしない。なによりもまず、あなたはもうすでにＵＰＦを食べろと一日じゅうすすめられている。第二に、あなたが平均的な人なら、もうすでにカロリーの六〇％ほどをＵＰＦから摂取している。それを一カ月のあいだ八〇％に増やしたところで、おそらくたいした違いはないだろう。

本書を読んでいるあいだ、あなたが食べる食品のパッケージ裏面に記載されている成分表もあわせて読んでほしい。本書のページ数ではとうていひとつひとつを解説できないほどたくさんの物質が見つかるだろうが、この本を読み終えるころには、マーケティング・キャンペーンから食後に残る奇妙な不足感まで、あらゆることが健康を蝕んでいる仕組みがあなたにもわかりはじめているはずだ。そして、これまでは年をとったせいだとか、子どもがいるせいだとか、仕事のストレスのせいにしてきた問題の多くが、じつはあなたが食べるものに引き起こされているのだと気づくかもしれない。

この本を読めば絶対にＵＰＦを異様で不快なものと感じるようになるとは保証できないが、そうなる可能性はある。そして証拠の示すところによれば、ＵＰＦをやめられたら、あなたの体にも脳にも、さらには地球にもよい影響があるはずだ。実際、本書とそれに先立つポッドキャストの制作にかかわった多くの人はそうだった。あなたもそうなるかどうか、ぜひとも知りたい。

パート1

ちょっと待って、いま食べているものは、いったいなに?

1　なんでアイスクリームに細菌スライムが入っているんだ？
――UPFの発明

八〇％UPF食をはじめてから最初に迎えた週末は、夏がほんのつかのま戻ってくる、よくある気まぐれな秋の日だった。家族で公園へ向かったわたしは、自分と家族にアイスクリームを買った。妻のダイナには〈フリーズ・ポップ〉。チューブに入ったあざやかな青の液体を凍らせたもので、〈スイツェル〉というブランドの製品だ。わたしはウォールズ社の〈ツイスター〉。三歳の娘ライラは、〈ハックニー・ジェラート〉というブランドがつくる特大のピスタチオアイスクリームを手に入れた。ライラの妹で一歳になるサーシャは、まんまと全員のものをぺろぺろなめまわしている。

友だちふたりと出くわしたライラは、灼（や）けつくような日差しのなかでたむろし、なんであれ三歳児の話題にのぼることをひとしきり話したあと、ブランコで遊びにいった。走っていくライラに、食べかけのアイスクリームのカップを手渡された。ほとんど手つかずだった。ギラギラと光る緑色をしたピスタチオの完璧な球体。それが奇妙だと思いいたるまでに、しばらく時間がかかった。どうしてまだ球体なのか？　現に、カップの外側は触ると温かい。いったいなぜ、このアイスクリームはとけていないのか？

スプーンでひと口食べてみた。なまぬるいゼラチン状の泡。アイスクリームがとけるのを、なにかが阻止しているのだ。

わたしはインターネットで成分を調べてみた。「生乳、砂糖、ピスタチオペースト（ブロンテ産ピスタチオ四％、アーモンド二％、砂糖、大豆タンパク質、大豆レシチン、ココナッツオイル、ヒマワリ油、クロロフィル、レモンを含む天然香料）、デキストロース、生ダブルクリーム、ブドウ糖、スキムミルクパウダー、安定剤（ローカストビーンガム、グァーガム、カラギナン）、乳化剤（モノおよびジグリセリン脂肪酸エステル）、マルドン海塩」

安定剤、乳化剤、ガム、レシチン、ブドウ糖、いくつもの油（オイル）……それはどれも、超加工食品（UPF）のあかしだ。UPFの定義（かなりの長さがあり、次の章できちんと見ていく）には添加物よりもはるかに多くの要素が含まれるが、思い出してほしい。あなたの家のキッチンにないそうした材料の存在は、その食品がUPFであることを示す指針のひとつだ。あとで詳しく見ていくように、加工のそのほかの要素も、こと人体への影響にかけては、添加物以上とは言わないまでも、それに劣らず重要になる。

そして、この手の材料を使っているのはハックニー・ジェラートだけではない――店で買うほぼどんなアイスクリームにも含まれている。それなのに、一般的なキッチンでは見られない。製造企業の観点から見て、なぜそうした材料が必要なのか、その正確な理由がわたしにはわからなかった。使う材料が少ないほうが、簡単で安上がりのはずだろう？

UPFはなぜそんなふうにつくられているのか。そして、なぜこれほどいたるところにあふれているのか。それを理解するために、わたしはポール・ハートという人物との面会を手配した。ポールは食品業界の内情に詳しい。学校を出てすぐに、ユニリーバのアプレンティスシップ（見習い訓練）に参加し、そのまま同社で二〇年以上を過ごすあいだに、まずは生化学者として研修を受け、やがて食品生産システムを設計するようになった。UPFやその製造業界にかんして、ポールが知らないことはほとんどない。そして、ポールは風変わりな人でもある。「若いころからずっと、ビッグフード

〔食品をきわめて大規模に工業生産するひと握りの巨大企業を指す。ビッグファーマ（巨大製薬会社）と同様の意味あい〕業界ではたらいてきました。もういまじゃ、若くして死ぬには年をとりすぎましたよ！」

ポールの話にちりばめられるこの手のちょっとした言いまわし――引用や格言――は、さらに深い思考への近道のように聞こえる。口を動かせる速さを超えるスピードで脳がはたらいているせいで、すべてをできるだけ少ない単語数に切りつめなければいけないかのようだ（それでもかなりの語数だが）。ポールに質問をするのは、圧力下でボトルのコルクを抜くようなおもむきがある。少し話せないかとわたしが依頼したときには、五ページにおよぶ要旨説明を送ってくれた。

わたしがポールとその妻シャロンと顔をあわせた場所は、ロンドンのペントンヴィル・ロードにあるマクドナルドだった。フランクフルトで開催された大規模な展示会〈欧州食品素材見本市〉から戻ったばかりのポールは、わたしが聞いたことのない食品素材企業の印刷物の束を引っぱり出し、べたつくプラスチックのテーブル一面に広げた。「展示A。おやおや、これはひどい。とんでもないな！このヨーグルト飲料を見てくださいよ」

ポールはプレバイオティクス、プロバイオティクス、オメガ3脂肪酸にかんする強調表示が惜しげもなく盛りこまれたラベルをわたしに見せた。彼の説明によれば、ヨーグルトそのものは、そうしたほかの素材にかんする強調表示をするための手段にすぎないのだという。「添加物たっぷりのヨーグルトを飲み干せば、食生活のなかにあるなんらかの欠陥を解消できる。そういう理屈で消費者を誘いこむんですよ」

ポールとの会話はときにわかりにくくなるが、たとえ理解できないにしても、それは楽しいわかりにくさだ。とはいえ、ヨーグルトはライラのアイスクリームがとけなかった理由を質問する絶好の前振りのような気がした。「クリス、アイスクリームを例にとれば、UPFのほぼすべてを説明できますよ」とポールは言った。

それは願ったり叶ったりではないか。わたしたちはマクドナルドを出て、シャロンとポールが帰宅時に乗る列車の来る駅までリージェンツ運河沿いを散歩することにした。ふたりは結婚してもう四〇年だが、まだたがいの考えることに関心をもっており、一緒にいて楽しい人たちだ。元看護師のシャロンはときどき助け舟を出し、わたしを当惑させているように見えるあれこれを説明してくれた。アイスクリームの話題に本格的に踏みこむには、まさに完璧な状況だった……そのうちに、ポールは過去に出席したトルティーヤ関係の会議について話しはじめた。「ある会社が、冗談半分で豪語していたんですよ。うちの製品は基本的にはミイラみたいなものだから、何年でも保存できるって」とポールは話した。わたしはぞっとした顔を見せたにちがいない。その証拠に、ポールはすぐに「みんな、大喜びでしたよ！」と明かしてくれた。

わたしたちは小さな橋をくぐったり渡ったり、自転車に乗る人たちをかわしたりしつつ、運河沿いをのんびり歩いた。強烈な日差しがアイスクリームに舞い戻るチャンスをくれた。わたしがシャロンとポールにロンドンを案内し、地元のランドマークを次々と指さすあいだ、ポールはわたしにアイスクリームを案内してくれた。わたしはそれ以前に近所のスーパーマーケット〈テスコ〉にあるアイスクリームを調べていた。ほぼすべてに、キサンタンガム、グァーガム、乳化剤、グリセリンが含まれていた。その理由をポールは説明できるだろうか？　「要は価格とコストです。そうした材料は、金（かね）の節約になるんですよ」

これは英国の消費者にとっては重要だ。現在の生活費危機が起きるまえの二〇一七年でさえ、英国の消費者は家計の八％しか食料に費やしていなかった。この割合は米国（六％）を除くほぼすべての国よりも低い。近隣のほかの欧州諸国――ドイツ、ノルウェー、フランス、イタリア――はいずれも家計の一一～一四％を食費にあてており、低所得国の世帯は六〇％以上を費やしている。[1,2]

英国（とほかの多くの国）では、住宅費、燃料費、交通費がおそろしく大きな出費となり、食費を圧迫している。富裕層にとって、それは問題ではない。だが、英NGOのフード財団による分析では、健康的な食事にかんする英政府のガイドラインに沿った食事をしようと思ったら、貧困層の下位五〇％の世帯は可処分所得の三〇％近くを食費にあてる必要があることが明らかになっている。所得が貧困層の下位一〇％の世帯なら、ほぼ七五％を費やさなければならない。UPFはほぼどれをとっても、家庭での調理を必要とする食品や食事よりも安く、時間がかからず、栄養も――多いとは言わないまでも――同じくらいあるとされている。低賃金、時間のなさ、なにかおいしいものを食べられるという見込み。おそらくその組みあわせが、英国の食事におけるUPFの多さの原因になっているのだろう。英国や米国のように、ほかの同等の高所得国と比べて経済格差が大きい国ほどUPFが大量に食べられているのも、とりたてて意外ではないのかもしれない。[3]

ともあれ、ポールは乳化剤やガムのような材料がUPFの製造に――そしてコストの削減にどう役立っているかを説明してくれた。まず、そうした材料はアイスクリームを温かさに耐えられるようにしてくれる。そのおかげで、アイスクリームをあちこちへ運ぶプロセスが楽になる。工場からトラックへ、トラックからスーパーへ、スーパーからあなたの家の冷凍庫へ。アイスクリームは幾度となくマイナス一八℃からマイナス五℃に上昇しては、また戻る。ガム、グリセリン、乳化剤は水を近くにとどめ、氷の結晶ができるのを防いでいる。だからこそ、一カ所の工場で大量生産したアイスクリームを全国に輸送できるのだ。サプライチェーンの各段階でそれほど急がなくてもよくなり、極低温を維持する必要性も低くなる。「消費者はクリーミーさを好みます」とポールは話した。「じゃりじゃりの氷ではなくね！」製造を一点に集中させれば、全国で店舗を展開する小売事業者を相手に価格を交渉しやすくなり、これもまた製造企業のコストを削減する。

ユニリーバでのポールの最初の仕事のひとつは、アイスクリームを開発する研究室での仕事だった。そこでの野望の大きさをポールが話してくれた。研究室の目標は、室温で安定状態を保ち、世界中に配送したあとに現地で冷凍できる泡のかたまりをつくることにあった。それが実現すれば、削減できるコストは膨大な額にのぼる。じつを言えば、わたしが例の公園で発見したように、いまや多くのアイスクリームはその目標からそう遠くないところまで来ている。「残っている唯一の問題は」とポールが言った。「細菌です。細菌はアイスに目がない。だから、いまもまだ、凍らせておく必要があるんです」

ポールは手づくりアイスクリームのブランド〈クリーム・オー・ギャロウェイ〉を例に挙げた。このブランドのバニラアイスクリームはたぶん、あなたが自宅で使うであろうものとほぼ同じ材料でつくられている。牛乳、生クリーム、砂糖、スキムミルクパウダー、卵黄、バニラエッセンス。それはすばらしいことだが、そのせいで、このブランドの製品は全国規模では販売できない。なぜなら、このアイスクリームはあちこちへ運びまわすのにはちょっと耐えられないからだ。そうした材料の選択は、価格にも反映されている。クリーム・オー・ギャロウェイのバニラアイスクリームは五〇〇ミリリットルで三・六〇ポンド。たとえばテスコが独占販売する〈ミズ・モリーズ〉のバニラアイスと比べると、だいたい一四倍だ。こちらは二リットルサイズが一ポンドほどで売られている。意外でもなんでもないが、そのモリーさんのレシピでは、まったく違う材料が使われている。濃縮還元スキムミルク、部分還元ホエイパウダー（牛乳由来）、ブドウ糖シロップ、糖類、デキストロース、パームステアリン、パーム油、パーム核油、乳化剤（モノおよびジグリセリン脂肪酸エステル）、安定剤（グァーガム、アルギン酸ナトリウム）、香料、着色料（カロテン）。

ポールによれば、こうした材料が金の節約になるもうひとつの理由は、その多く――パームステアリン、パーム核油、還元乳、乳化剤[*]――が牛乳、生クリーム、卵といった値のはる本物の材料を模倣しているにすぎないことにあるという。この手の分子的な置き換えは、あらゆるＵＰＦの鍵を握る。従来の食物（ただの「食物」と呼ぶほうが適切かもしれない）は、おおまかに言えば三カテゴリーの分子でできており、それが味、食感、カロリーのもとになっている。その三つとは、脂肪（脂質）、タンパク質、炭水化物だ。

従来のアイスクリームの食感は、氷の結晶、液体の水（液体の状態を維持できるのは、とけた糖を含んでいるから）、乳タンパク質、乳脂肪球の複雑な配置と、そのすべてに包みこまれた気泡から生まれている。アイスクリームは一種の泡――一般には五〇％前後が空気――であり、冷たくてもかたくなりすぎない理由はそこにある。そしてそれは、家庭でつくるのが簡単ではない理由でもある。なにしろ、凍らせているあいだ、絶えず泡立てていないといけないのだ。**

超加工アイスクリームの秘訣は、すべてのUPFの例にもれず、前述の三つの基本分子――脂質、タンパク質、炭水化物――のできるかぎり安上がりなバージョンを使ってつくることにある。まったく新しい製品や食感が生み出されることもときにはある――グミやレンズマメの泡でできたチップスなど――が、たいていの場合、UPFの狙いは、広く愛されている従来の食品の材料をもっと安い代替品と添加物に置き換えることにある。それが保存可能期間をのばし、集中型の流通を促進

＊　こと食品にかんしては、製造企業は人員、製造間接費、エネルギーコストを削減できない。他社との競争により、そうした要素はすでに極限まで切りつめられている。「会計係がモグラ叩きできる唯一のものが、材料なんです」とポールは話す。この点は、UPFを押しとどめることの難しさを浮き彫りにしている。というのも、そうした低い製造・流通コストの恩恵が、ときにわたしたち消費者のところにもまわってくるからだ。

＊＊　工場加工アイスクリームの製造は、そこで使わなければ捨てられてしまう、あまった牛乳の用途として、一八五〇年代から米国で加速した。なんといっても、人が飲める生の牛乳の量には限度があるし、牛乳はいたむのがとても早い。あまった牛乳のアイスクリームへの加工は、保存可能期間をのばすだけでなく、加工がどのように付加価値を生むかも示している。これから繰り返し見ていくように、あまったものの転用はUPFの重要な要素であり、安さと並び、UPFの登場が問題ではなく好ましい発展と見なされてきた理由のひとつでもある。

し、結果として過剰な消費を駆りたてるのだ。

パイ、フライドチキン、ピザ、バター、パンケーキミックス、ペストリー、グレービー、マヨネーズ――どれもはじめは正真正銘の食物だった。だが、UPFではないバージョンは値がはるので、多くのケースでは、従来の材料がもっと安い、ときにはゼロから人工合成された代替品に置き換えられる。そうした代替品は、たいていは家畜飼料用に栽培されている作物から抽出された分子だ。そして国によっては、家畜飼料用の作物はかなりの補助金を受けている。その分子が精製・加工され、はてはほぼあらゆるものの製造に使えるようになるのだとポールは説明した。

「ほぼどんな材料でも、安い加工バージョンの代替品に置き換えることができます」とポールは言う。「でんぷんとバターで説明しましょう。そこそこ単純なので」。単純ではなかった。わたしたちは長いイズリントン・カナル・トンネルの入り口で足をとめた。交尾する二匹のイトトンボがイグサの上に落ちつくのを横目に、ポールは合成炭水化物の化学について、興味深いが難解な説明をはじめた。

話はでんぷんからスタートした。でんぷんは植物のエネルギー貯蔵手段だ。芽が育つための燃料として種子のなかに、もしくは塊茎（かいけい）の萌芽（ほうが）の燃料として根にたくわえられている。つまり、あなたが土に埋めた種子やジャガイモは、みずからを食べて根や葉を生やすというわけだ。

でんぷんはブドウ糖分子の鎖からなるごく小さな粒でできている。この鎖の配置ともつれあい方が、加熱や冷却といった点でのでんぷんの特性や、わたしたちの口のなかでの感触に影響を与える。それは複雑な化学だ。とはいえ、その分子の正確な性質を理解していなくても、人類は一万年以上前から、調理や作物の栽培化をつうじて、でんぷん科学の大部分を会得してきた。

ジャガイモを例にとってみよう。ジャージーロイヤルのような煮くずれしにくい品種はでんぷんの粒が頑丈なので、ゆでてもかたさを保ち、ポテトサラダにしても歯ごたえが残る。一方、ラセットのような粉っぽいジャガイモに含まれる糖分子の鎖は、あまりしっかりくっつきあっていない。そのおかげで、ローストするとすばらしくおいしいが、ぼそぼそとした粉っぽさのせいでポテトサラダにすると粉々になり、マヨネーズ入りのマッシュポテトみたいになってしまう。そして、マリスパイパーのようなジャガイモは、でんぷんの性質がそのふたつの中間のスイートスポットにあるため、ほとんどなんにでも使える——この品種は英国でいちばん人気のジャガイモだが、それにはちゃんと理由があるのだ。

さまざまな植物がつくるさまざまなでんぷんを抽出すると、それぞれがはっきり異なる特性をもっていることがわかる。そのでんぷんを水と混ぜれば、さまざまな温度でさまざまな質感をもつありとあらゆる種類のゲルやペーストをつくれる。でんぷんに化学的に手を加えれば、求める特性を正確につくりだせることに、化学者たちは一九世紀から気づいていた。数々のＵＰＦの成分表であなたの目にとまるであろう加工でんぷんは、脂肪や乳製品のかわりになり、凍らせているあいだも水を保持でき、どんなソースでもかさを増せる。でんぷんを手のうちに収めれば、きわめて安価な作物を想像もつかないほど多額の金に変える可能性が拓けるのだ。

一九三〇年代までに、クラフトフーズ社はトウモロコシとクズウコン由来のでんぷんのペーストをマヨネーズ生産に使いはじめた。そうした材料は卵や油よりもはるかに安かったが、それでもクリーミーな口あたりは変わらなかった。一九五〇年代までに、科学者たちに加え、コーキーことカーライル・コールドウェル、モーゼス・カニグズバーグ、オットー・ヴュルツブルクといった業界の大物のおかげで、加工でんぷんの使用が本格的に根づきはじめた。[4]

ひとたびでんぷんを精密に加工してしまえば、できないことはほとんどない。[*] できあがったでんぷんを酸で薄めれば、織物や洗濯に利用できる。酸化プロピレンで処理すれば、サラダドレッシングでおなじみのあのどろっとした食感が生まれる。リン酸と混ぜれば、冷凍と解凍のサイクルを何度も繰り返す際の安定性を高められる——パイのフィリングにはうってつけだ。そして、マルトデキストリン（短鎖グルコースポリマーで、加工でんぷんの一形態）を使えば、たとえば世間の人たちが「ミルク」シェイクだと思っているものに表面の光沢とクリーミーさを与えられる。もう高価な乳脂肪なんて必要ない。なにしろ、その何分の一かのコストで大規模栽培できる作物から、そうしたでんぷんをつくれるのだから。

ポールの話はやがて、わたしがライラのアイスクリームの成分表で目にとめたガム（増粘安定剤）へとよどみなく移った。

そのうちのいくつかの名称は、あなたにも見覚えがあるかもしれない。グァーガム、ローカストビーンガム、アルギン酸、カラギナン、そしてほぼどこでも目にするキサンタンガム。最後のひとつは、じつにぞっとする話だが、細菌の滲出物（しんしゅつぶつ）――細菌がなにかの表面にくっつくためにつくるスライムだ。次に食洗器のフィルターにたまったぬるぬるをこそげ落とすときには、キサンタンガムのことを思い浮かべるといい。

加工でんぷんと同じく、そうしたガムはもっと値のはる分子のかわりになり、食品の保存可能期間も長くできる。ポールにはガムにかんして特別な経験がある。一九八〇年代、ポールはユニリーバのワールドクラスのチームに加わっていた。そのチームのガムにかんする研究は、ドレッシングやスプレッドをはじめとする低脂肪――さらにはゼロ脂肪――の製品の質感を大きく向上させた。たぶんあなたも、ポールが手がけた分子を何度も食べたことがあるはずだ。

そうした低脂肪製品は、脂質の摂取量を減らすよう推奨する一九七〇年代のガイドラインにぴったり沿っていた。昨今では、よくない分子といえば、多くの人の頭のなかでは脂質ではなく炭水化物になっているかもしれないが、それでもあいかわらず低脂肪ドレッシングは一大ビジネスだ。

工業レオロジーセンター――レオロジーとは、物質の変形の仕方をめぐる科学分野のことで、口のなかでの食感はそうした変形の仕方によって決まる――は、大手マヨネーズメーカー二社、ヘルマンズとハインツの低脂肪製品の脂肪置換戦略を比較している。[5]マヨネーズのように、ほぼすべてが脂肪でできている製品から脂肪を取り除くのは簡単にはいかない。脂肪は味に加えて、従来のマヨネーズがもつきわめて独特な質感にも影響する。あれこれいじらなければ固体のようにふるまい、あれこれいじると「まとまりのある」液体のようになる、あの質感だ。

この二社はそれぞれ違う解決策を選んだ。ヘルマンズがガムとでんぷんを使ってとろみをつけたのに対し、ハインツは加工でんぷんだけを使った。その違いは質感にはっきり表れた。マヨネーズの流動性という点では、低脂肪ハインツが脂肪をカットしていないものとほぼ同じような挙動をとる一方で、低脂肪ヘルマンズは低脂肪ではないものよりもとろみがはるかに強かった。ガムは粘液のようにねばねばになるリスクをともなうし、鼻汁みたいなマヨネーズは食欲をそそるとは言えない。だがうまく使えば、ガムはなめらかさを高めてくれる。なめらかさは口のなかでオイルのような感触を生むので、とても望ましい性質だ。どちらのケースでも、メーカーはでんぷんとガムのおかげで、消費者の健康を向上させていると主張しつつコストを削減するチャンスを得た。

別にわたしは、だれもがマヨネーズを手づくりするべきだと言っているわけではない。だが、低脂肪マヨネーズには健康上の利点はおそらくない、とは言っておきたい。実際、そうした低脂肪の代替品にかんしては、かなり明確な結論が出ている。人工甘味料が全体的なカロリー摂取量を減らしたり病気を予防したりしないと見られる（この点はのちほど説明する）のと同じように、新しい合成分子を使って低脂肪マヨネーズなどの製品をつくっても、効果はないと思われる。業界とのかかわりのな

＊　加工でんぷんは、一九五〇年代の初期のＵＰＦでほぼあまねく使われるようになったが、採鉱や石油掘削でも重宝された。掘削する泥の粘度をでんぷんで調節すれば、ポンプやスクリューで地表に運ぶのにちょうどよい粘り気にできる。

い、信頼性のきわめて高い研究で得られた証拠では、そうしたUPF製品が体重増加やそのほかの食事関連疾患と強く関連していることが示されている（これについては次章で見ていく）。さらに、そうした低脂肪製品が導入されて広く利用されるようになってからも、肥満率は上昇を続けている。その原因は、食べる量が増える（求めている本物の脂肪が得られないから）ことにあるのかもしれないし、脂肪に置き換えられた分子が直接的にさまざまな有害な影響をおよぼすせいかもしれない（これについてもあとでまた触れる……たっぷりと）。

マヨネーズの話をしたところで、ポールのでんぷんとガムの説明は終わった。だが、ポールは脂肪の話を続けたいようだった。夕方の日差しのなかに立つわたしたちのかたわらで、運河の反射する光が美しい岸辺の花々を照らすなか、ポールは融点特性と炭素鎖の飽和にかんする話をはじめた。

芳香族分子は口のなかで食べものに風味を与える。これは舌で蒸発して鼻に抜ける分子で、ほぼすべてが脂溶性だ。脂肪がとても重要な理由はそこにある。なにしろ、バターはパンをおいしくするし、オイルたっぷりのドレッシングはサラダを食べられる代物にしてくれる。それどころか、クリーミーなディップや脂肪の多いスプレッドでおいしくならない食べものを思いつくほうが難しい。さらに、わたしたち人間が本質的にことのほかおいしく感じる、ちょうどよい脂肪と糖の調合も存在するようだ。

しかし、脂肪はおいしさとカロリーの源というだけではない――食物にまとまりを与えてもくれる。この第二の目的にかんしては、パンを焼く人ならだれでも知っているように、固形脂肪がとりわけ役に立つ。とくにバターは、さまざまな料理にうってつけの融点特性を備えている。バターはミルクを攪拌（かくはん）してつくる。この攪拌により脂肪が分離してかたまりになると、脂溶性のビタミンがすべて保たれる一方で、糖とタンパク質が取り除かれる。

液体のエマルジョン（つまり、脂肪、糖、タンパク質のすべてが水中に分散している状態）であるミルクと比べたバターの価値について、ポールはこう説明した。「細菌は簡単に（ミルク中を）漂い、それを食べて増殖できる。ほぼ完璧な細菌培地です。でもバターは……」――わたしの気をしっかり引こうと、ポールはここで間をおいた――「バターは逆エマルジョンです」

これはつまり、バターはおもに脂肪からなり、そのなかに少しの水が分散しているということだ。バターは液体ではないので、細菌はそのなかを動きまわれない。そのおかげで、バターは冷蔵しなくても長期間保存できる。しかも、脂溶性ビタミンと必須脂肪酸がたっぷりつまっている。「すばらしい食品です」とポールは言った。「初期人類の社会を変えたでしょうね」。ポールの言うとおりだ。たしかに変えた。

＊＊＊

最初期のバターづくりを示す証拠のいくつかは、思いもよらない場所で見つかっている――サハラ砂漠のまんなか、リビア、アルジェリア、ニジェールの国境が一点に集まるあたりにある広大な砂岩の断崖だ。インターネットで「Messak Mellet」（メッサック・メレット）を検索してみてほしい。茶色っぽい岩でできたタドラルト・アカクスの山々と、その四方を囲む広大な黄色い砂の海が見つかるはずだ。衛星画像からは、その場所でワニ、ゾウ、キリンの絵画や彫刻のある洞窟が見つかるとは想像できないかもしれない[6]。だが、じつはあるのだ。しかも、さらに驚きを誘うほかの図像もある。たとえば、ウシのいる光景を描いた絵では、そのうちの数頭が乳を搾られている[*]。この洞窟絵画の年

＊　一万二〇〇〇年前、最終氷期が終わったあとのサハラ砂漠は緑豊かな場所だった。定住して狩猟採集や漁をする集団がいたが、一万年前ごろに生活様式が変わりはじめ、ウシ、ヒツジ、ヤギを飼う半遊牧民になった[7]。

代を特定するのは難しいが、近くで発見された骨からは、このあたりには八〇〇〇年前からウシ、ヒツジ、ヤギが存在し、七〇〇〇年前までにはごくありふれたものになっていたことがうかがえる。疑う余地のない酪農の証拠が得られたのは二〇一二年、ブリストル大学の調査チームがタカルコリ岩窟で紀元前五〇〇〇年ごろの陶器のかけらに付着したミルクの残留物を発見したときのことだ。[8] 分析の結果、そのミルクはチーズまたはバターのようなものに加工される途中だったことが示唆された。

当時のヒトのおとなは、ほかのすべての哺乳類と同じように、乳離れをしたあとはミルクをまったく飲まず、したがってラクターゼも産生していなかった。ラクターゼは多くの現代人において乳糖(ラクトース)（ミルクに含まれる主要な炭水化物）の分解を可能にしている酵素である。だが、最近の研究が示すところによれば、ラクターゼを産生できなくても、ミルクを楽しむ能力には意外にもほとんど違いはなかったようだ。[9] おそらく、初期の加工の大きな動機は保存だったのだろう。ヨーグルト（ラクトバチルス菌が乳糖を分解し、天然の保存料である乳酸をつくったときにできる）とバターは、ミルクよりもはるかに長もちする。続く数千年で、バターは世界中の食文化の中心になった。

バターの問題点は、いまも昔も高くつくことにある。なにしろ、手に入れるためには動物を育てて乳を搾らなければいけない。植物性油脂のほうがはるかに安いが、そのほとんどは液体の油であり、保存が難しく、食物に質感を与えるという点ではあまり役に立たない。結局のところ、バターではないのだ。そんなわけで、当然のなりゆきとして、固形脂肪のバターにかわる安い人工物をつくる試みが古くは一八六九年からはじまった。

その年、ナポレオン三世――いちばん有名なナポレオンの甥*――が、この脂肪の錬金術を成功させた者に賞金を出すと宣言した。賞金を勝ちとったのは、イポリット・メージュ＝ムーリエという名のフランスの化学者・薬剤師だった。メージュ＝ムーリエはそれ以前にも、パン焼き技術を改良した功績でレジオン・ドヌール勲章を受章している。彼が記したバター代用品の製法は、史上初の超加工と

言えるかもしれない。[10・11・12・13]

メージュ＝ムーリエはウシの安い固形脂肪（スエット）をとかし（適量の水とともに加熱する）、ヒツジの胃から採取した酵素で分解し、脂肪をつなぎとめている細胞組織を壊したあと、漉し、凝固させ、二枚の板のあいだから押し出し、酸で漂白し、水で洗い、温め、最後に重曹、乳タンパク質、乳牛の乳房組織、アナットー（ベニノキの種子からとる黄色い食品着色料）を混ぜた。[14] そうしてできあがったのが、のばして広げることのできる、本物によく似たバターの代用品だった。

メージュ＝ムーリエはみずからの創造物をオレオマルガリネと名づけた。だが、ちょっとした難点もあった。お気づきの方もいるかもしれないが、この元祖マーガリンのレシピでも、やはり動物の脂肪が必要とされるのだ。** 動物脂肪のかわりに植物油を使うマーガリン製造の扉を開いたのは、一九世紀と二〇世紀初頭の工業科学の画期的進歩だった。

鍵となったのは、植物油を固体にする方法の発見である。これは二〇世紀の幕開けごろに、水素添加と呼ばれるプロセス（硬化処理）により実現した。水素ガスの存在する高圧条件下で油を加熱すると、油の化学的構造を変化させ、融解特性を変えられることがわかったのだ。油を完全水素添加（不

＊　ナポレオン三世はナポレオン一世（エルバ島に追放され、そこから脱出したあとにワーテルローの戦いで敗れた、片腕を服のなかに隠した肖像画で知られる人物）の甥だ。三世はおおむね人気があり、その治世をつうじて、フランスの労働者にストライキと結社の権利を与えたのをはじめ、労働者階級の暮らしの向上を目的とする事業を促進したほか、女性に大学に入学する権利を与えた。手を服のなかに隠したりはしなかったが、少なくともふたつの点でおじの足跡をたどり、戦争（スダンの戦い）に負けて亡命先（セントヘレナ島ではなくイングランド）で死んだ。

＊＊　一九三〇年までに、液体の鯨油から固形マーガリンをつくれるようになっていた。このスプレッドは三〇℃でとけるので、口のなかでもとけただろう。一九六〇年までに、鯨油はマーガリン製造に使われる総脂肪量の一七％を占めるようになった。[15]

飽和脂肪酸の割合が高い油脂は常温で液体の油になり、飽和脂肪酸の割合が高い油脂は常温で固体の脂肪になる。完全水素添加とは、不飽和脂肪酸のすべてを飽和脂肪酸にすることを意味する〕すると、氷のようにかたい脂肪ができる。だが、部分的に水素添加すれば、どんな融解特性でも望みのままに生み出せる。これにより、常温では固体だが冷蔵庫から出したばかりでも簡単に塗り広げられる脂肪をつくれるようになった。*

次のステップは、できるかぎり安い油を見つけることだ。綿実は綿産業の無価値な副生成物で、一八六〇年まではごみと見なされていた。ところが一九〇七年までに、初期のプロクター・アンド・ギャンブル（P&G）社（のちに〈プリングルズ〉を製造する会社）が綿実油を固形の食用脂肪に変える方法を編み出した。** 難問のひとつは、綿実油には味を悪くする多くの不純物に加え、ゴシポールと呼ばれる毒が含まれていることだった。ゴシポールは植物を昆虫から守っているが、男性の生殖能力の低下につながる。[16]

そうした問題の解決策が、油を精製（Refine）、漂白（Bleach）、脱臭（Deodorise）するRBDと呼ばれる加工処理である。

パーム油を例にとってみよう。搾りたてのパーム油はほとんど光を放っているかのような深紅色で、香りが強く、スパイシーで風味に富み、トコトリエノールなどの抗酸化物質をたっぷり含んでいる。だがUPFメーカーにすれば、そうした香りと味はどれも、長所ではなく問題だ。スパイシーな赤い油でヘーゼルナッツ・スプレッド〈ヌテラ〉はつくれない。UPFに使う油は、どんな食品でもつくれるように、味も色も香りもないものでなければならない——そこでRBDの出番となる。そんなわけで、メーカーは油を加熱して精製し、リン酸を使ってゴム状のものや蠟状のものを取り除き、苛性ソーダで中和し、ベントナイト粘土で漂白し、最後に高圧スチームにより脱臭している。*** この工程は大豆油、パーム油、キャノーラ（菜種）油、ヒマワリ油——この四つで世界市場の九〇％を占める—

―のほか、「バージン」オイルと「コールドプレス」オイルを除くあらゆる油の製造に用いられている。

綿実油の問題を解消したP&Gは、解毒した油を〈クリスコ〉と名づけ、大々的な宣伝キャンペーンを開始した。クリスコという名は、結晶化した綿実油（crystallised cottonseed oil）の頭文字をと

＊　ひとつ、望ましくない副作用がある。このプロセスでは、心臓疾患などの健康問題との関連が指摘されているトランス脂肪酸が生じてしまうのだ。最近では、部分水素添加にかわり、複数の油を混合し、熱によってさまざまな大きさの分子を分離し（分別）、酵素によって異なる脂肪のあいだで炭化水素鎖を入れ替える手法（酵素エステル交換）が用いられることが多い。だが、トランス脂肪酸の害をめぐる懸念が広がっているにもかかわらず、一部の食品メーカーはいまだに水素添加を使いつづけている。英国では二〇一〇年、当時の保健大臣アンドリュー・ランズリーがトランス脂肪酸の全面規制を拒否した。ランズリーとその特別顧問は、ピザハット、クラフト、テスコなど、トランス脂肪酸規制の影響を受ける企業の多くに助言を与える会社ではたらいていた過去がある。これを利益相反と考える人もいるだろう。

＊＊　一八八三年に出版された『ミシシッピの生活』のなかで、マーク・トウェインがこの新しい科学について愉快に語っている。「いいかね、一ガロンの綿実油のなかに、ほんのちょっぴりだけ、独特の匂いとか味とかなんやらのもとになる物質が含まれている――それさえ取りのぞけば万事オーケーで、そのあとはどんな油に加工するのもお茶の子さいさい、本物と偽物をかぎ分けられるやつなぞいないんだから。で、その微量物質とやらを抜きとる術を、うちの社だけが知っているってわけで、だからうちでは、申し分なし、見破られっこないオリーブ油を作っているんだ！　べらぼうな商売ならうちだってしているんだ、今回の地方まわりでとった注文綴りを見たらわかるだろうさ。あんたんとこが近々みなさんのパンに塗らせるんなら、うちじゃメキシコ湾からカナダまでのみなさんのサラダに綿実油をかけさせる――こいつはもう目に見えているぞ」〔下、吉田映子訳、彩流社〕

＊＊＊　パーム油の抗酸化物質トコトリエノールはRBD工程で除去されるが、その後、変質していやなにおいになるのを防ぐためにまた添加される。ポールいわく「それはつくり出せないからね！」

ったものだ（「クライスト」という名称も検討されたが、宗教的な意味あいをもつ可能性があることを理由に却下された）。一九二〇年までに、この製品は広く使われるようになった。要はラードの模造品であるクリスコショートニングは、史上初の大量生産UPFと言えるかもしれない。*

あなたもじきに気づくと思うが、ビスケットからアイスクリームまで、ありとあらゆるものに見られる脂肪の長々としたリスト（その多くはこれまで人類の食には存在しなかったもの）――シア脂（シアバター）、パーム脂、マンゴカーネル脂、パームステアリン、ココナッツ脂――は、この脂肪加工技術の遺産だ。ひとたびRBD処理されたら、そうした脂肪は基本的にはどれでも同じように使える。まだら模様を描く陽光のなかでシャロンが腕時計に目をやるのをよそに、ポールはあらゆるUPF――アイスクリームだけでなく――をつくる企業の観点から見たその利点を説明した。「単純に、そのときたまたま市場価格がいちばん安いものをなんでも使える。それに、パッケージを書き換えるコストを避けたいなら、例のアンクル・トム・コブリーみたいなラベル**にしておいて、あらゆる種類の脂肪を記載すればいい」

ラベルにそうした脂肪のどれか、あなたが自宅で使わないであろうもの（たとえば加工パーム脂など）を見つけたら、その製品はUPFだ。市場価格が変動していることからすれば、そのうちに、さらに見慣れない成分が食品に含まれるようになるかもしれない。ウクライナでの戦争をきっかけにヒマワリ油の価格が急騰し、インドネシアは国内での食料価格の高騰を抑えようと、同時期にパーム油の輸出を一時的に禁止した。その影響かもしれないが、一部の植物油脂のコストはバターに近づきはじめている。「すでに、獣脂汁や鶏の脂肪とほぼ同水準になっています」とポールは話す。「だから、そう遠くないうちに、鶏の脂肪がアイスクリームにお目見えするかもしれません。まったく、想像してみてくださいよ！」

その最後の不快きわまりない想像とともに、ポールとシャロンは列車乗り場へ向かった。

＊　はじめのうち、マーガリンや新手の偽バターは毛嫌いされた。米国で輸入と製造がはじまると、マーガリン戦争が勃発した。メイン、ミシガン、ミネソタのほか、Ｍではじまらないいくつかの州もマーガリンを禁止した。重い関税をかけた州もある。酪農がさかんなミネソタ州のルシウス・ハバード知事は、「堕落した人間の発明の才は、オレオマルガリネと同類の忌まわしきものの製造により頂点に達した」と言い切った。ジョゼフ・クォールズ上院議員（やはり酪農がさかんなウィスコンシン州選出）はこう語った。「わたしが欲しているのは、生命と健康の自然な芳香をもつバターである。凍えるような死のもとで熟成され、植物油を混ぜ、化学の詐術で風味をつけた網脂を代用品として認めることは拒否する」。『ハーパーズ・ウィークリー』誌はこう論評した。「あなたがいま食べているものは、バターをよそおった古い蠟燭（ろうそく）の燃えさしや獣脂蠟燭の残骸である。そう知らされた美食家たちがそれおののいている」

＊＊　この表現はわたしには初耳で、最初はアンクル・トム・コブリーというのは食品素材をつくる会社なのだろうと思った。このフレーズはある民謡に由来する。長い人名リストが「アンクル・トム・コブリーじいさんとみんな」のリフレインで締めくくられる民謡だ。いまでは、わたしもこの表現をしょっちゅう使わせてもらっている。

2　ココポップスのほうがいいな（ただし五杯）――UPFの発見

ライラのアイスクリームがとけなかった日のちょうど一週間前、わたしは〈ココポップス〉〔ケロッグ社のココア味のシリアル。日本では〈ココくんのチョコクリスピー〉として販売されている〕の朝食を皮切りにＵＰＦ食（ダイエット）を開始した。

「これ、あたしの？」とライラが訊いた。違うよ、とわたしは答えた。ライラはポリッジを食べている最中だ。

「ミッキーマウスのシリアル、食べたい！」と言いながら、ライラはココモンキー*を指さした。

ライラはそれまでにいちどもココポップスを食べたことがないから、興味をもったりはしないだろう。わたしはそう踏んでいた。ところが、ひと口も食べないうちから、ケロッグはライラをとりこにしてしまった。ライラはわかっているのだ。ここにあるのは、三歳児を念頭においてデザインされた製品だということを。違うよ、とわたしがもういちど言うと、ライラは床に転がって泣き出し、怒りの金切り声をあげ、サーシャを部屋に招き寄せた（ダイナが運んできた）。

わたしがライラのためにポリッジをつくったのは、パッケージのありとあらゆる記載が示していることとは裏腹に、ココポップスは三歳児にとって健康的な朝食ではないと本能が告げていたからだ。ココポップスの箱は心強い栄養情報で埋めつくされている。「一日に必要なビタミンＤの五〇％」、

「糖分三〇％カット」[**]。英国には、その食品が健康的かどうかを示す「信号機」がある。ココポップスの栄養情報では、緑ふたつ（脂質と飽和脂肪酸）と黄色ふたつ（塩分と糖分）が表示されている。そして、箱に描かれたサルのアニメキャラクターは、このシリアルが子どもにとって安全というだけでなく、あえて子ども向けにつくられていることを伝えている。もしかしたら、だいじょうぶかもしれない。

わたしの心に引っかかっていた疑いは、いずれにしても無意味だった。わたしがそうしたことをあれこれ考えている隙に、ライラはテーブルの下から這い出し、自分のボウルにたっぷり入れたココポップスを乾いたまま、こぶしいっぱいに握って食べはじめていた。目を大きく見開き、恍惚の表情を浮かべている。敗北を喫したわたしは牛乳を注いでやり、成分表を読んだ。コメ、ブドウ糖シロップ、糖類、低脂肪ココアパウダー、カカオマス、塩、麦芽抽出物、香料。

ブドウ糖シロップ、カカオマス、香料が入っているので、ココポップスはＵＰＦの定義を満たす。そうした材料は工学技術の華々しい功績だ。

ライスパフのシリアルを毎日食べている人は、牛乳を注いだときの、あのぱちぱち、しゅわしゅわ、

＊　このマスコットはわたしが生まれるまえから英国でココポップスを熱心に宣伝しており、〈シリアルマスコット史マニアのユーチューバー、ゲイブ・フォンセカによれば〉このシリアルが〈ココ／チョコポップス〉や〈チョコクリスピー〉と呼ばれている国でも同様だという。〈ココアクリスピー〉として売られている米国では、歴代のマスコットとしてサルとゾウがいたが、現在のマスコットはスナップ、クラックル、ポップで、カナダのココアクリスピーも同じである。

＊＊　この糖分三〇％カットの主張のとなりには、小さなアステリスクがついている。その内容を読むと、ココポップスの糖分はほかのチョコレート味のさくさくライスのシリアルと比べて平均三〇％少ないという意味だとわかる――ほとんど無意味である。

ぽん、という音をもう気にしなくなっているかもしれないが、この日の朝のわたしは、子どものころの朝食に連れ戻された。ライラはボウルに耳をつけ、目を閉じてうっとりしている。それから、また食べはじめた。

そして食べる。まだ食べる。わたしの目に映るライラは、しっかり自制できているとは言いがたかった。パッケージによれば、おとなの推奨摂取量は三〇グラム（だいたいひとつかみ）。だが、ライラはほとんどひと息もつかずに、三〇グラムを食べきった。たいてい、食事どきには少しばかりなだめたりすかしたりしなければいけないのだが、ココポップスの最初の一杯はたちまちのうちに消えてしまった。わたしはボウル一杯でじゅうぶんではないかと提案しようとしたが、その意見はたちどころに却下された。一本だけにしておけと喫煙者にアドバイスしているような気分だ。ライラの食べっぷりは、たんになにも考えていないというだけではない――まるで、われを忘れているかのようだった。

＊＊＊

ココポップスは典型的なダイエット食らしからぬものかもしれないが、それはこの朝に開始した「ダイエット」が、わたしの職場であるユニヴァーシティ・カレッジ・ロンドン病院（ＵＣＬＨ）の同僚たちの助力を得て実施する一カ月間の食事実験だったからだ。このアイデアが生まれたきっかけは、同僚でテレビプロデューサーのリジー・ボルトンに読めとすすめられた二本の論文だった。デスクの書類の山に積んだまま数週間が過ぎたあと、ようやく読む時間ができた。一見すると、とりたてて興味深いとは思えなかった。だが、のちにわかることだが、この二本はそれまでにわたしが読んだどんな論文よりも重要なものだった。

最初の一本は、あまり知られていないブラジルの健康分野の一般誌に掲載された一〇年以上前のポルトガル語の論文だ。控えめでわりと具体的なタイトルがついている。「加工の程度と目的にもとづく新たな食品分類法」。筆頭著者はサンパウロの栄養学教授、カルロス・モンテイロだ。

第二の論文には、さらに気をそそられなかった。体重増加にかんする食事実験について述べた論文で、また新手の一時的流行をけしかけようとしているみたいに見えた。「超加工食は過剰なカロリー摂取と体重増加を引き起こす――入院下での自由裁量による摂食のランダム化比較実験」（筆頭著者はケヴィン・ホール）。

第一の論文では、モンテイロがある説を展開していた。第二の論文のホールは、その説を検証する実験について述べ、少なくとも一読したところでは、正しいと認めている。その説の内容はこうだ――世界中で、とりわけ一九八〇年代以降に過体重と肥満が急増しているおもな理由は、それと同時期に急増している超加工食品・飲料の製造および消費にある。

わたしはそれまで超加工食品（UPF）について聞いたことがなかったし、肥満の蔓延を説明するたったひとつの包括的な説というものにも懐疑的だった。なにしろ、肥満の蔓延には多くの要因が複雑に絡んでいることが広く知られているのだ。とはいえ、モンテイロの提唱する分類システムには、なんとなく斬新で興味深いところがあった。

くだんの分類システムは、現在ではNOVA分類法と呼ばれている。このシステムでは、食品は四つのグループにわけられる。[1] グループ1は「未加工あるいは最低限加工した食品」――肉、果物、野菜などの自然界で見つかる食品が中心だが、小麦粉やパスタなども含まれる。グループ2は「加工した料理素材」。油、*ラード、バター、砂糖、塩、酢、ハチミツ、でんぷんなどの伝統的な食品だが、工業技術を用いて製造されることもある。栄養に乏しくエネルギー密度が高い傾向にあるため、このグループの食品だけでは人は生きていけない。だが、グループ1の食品と混ぜれば、おいしい食べものの基礎になる。グループ3の「加工食品」は、グループ1と2の食品を混ぜた既製品で、おもに保存の目的で加工される。豆類の缶詰、塩漬けのナッツ、燻製肉、缶詰の魚、果実のシロップ漬け、伝統的な製法でつくられた焼きたてパンを思い浮かべるといい。

そして、いよいよグループ4、「超加工食品」である。このグループの定義は長い。たぶん、わたしが過去に読んだ科学的分類の定義のなかでも最長だろう。「複数の素材（ほとんどは工業用途のみに用いられるもの）を調合した食品で、たいていは高度な装置と技術を要する一連の工業プロセスにより製造される」

これは出だしのごく一部だ。さらに、こう続く。「超加工食品の製造に用いられるプロセスの例としては、自然食品の分解による構成物質の抽出、そうした物質の化学修飾……」

まさにポールが説明したとおり、トウモロコシやダイズなどの作物を油、タンパク質、でんぷんに変え、それをさらに変化させるのだ。油なら精製、漂白、脱臭、水素添加、エステル交換。タンパク質なら加水分解され、でんぷんなら加工でんぷんになるかもしれない。そうして修正を施した食物の断片にさらに添加物を混ぜ、成形、押出、圧力変化などの工業テクニックを用いてまとめあげる。このパターンには、UPFダイエットのあいだずっと出くわすことになる。そのうちに、ピザからバー状の菓子まで、どの成分表もわたしの目には同じに映るようになった。

UPFの定義は長々と続いたすえにようやく締めくくられた。その結論が、にわかにわたしの心に響きわたった。

「超加工食品の製造に用いられる製法と素材は、高い収益を生む（低コストの素材、長い保存可能期間、著しいブランド化）、便利な（すぐに食べられる）、きわめておいしい製品をつくりだすように設計されており、そうしてつくられた製品は、NOVA分類のほかのすべての食品グループを用いてつくられたできたての料理や食事にとってかわる傾向がある」

食品の目的が重要かもしれないという発想は、モンテイロの論文を最初に読んだ段階では、ほとんど実体のあるかたちをとってはいなかった。とはいえ、わたしの頭のなかを何年も漂っていたアイデアの雲が結晶しはじめた。物理的・化学的な加工が食品と体の相互作用に影響を与える可能性があることは、少なくとも理論上は理解していた。だが、定義の一部としてそうした加工の目的――「高い収益を生む……製品をつくりだす」こと――を含めるというのは、まさに目からうろこだった。

従来の食物と、数千億ドルの売上を誇る多国籍企業がつくる物質とでは、そもそも目的が違うのかもしれない。それまで、その可能性をめぐる考察は、食物と栄養にかんする科学的・政治的な議論からほぼ完全に抜け落ちていた。食べるのをやめるべきときを告げるように進化してきた体のメカニズムを覆す製品のほうが、市場でうまく生き残れるのではないか。そう想像するのは、大きな論理の飛躍ではない。

モンテイロの論文を読み終えてわかったのは、発想としては魅力の萌芽のようなものがあるとはいえ、ＮＯＶＡ分類とＵＰＦはひとつの仮説にすぎない、ということだった。そこで次に、その発想を検証したホールの実験を読んでみた。

この論文が掲載された『セル・メタボリズム』誌は――専門家向けではあるものの――ちゃんとし

＊　ポール・ハートの見解によれば、精製・漂白・脱臭された現代の油のほとんどは、グループ４に入れるべきだという。もっともな指摘だが、この分類はモンテイロがブラジルで集めたデータをもとにしたもので、そのデータでは、そうした油の使用は自炊と結びついており、つまりは卓上の砂糖と同じく、健康の印であることが示唆されている。精製された種油については、一般的な摂取量においてさまざまなかたちで害をおよぼすことを示す説得力のある証拠が浮上しているが、ヒマワリ油を使って料理をするのと、ヒマワリ油を多くの材料のひとつとして工業生産された製品を食べるのとでは、天と地ほどの違いがある。ＮＯＶＡの各グループに入れるべきものと入れるべきでないものをめぐるこうした議論には、このあともたびたび戻ることになる。

た雑誌である。くだんの実験はかなり単純だ。有志の実験参加者に二種類の食事のいずれかを与える。ひとつは超加工食。もうひとつは、脂質、塩分、糖分、繊維という点ではまったく同じだが、ＵＰＦをいっさい使っていない食事。二週間後、ふたつのグループの食事内容を入れ替え、それまでとは違うほうを与える。どちらの期間中も、参加者は好きなだけ食べることができる。超加工食を食べているときには参加者の食事量と体重が増えたのに対し、超加工食ではないほうの食事をとっているときには、食べたいだけ食べられたにもかかわらず、実際には体重が減った。これを読んだ当時のわたしは、この手の実験にあまり通じていなかったので、詳細を批評するのは難しかった。それでも、その報告にはたしかな重みがあり、データはしっかりしているように見えた。

　だが、わたしはまだ納得していなかった。興味をそそり、しっかり説明され、有望なデータで裏づけられているかに見えても、結局はまったくのまちがいだったと判明する発想は、もっとも権威ある学術誌にさえ――もっとも権威ある学術誌にはとくにかもしれない――あふれている。それどころか、ほとんどの科学論文はまちがいかもしれないという、信頼できそうな推定まである。[2]二本の論文だけでは、分野全体を方向転換させるにはたりない。さらに、わたしが妙だと思ったのは、過去に別の論文やドキュメンタリーの取材で話を聞いた英国を拠点とする数十人の栄養の専門家のだれひとりとして、カルロス・モンテイロにもケヴィン・ホールにもＵＰＦにも言及していなかったことだ。英国でも米国でも、国の栄養ガイドラインは加工に触れていない。パッケージにも、その食品が超加工されているかどうかにかんする表示はない。

　にもかかわらず、あの夜、ライラとサーシャを寝かしつけたあとにその二本の論文を読みながら、警戒まじりの興奮を感じていたことを覚えている。なにしろ、食物をめぐる既存の考え方では、膨らみつづける食事関連疾患の問題を解決できる気配がなかったのだから。

　翌日、ＵＣＬＨの同僚で友人でもあるレイチェル・バターハムに会いにいった。肥満、糖尿病、内分泌学を専門とする教授のレイチェルは肥満研究で世界的に知られており、『ネイチャー』誌に掲載された画期的な論文をはじめ、食欲調節と摂食行動にかんする超重要な科学論文を発表している。頭の切れる愉快な人だ。そして、肥満やそれとともに生きる人をめぐるわたしの考え方をがらりと変えてくれた恩人でもある。*

くだんの論文をレイチェルに見てもらった。レイチェルもUPFについてはほとんど聞いたことがなかったが、ケヴィン・ホールの全般的な研究は知っており、体が「もうやめろ」と告げるまでの摂食量に物理的加工が影響する可能性に関係しているようだとすぐに理解した。そして、断固たる科学的厳密さでもって大きな問題に取り組みたがる性分をいかんなく発揮し、その仮説を検証する方法を即座に練りはじめた。

わたしたちはある実験をすることにした。わたしがUPFダイエットを一カ月続け、レイチェルのチームがわたしの脳と体のあらゆる面を測定する。興味深い結果が出たら、それを試験段階のデータとして利用し、もっと大規模な研究のための資金を集めればいい。** 当時、UPF食に対する体の反応を検証した論文はホールのものしか存在せず、それも研究のための環境下で実施されていた。その実験を現実の世界にもちだそうというわけである。

* 大きな影響のひとつとして、人を識別する語句として肥満を使わなくなったことがある。人はがんや糖尿病になるのと同じように、過体重や肥満に「なる」のだ。それはその人のアイデンティティではない。医学界には全体として、そうした方向に進むよい潮流がある。人がなにかを抱えて生きていても、それでその人を定義する必要はない。

** 適切に実施された小規模な研究からでもきわめて有益な情報が得られるが、その結論はさらに規模の大きい集団で注意深く検証する必要がある。シルデナフィル（バイアグラ）の効果からワクチンの効き目まで、過去の数々の発見は、もともとは少数の患者の研究で見いだされたものだ。

わたしのダイエットの条件は単純だ。子どものように食べること。英国では、五人に一人がカロリーの八〇%以上をUPFから摂取しており、この数字は児童と青年の典型でもある。[3] 人口全体で見ると、UPFから摂取するカロリーは平均六〇%になる。[4・5・6・7]

そんなわけで、食事の八〇%をUPFにするが、といっても無理やり食べるわけではない——これは『スーパーサイズ・ミー』〔三〇日間マクドナルドの製品だけを食べ続けたらどうなるかを監督がみずからの体で実験したドキュメンタリー映画〕ではない。食べたいと思ったときに食べるだけだ。正直に言えば、レイチェルもわたしも、たったの一カ月でたいしたことが起きるとは期待していなかったが、もっと詳しい調査をする正当な根拠になるものを見つけられるかもしれないとは思っていた。

最初のステップは、準備段階として、UPFを食べるのを四週間やめることだった。当時のわたしはまだUPFを「ジャンクフード」の同義語くらいに考えていたので、典型的な一週間の食事日記をつけてみて驚いた。ふだん摂取しているカロリーの三〇%ほどがUPFから来ていたのだ。

長年にわたって食べものにかんする執筆や放送に携わっている——そしてゆっくり、だが着実に体重を増やしていた——わたしのいつもの食事は、こんな感じだ。朝食にブラックコーヒー、昼食にサンドイッチとポテトチップス、かなりヘルシーな手づくりディナー（チキン、ライス、ブロッコリーが定番）、そのあとにスーパーで買ったデザート。数日にいちど、夕食のメイン料理をつくるかわりに、レンジで温めるUPFのラザニアか、オーブンで焼くUPFのピザを食べる。週に一回くらいテイクアウトのものを食べるが、加工でんぷんと調味料が惜しみなく使われているおかげで、これもたいていはUPFだ。

UPFの摂取をやめるのは意外なほど難しかった。レンジ調理用の冷凍食品やスナックバーやテイクアウトを食べたくてたまらなかった。だが、ラベルや成分表をじっくり読みはじめたところ、サンドイッチ店と勤務先の病院の食堂にあるほとんどの食べものも除外されることに気づいた。サンドイッチのパンには乳化剤、スプレッドにはマルトデキストリンと保存料が入っているので、ランチにサンドイッチを買うことはできない。だから、自分でつくるしかなかった――おもにチーズ、バター、近所のベーカリーで買ったちゃんとしたサワードウブレッドでつくったサンドイッチだ。お気に入りのヘルマンズのマヨネーズをたすこともできない。*

たしかにベルトは少しだけゆるくなったが、わたしはUPFダイエットを心待ちにしはじめていた。その禁じられた食品に、ひどく欲求をかきたてられた。いつもなら考えもしなかったことにとりつかれはじめ、まわりでわたしを誘惑する選択肢の数々に普段よりも意識が集中するようになった――とりわけ、病院の向かいにあるマクドナルドとケンタッキーフライドチキンに。

UPFダイエットをはじめる予定の前日、わたしはUCLの研究室を訪ね、半日かけて計量や測定をこなした。まず、体組成計に乗った。体重――八二キログラム。身長――一八五センチメートル。BMI――二四・二。体脂肪率――一七％。全体として、この歳の男性としては悲しくなるほど平均的な体型だ。炎症レベルを測定し、体が食物にどう反応するかをチェックするために、レイチェルのチームに血液を採取してもらった。わたしは前夜から絶食していた。精密な量の脂質、タンパク質、糖質を含むおいしいバナナミルクシェイクを与えられ、満腹ホルモンの増加の程度とインスリン反応を調べた。さらに、精神測定テストを受け、気分と食欲にかんする質問票にも記入した。

最後に、MRIスキャンを受けた。わたしの脳のさまざまな領域がたがいにどう接続しているのか、それを示すマップをつくるためだ。スキャナーのなかで横たわりながら、この検査には意味がなさそうだな、と考えていたのを覚えている。英国中の何千万もの人がごく日常的にとっている食事をほん

＊　ヘルマンズ――菜種油（七八％）、水、低温殺菌卵および卵黄、高酸度醸造酢、塩、砂糖、香料、濃縮レモン果汁、酸化防止剤（エチレンジアミン四酢酸カルシウム二ナトリウム）、パプリカ抽出物。

の四週間続けるくらいでは、ＭＲＩスキャン結果に注目すべき変化は出ないだろう。

生まれてはじめてのココポップス一杯を食べ終え、不器用な手つきでおかわりをみずからつぎたすライラを眺めていたら、いつになったら食べるのをやめるだろうかという疑問がわいてきた。ライラと一緒に食べながら、喫煙との比較について考えてみた。スプーン一杯の最初のひと口は、わたしたちふたりを恍惚とさせた。わたしが記憶していたよりもはるかに豊潤かつ複雑で、チョコレートの風味が強かった。最初のひと口の食感はすばらしく、「ポップス」の一部がほぼすぐにもっちりした感触に変わる一方で、かりかりさを保ち、舌の上でぱちぱちと弾けるものもある。

ところがスプーン三杯目になると、その喜びは消え去る。残されたのは、ただ渇望を癒やすためだけに食べる、茶色いぬかるみのようなもの。ライラとわたしは、まさに喫煙者が次の一服に引き寄せられるように、次のひと口に引き寄せられていた。最初のひと口の体験を再現できないにもかかわらず、そのシリアルのなにかが、食べつづけたいという気を起こさせていたのだ。

ライラはおしゃべりをしたい気分ではなさそうだったので、わたしはシリアルの箱をじっくり眺めた。その箱は、英国や米国の食品をめぐる考え方をありありと示しているように見えた。「栄養プロファイル」という観点から食品をとらえるその考え方によれば、食品には「よい」栄養素と「悪い」栄養素が含まれる。栄養プロファイルは、そうした栄養素の量の詳細を示すものだ。食品がヘルシーかどうかを見極めようとするとき、たいていの人はその食品に含まれる飽和脂肪酸、塩分、糖分、繊維、ビタミン、ミネラルの量を問う。一食ぶんのカロリーはどれくらい？　ビタミンＣは入っている？　そうした考え方は、ほかの見地から食べものを考えるのが難しいほど、わたしたちに深く染みついている。

食品に対するこうしたアプローチには、どことなく冷笑的な「ニュートリショニズム（栄養至上主義）」という名前がついている。命名したのは、メルボルン大学の食料政策・政治学准教授のゴーギー・スクリニスだ（食物は構成要素の合計以上のものかもしれないとする考え方をいちはやく提唱したひとりでもある）。とはいえニュートリショニズムは、あるひとつの重要な問題を解決してくれる。どんな場合でも、なにかを研究しようとするときには、その対象を「操作化」する必要がある。これはほとんどの現代科学の核になっている。測定できないものを、測定できるものによって定義しなければならないことはよくある。富と健康がよい例だ。富はわかりやすい。直接測定し、数字で表せる。ところが、健康はそれよりもとらえどころがない。たしかに存在するが、その量をはかるための具体的な単位がないのだ。そんなわけで、かわりにフレイル指標、ＢＭＩ、血圧、慢性疾患の有無、鉄濃度などを使って定義する。

食物は健康と同じく、具体的に測定できる特性を欠いている。食物を科学的に研究するためには、栄養素のような測定可能なものに分解しなければならない。栄養素なら、カロリーやビタミンＣの重量など、測定できる特性がある。そうした栄養素が人間の生理機能のほぼあらゆる面におよぼす影響は、食事関連疾患の世界的な急増にともない、徹底的に記録されてきた。だが、食を説明する別の方法について長い時間を費やしてあれこれ考えるような人は、カルロス・モンテイロの登場以前は、健康と栄養の分野にはひとりもいなかった。

ライラが二杯目の入ったボウルをもちあげ、無造作に音を立てて茶色いかすの混じった牛乳を飲み干すかたわらで、わたしはふと思った。ライラがどれくらい、もしくはなにを食べるべきかを考えるうえで、ニュートリショニズムはあまり役に立たないのではないか。たとえば、ライラはすでにあの歳の子どもにしては多すぎる量の糖分を摂取してしまったのだろうか？　ほぼまちがいなくそうだと思うが、とうてい割って入れそうになかった。パッケージの小さなデータ表には一グラムあたりの糖分と塩分が書かれているが、ライラが何グラムを食べたのか、わたしにはわからなかった。しかも、ココポップス何グラムまでなら三歳児が食べてもだいじょうぶなのかについては、データ表は教えてくれていない。それはどこか妙な気がした。なにしろ、箱のあれほど多くのスペースが、この製品を子どもに直接売りこむサルのマスコットに割かれているのだから。

次に塩分を調べてみた。ココポップスの塩含有量は〇・六五％だが、それが意味するところはさっぱりわからなかった。そこで参考として、ほかの食品の塩含有量を調べてみた。ココポップスの塩分を説明するのなら、こう表現するほうがわかりやすいと思う――このシリアル一グラムあたりの塩分は、一般的なレンジ調理用ラザニアよりも二〇％多い。この信じがたいほどの塩分の多さは、たいていの朝食用シリアルにもあてはまる――それが味のすばらしさに貢献しているのだ。だったら、塩分にかんする警告がないのはどうしてなのか？

たぶんその理由は、成人一食あたりの推奨量が三〇グラムだからだろう。これは大きなスプーン四杯に相当する。おとながその量を食べるのなら塩分のとりすぎにはならないが、わたしがラザニアの栄養成分表を調べているあいだにライラが三〇グラム以上を食べたことは、ほぼまちがいないと思う。

ライラを眺めているうちに、例の栄養の「信号機」（緑ふたつ、黄色ふたつ）がますますばかばかしいものに見えはじめた。脂質、飽和脂肪酸、塩分、糖分の量を強調するこの英国の表示システムは、完全に任意のものだ（ほかの多くの国にも同様のシステムがある）。だが、三歳児を後部座席に乗せた車を運転しているときに四つのライトがある信号機に出くわし、そのうちふたつが緑、ふたつが黄色だったところを想像してみてほしい。あなたなら進む？　それとも止まる？

信号機システムのほか、英国にはもうひとつ食品評価方法があり、そちらは英国のメディアにしょっちゅう登場する――多量（High）の飽和脂肪酸（saturated Fat）、塩分（Salt）、糖分（Sugar）を含む食品、すなわちＨＦＳＳの指定である。英国では、栄養プロファイルモデル（ＮＰＭ２００４／５）というわかりにくい名称で呼ばれるものにもとづき、パッケージされた食品が公式にＨＦＳＳ（または非ＨＦＳＳ）として分類される。これはマーケティングを念頭に置いたもので、子どもをターゲットにした食品広告を規制するための手段として策定された＊。

わが子のヘルシーな食生活の指針として、パッケージに記載された栄養データ表を理解するのに苦労している人なら、NPM2004／5には頭が爆発するだろう。食品のNPMスコアを調べるのは簡単ではない——次の段落で説明する三つのステップを踏んで計算しなければいけない。ここでわざわざそれを書いたのは、ひとえにその複雑さを伝えるためだ。

まず、悪いもの、つまりカロリー、飽和脂肪酸、糖分、塩分のスコアを出す。これは「A」ポイントと呼ばれる。次に、よいもの、つまり果物、野菜、堅果、繊維、タンパク質のポイントを加算する。これは「C」ポイントと呼ばれる（ちなみに、そうした情報をすべて集めるためには、ニールセンIQブランドバンクの栄養データベースのようなものにアクセス料金を払う必要があるかもしれない）。AポイントとCポイントを計算したあとも、考慮に入れるべきいくつかのルールがある。たとえば、こういうルールだ。「その食品または飲料のAポイントが一一以上なら、果物、野菜、堅果のスコアが五ポイントに達していないかぎり、タンパク質のスコアを加算することはできない」

ここまではだいじょうぶ？　だったら、それから**さらに**Aポイントから Cポイントを引き算し、三〇点満点でスコアを計算する。四点を超える食品は、すべてHFSSと分類される。ただし、この計算をすべてしたとしても、そうしたHFSS食品を子どもが食べてもいいのかどうかや、どれくらい

＊　NPM2004／5は英国食品基準庁により策定されたもので、その目的は、子どもをターゲットにした食品のテレビ広告を念頭に、栄養組成にもとづいて食品を区別する手段を放送分野の規制機関である通信庁に提供することにある。HFSSはNPM2004／5のいくつかあるカテゴリーのひとつだ。現時点では、HFSSに分類されていると、オンラインやテレビでその特定の食品を子ども向けに宣伝することが制限される。ただし、その食品を扱うブランド（たとえばマクドナルドやコカ・コーラ）の広告は子どもでも見られるし、そうしたブランドが店舗で玩具やアニメキャラクターを使って子どもに売りこむことも許されている。

の量なら食べてもいいのかはわからない。この指定で決まるのは、その食品を特定の時間帯に、特定の方法で子ども向けに宣伝できるかどうかでしかない。

NPM2004／5の計算方式にかんする二〇一八年のレビューでは、こう指摘されている。「これらの食品を『どちらかと言えばヘルシー』もしくは『あまりヘルシーではない』と定義できる唯一にして単純な測定方法は存在しない」[8]。だが、こぼれたチョコレート色の牛乳をパジャマからぬぐいとっているライラを見ているうちに、カルロス・モンテイロのUPFの定義のほうがもう少し簡単なのかもしれない、という気がしてきた――もちろん、その定義と健康とのつながりが証拠によって裏づけられればの話だが。

とはいえ、例の信号機、栄養データ表、HFSSの定義が、どれも食品の選び方と食べ方をめぐる錯覚を体現しているように思えることはたしかだ。普通の人にはメーカーの主張にまぎれた情報を理解できない、というだけではない。食欲ではなく数字にしたがって食べられるとわたしたちが思っているのも、また錯覚なのだ。

人間は、すべての動物の例にもれず、栄養の摂取を調節するシステムを進化させてきた。パッケージになんと書かれていようが、UPFは正常な食欲調節を乱し、そのせいで食べるのが止まらなくなるのではないか。文献を読めば読むほど、そんな疑問がわきあがってきた。

ひょっとしたら、モンテイロの仮説を提示した最初の論文は、わたしの世界観を一変させた研究室時代のジャーナルクラブの論文に劣らず重要なのかもしれない。そんなふうに思いはじめた。それにしても、食品を加工の程度によって分類するというこのアイデアを、モンテイロはどうやって思いついたのだろうか？

わたしはモンテイロが発表した数々の論文をさかのぼって調べはじめた。それはいわば、栄養と肥満の歴史をたどる旅だった。

モンテイロは一九四八年、ブラジルの社会的階級のなかでもとりわけ特殊な層の家庭に生まれた。貧困層の上縁、富裕層の下縁に位置する家庭だ。カルロス少年はきっと、どちらの側も見ることができただろう。もしかしたら、社会正義に寄せる彼の関心は、周囲にあふれる絶望的な貧困に陥るのはあまりにも簡単で、おそらくなににもまして運しだいであるという意識から生まれたのかもしれない。

モンテイロは一族ではじめて大学へ進み、米国の後ろ盾を得た軍事クーデターからまもない一九六六年に医科大学に入学した。彼の医学界でのキャリアは、一連の軍事政権と激しさを増す国家暴力を背景にスタートした。そのうちに、社会のすみへ追いやられたコミュニティの健康への関心が膨らんでいった。

モンテイロが研究者として歩みはじめた場所は、サンパウロに近い最貧困地域のひとつ、ヴァーレ・ド・リベイラだった。彼が研究していたのは、社会階級——教育や収入ではなく——がプランテーション労働者の栄養状態にどう影響するか、というテーマだ。そのプロジェクトは曖昧な境界だらけだった。「社会階級」や「栄養状態」を定義するのは簡単ではない。モンテイロは数学、医学、人類学、経済学のスキルを総動員し、多様なデータセットを整理して分析した。このときから身につけはじめたスキルは、のちにUPFカテゴリーの考案に応用されることになる。

一九七七年を皮切りとするモンテイロの初期の論文は、当時のブラジルで大きな問題になっていた栄養不良が焦点だった。研究の対象は、母乳育児、発育不全、児童における鉄分補給など。過体重の危機なんて、ほとんど想像できなかった。

栄養科学は世界中で同じようにしてはじまった——栄養不足にともなう病気の研究である。北西航路を探す船乗りたちの壊血病。ヨウ素の欠乏による「ダービーシャー・ネック」（甲状腺が腫大し、首が異様に太くなった状態）。脚気、ペラグラ、くる病はどれも、ビタミン欠乏症を表すおなじみの名前だ。栄養科学が築かれた世界は、健康な体を保つための最低必要条件こそがもっとも切迫した問題であり、ひとつの栄養素を追加すればひどい苦痛を緩和できるたぐいの場所だった。それはおそらく、健康な食事を個々の化学物質に分解することは可能であり、その化学物質それぞれに精密な適量があるとする考え方の出現におおいに関係しているだろう。

それに比べると、体が過剰な栄養にどう反応するかという点での理解は、はるかにおくれをとっている。そして、この過剰な栄養こそ、九〇年代なかばからモンテイロが目にするようになったものだった。かつてはありえなかった過体重の危機が突如としてありうる話になったばかりか、どこを調べてもはっきり見てとれるようになったのだ。モンテイロは自分が目にしている現象を「栄養の変容」と呼んだ。比較的裕福な地域では肥満率が下がりはじめている裏で、最貧困層のコミュニティでは肥満が増えているという、錯綜した現象である。

モンテイロの論文は複雑な方程式だらけだが、内容には一定の型があるように見える。がんの治療法やゲノム配列の解析とはおもむきが異なる——検証されているのは、買いものの請求書だ。とはいえ、そこではいくつもの線形回帰モデルが使われている。科学のトレーニングを受けたわたしでさえ、モンテイロの研究を表面的にざっと見たときには、あまりにも多くの重要な学説の足を引っぱるおなじみの問題に覆い隠され、ぼやけているように感じられた——つまりは、ややこしくて退屈だったのだ。ところが、どの論文をとってみても、統計手法のセクションから一歩離れて研究の本体部分を眺めてみると、彼が並々ならぬものを周到に記録していることが見てとれる。そこで記録されていたのは、ブラジルの栄養の変容だった——この国では、たんなる学術上の関心事にすぎなかった肥満が、公衆衛生の最たる問題と言えるものになりつつあったのだ。

それはものすごく刺激的な状況だった。というのも、英国や米国などの国では、国民の食事内容が未加工食品からＵＰＦを中心とするものへと変化した瞬間が見逃されてしまっていたからだ。五〇年代、六〇年代、七〇年代に食べられていたものにかんする個人の直接的な食事データはほとんどなく、あるのは全国の世帯消費動向のデータくらいだ。だが、モンテイロは米国と英国で起きたことを知っていた。そして、それがいっそうペースを速めてブラジルで展開されるところを現在進行形で目のあたりにしていたのだ。

二〇〇三年ごろから、モンテイロは脂肪と糖の摂取量にかんする論文を書きはじめた。そこでは異例の方法でデータが検証されていた。そして、過体重、肥満、糖、脂肪をめぐる彼の論文は、ある奇妙な矛盾をあらわにした。

食にかんする従来のアドバイスでは、穀物、パン、コメ、パスタ、ジャガイモなどの炭水化物、それに果物と野菜を基本とした食事が推奨されている。それに対して、油脂、塩分、精製糖は控えめにするほうがよいとされる。ところがモンテイロが調べたところでは、ブラジルの肥満率が急増した時期にあたる八〇年代なかばから二〇一〇年代にかけて、ヘルシーとされるもの――穀物、パスタ、パン――の購入量が増加する一方で、ヘルシーではないとされる油脂や砂糖の食材としての購入量が著しく減っていたのだ[9]。従来の基準で判断すれば、この変化は食生活の悪化ではなく、改善を導くはずである。

この矛盾と見えるものを解決するためには、個々の栄養素や食品に注目するよりも、全体的な食事の**パターン**を検証するほうがいい。そう考えたモンテイロは、チームとともに、従来とは違うやり方で「悪い食品」の境界線を引く作業にとりかかることにした。顕微鏡レベルまで分解した始点からはじめるかわりに、終点から出発してみたらいいのではないか。まずは問題を引き起こしている食品を特定し、そこから逆戻りして、そうした食品のすべてに共通する要素を調べればいいのだ。

そのためには、それまで栄養科学では用いられていなかった統計手法が必要だった。そこから立ち現れたのは、ブラジルにおけるふたつの異なる食事パターンだった――ひとつは、コメや豆類などの伝統的な食品を中心に構成されるもの。そしてもうひとつは、おもにソフトドリンク、クッキー、できあいのデザート、インスタント麵、シリアルなどの食品からなる食事だ。このふたつのうち、後者のほうが優勢になり、伝統的な食事を押しのけつつあった。ブラジルのビスケット消費量は一九七四年から二〇〇三年にかけて四〇〇％増え、ソフトドリンク消費量も四〇〇％増加している。世間で広く食べられ、問題を引き起こしている食品をつなぐ共通点は明らかだった――どの食品も、構成要素に分解したうえで加工した素材に添加物を混ぜてつくられていたのだ。そして、多くは頻繁かつ大々的に宣伝されていた。

健康と結びついた食品購入傾向を分析したモンテイロのチームは、そこに砂糖と油が含まれていることに気づいた。これは砂糖や油がヘルシーというわけではなく、むしろその世帯がコメや豆類を家庭で調理していることを示すものだった。

ここにいたって、モンテイロのチームは積年の問題に直面した。こと肥満にかんしては、悪いのはたしかに食べものである。そして一九八〇年から――もっと言うなら一八九〇年から――問題になっていたのは、厳密にはどの食べものが悪いのか、という疑問だった。

悪い食べものが存在するのはまちがいない。だが、それをどうやって定義する？

この手の話を以前にも聞いたことがあるような気がする人もいるかもしれない。いわゆる「加工食品」をめぐる懸念は、昔からおおぜいの賢明な人たちが口にしては、証明するのは簡単ではないと思い知らされてきた――わたしの母もそのひとりだ。

モンテイロがヴァーレ・ド・リベイラのプランテーション労働者を調べていたころ、わたしの母はタイムライフ社で編集者をしていた。さまざまな本を手がけたが、なかでも情熱を注いでいたのが、純粋な食を追求するリチャード・オルニーという人が書いた「グッド・クック」シリーズだ。オルニーは自分で小麦を育てて小麦粉をつくるタイプの料理人だった。彼やわたしの母のような人は、「ジャンクフード」をよく話題にしていた。

兄とわたしは科学の知識を身につけるにしたがって、お高くとまっていると言って母に反論するようになり、母お手製の（おいしい）料理にだって、わたしたち兄弟がめったに食べることを許されなかったマクドナルドと同じくらいたっぷり塩分と脂肪が含まれているのだと指摘した。わたしたちが医学部で学んだ食をめぐる考え方では、塩分と脂肪たっぷりの食べものが母親の手づくりか工業生産品かで区別されたりはしない。だが、カルロス・モンテイロのデータはそれを区別するものだった。以来、その区別はますます明確になっている。

ピザを例にとってみよう。栄養という点から見れば、ピザはピザだ。小麦粉、トマト、チーズ。わが家の通りの先にあるピザレストラン〈スウィート・サーズデイ〉なら、一〇ポンドほどで一枚買える。これはだいたい六つくらいの材料でつくられており、ＵＰＦではない。だが、栄養プロファイルという点では、その隣のスーパーで売っている保存料、安定剤、酸化防止剤が入ったＵＰＦの一ポンドのピザとほぼ同じだ。どちらのピザも、カロリー、脂質、塩分、糖分の数値はだいたい同じ。だが、一方は肥満や食事関連疾患と結びついていない従来の食品であるのに対して、もう一方はそうではない。

食にかんする議論は、どんなものであれ、「お高くとまった金持ち気どり」の泥沼にすぐに沈んでしまう。なぜかと言えば、だいたいにおいて、食べものにたくさん金を使える人は、可処分所得の少ない人とは違う種類の食品、そしてより変化に富んだものを食べているからだ。そしてそれは、このあと見ていくように、概して貧しい層ほど肥満率が高いという現実の一因になっている。また、肥満などの食事関連疾患は自分の選択のせいではないという主張の核心をなすものでもある。

「ジャンク」フードや「加工」食品について心配したのは、わたしの母の世代が最初というわけではまったくない。加工食品が貧困と結びつけられるまえから懸念は存在していた。脂肪と体内での代謝にかんする多くの知識の祖であるヒュー・マクドナルド・シンクレアは、わたしの母が料理本を編集し、モンテイロが舞台に登場する何年もまえから、すでに加工を懸念していた。オックスフォード大学の風変わりなカリスマ生化学者だったシンクレアは、一九五六年に『ランセット』誌に書簡を送った。「ランセットが過去に掲載したものとしてはもっとも長く、もっとも無礼な書簡」と（シンクレア本人に）形容された書簡だ。

シンクレアは書簡のなかで、必須脂肪酸の慢性的な欠乏を肺がん、冠動脈血栓症、白血病と結びつけている。そして、そうした必須脂肪酸の欠乏は、高度に加工された小麦とマーガリンの製造に起因すると主張した。「長髪連中の自然主義にはなんら共感するところはないが、小麦の抽出と『改良』やマーガリンの製造をおこなうまえに、なにも疑わずに受け入れる世間をだまして手の込んだ飼料さながらの食物を押しつけるまえに、もっとよく考え、研究をおこなうべきであると謹んでお願い申し上げる」

シンクレアよりもさらにまえには、クララ・デイヴィスという名のシカゴの小児科医がいた。あとでもっときちんと紹介するが、人間の栄養をめぐる分野の――謎めいてはいるが――偉人であるデイヴィスは、早くも一九二〇年代に精白小麦粉、焼き菓子類、砂糖について心配していた。デイヴィス以前には、食品の混ぜ物処理と加工の害にかんする最初の主要な学術論文、フリードリヒ・アクムによる「鍋のなかの死――食品の混ぜ物処理、調理の毒物、およびそれらを検出する手法にかんする論文」が一八二〇年代に発表されている。

そして、六〇〇〇年ほどまえに北アフリカのどこかの牧畜民が動物の胃のなかでミルクを保存し、やがて偶然チーズを発明したときも、いくら保存可能期間がのびるとはいえ、その新手の加工をだれもが歓迎したわけではなかったと考えても、たぶん差しつかえないだろう。

食品を加工されたものと加工されていないものにわけるのは、達成不可能な課題だ。正真正銘なんの加工もされていない食品をひとつでも思い浮かべてみてほしい。生のまま丸ごと食べられ、選択的な品種改良がされていない食品。少数の野生のベリー類、カキ、生乳、いくつかのキノコくらいで、ほかにはあまりない。加工がはじまったのは、わたしたちがチンパンジーと分岐してから一〇〇万年経つか経たないかのころだ。マンモスの死骸から肉のかたまりを切りとる？　それは食品加工だ。火を通すのは？　それも加工。作物や動物を選択的に交配させて遺伝子を操作する、文字よりも歴史の古い手法は？　もちろん加工だ。

わたしたちの食べるものは、ほぼすべてがある程度は加工されている。その事実はおそらく、栄養ガイドラインでは健康という点で加工がまったく不安視されていない理由におおいに関係しているだろう。「ジャンクフード」が有害と見なされてきたのは、単純に「悪い」もの――塩分、飽和脂肪酸、糖分――が多すぎ、よいものが少なすぎるからだ。

二〇〇七年、モンテイロがこの問題に立ち向かっていたさなかに、彼のチームに大きな影響を与える二本の論説が発表された。マイケル・ポーランによる第一の論説は『ニューヨーク・タイムズ』紙に掲載されたもので、いまや有名になったこんなフレーズではじまる。「食物を食べよ。多すぎないように。おもに植物を」[10]。ポーランが力説していたのは、ほぼあらゆる種類の伝統的な食事が、そこに含まれるものに関係なく、健康につながっているらしいことだ――たとえば、フランス料理には大量のアルコールと飽和脂肪酸が含まれているし、イタリア料理にはたっぷりのピザとパスタがつきものだ。

ミネソタ大学の疫学者デイヴィッド・ジェイコブスとオーストラリア・ウーロンゴン大学のリンダ・タプセルによる第二の論説は、それほどメジャーではない『ニュートリション・レビューズ』誌で発表された。タイトルは「栄養の基本単位は栄養素ではなく食物である」。この論説では、まだ解明されていないある現象が指摘されていた。全粒穀物、ナッツ、オリーブ、油分の多い魚のように、慢性疾患のリスクを下げると見られる食品はすぐれた研究によっていくつも特定されている。ところが、それに関連する栄養素――ベータカロテン、魚油、ビタミンBなど――を食物から抽出し、かわりにサプリメントとして摂取すると、その効果がたちまち消えてしまうのである。

つまり、健康な人に効くサプリメントは存在しないのだ。有益な栄養素が役に立つのは、本来の状況のなかで摂取した場合にかぎられるらしい。魚油に効き目はないが、油分の多い魚には効き目がある。信じがたい話なのはわかっている。健康な人が死亡するリスク、もっと言えば、どんな種類であれなんらかの疾患にかかるリスクを下げるサプリメントやビタミンや抗酸化物質は存在しない。それどころか、マルチビタミンや抗酸化サプリメントにかんするほぼすべての大規模な独立研究では、そうしたサプリメントにより死亡リスクが上昇することが示されている。これはとりわけ、ビタミンE、ベータカロテン、高用量のビタミンCにあてはまる。[11・12・13] 欠乏が疑われる場合を除けば、ビタミンサプリメントに効き目はない。それを理解できたのなら、食物と食物抽出物が同じではないこともわかりはじめているだろう。軍拡競争の作用を思い出してほしい――食物とは複雑なものなのだ。

この二本の論説の知見を基礎として、モンテイロは次のステップに進んだ。次なる目標は、悪い食品を厳密に説明し、研究できるようにすることだ。この課題には、プランテーションでの経験が活きた。モンテイロのチームは、データをもとに悪い健康アウトカム〔治療や予防、生活習慣などから得られるすべての結果〕と結びついた食品を調べ、それを言葉で説明する試みにとりかかった。二〇一〇年になるころには、すでにＮＯＶＡ分類を考案していた。モンテイロ本人はそれが自身のアイデアであることを否定し、研究の成果が集合してひとつになったものだと主張している。また、なんらかの「ひらめき」の決定的瞬間があったわけでもないという。むしろ、この定義は長年にわたる念入りなデータ分析から生まれたものだとモンテイロは話している。いつ、どのようにしてこの定義にたどりついたのかさえ、チームのだれひとりとしてはっきり説明できなかった。唯一、「ＮＯＶＡ」という名称については、ジャン＝クロード・ムバラクがある日、大学の食堂で思いついたものだとわかっている。

＊＊＊

朝食をとっていたわたしは、ふと気づくと、昔のテレビコマーシャルのジングルをハミングしていた。「ココポップスのほうがいいな！」どうやら、ライラはほかのほぼどんなものよりもココポップスのほうがいいようだ。おなかが太鼓のようになるまで食べつづけている。ようやく食べるのをやめるころには、おとな二食ぶんを全乳に浸してたいらげていた。ほぼ一日ぶんに相当する摂取カロリーだ。ふたりとも食べ終えたあと、わたしはデジタルスケールをとりだし、ライラのボウルに改めてココポップスを入れ、わたしたちが食べたぶんの重さを調べた。なぜデジタルスケールをもっているかといえば、わたしのお気に入りのレシピの多くが研究室の同僚からもらったもので、そこには実験手順さながらに一グラム単位で材料が書き出されているからだ。ある同僚はスパイスを微量天秤ではかるという挙に出ており、おかげで彼女のレシピには「クローブ粉一〇〇ミリグラム」などと書かれていたりする。わたし自身は微量天秤の購入にはまだいたっていないが。

一方のわたしは五食ぶんを食べていた。UPFダイエットの最初の食事にふさわしい内容だ。一九五〇年代後半に開発されたココポップスは、わたしの両親世代の朝食の定番になり、わたしの子ども時代にも断トツで人気のシリアルだった。懸念を生むどころか、ほとんど「伝統」食になりはじめていた。

モンテイロのNOVA分類法にかんする最初の論文が発表されて以来、少なからぬ反発が起きている。カロリーをプラスするわけでも、食品の化学的組成を変えるわけでもない[*]一群の加工が、いった

＊　化学的組成は加熱すると変わるが、ほかの多くの加工では変わらない。

いどうすれば体重増加や不健康を引き起こせるというのか？　批判する人たちはそんな疑問を呈した。これはもっともな反論だ。ほかの点でも、なんとなく腑に落ちないものを感じた読者もいるかもしれない――このUPFの定義は少しばかり……恣意的ではないか？

批判派のジャーナリストのひとりであるクリストファー・スノードンは、二〇二二年一月の「『超加工食品』とはなにか？」と題したブログ記事のなかで、まさにその点を指摘した。[14] スノードンによれば、この記事を書いたのは、『ブリティッシュ・メディカル・ジャーナル』のUPFにかんする「錯乱した」論説がきっかけだったという。スノードンは定義の「恣意性」について、こんなふうにきれいにまとめている。「『ジャンクフード』は幅がせますぎる。なぜなら、たいていの人はひと握りのレストランチェーンが売る『ファストフード』を意味するものとして解釈するからだ。そうしたことから、明らかな元凶たる食物を欠く状況のなか、『公衆衛生』を掲げるロビー活動は『超加工食品』を相手にした十字軍に変わりつつある」

とりわけスノードンの攻撃を浴びたのが、UPFを特定する方法として前述の論説が挙げた経験則のひとつ――UPFは五つよりも多い素材を含む傾向があるという基準だ。「なんというばかばかしい、恣意的な基準であろうか？」とスノードンは書いている。「どれひとつとして、科学的根拠のかけらもない！」

たしかに、スノードンが言わんとしていることはよくわかる。なぜ六つの素材ではないのか？　なぜ四つではだめなのか？　だがじつのところ、科学者にとって恣意性はたいした問題ではない。

モンテイロのチームが、なにか明らかな恣意をもって研究をはじめたと想像してみよう。たとえば、星座とか。UPFではなく、獅子座であることが肥満の原因だと主張したとしたら？　科学の観点から言えば、それでもまったく問題ない。証拠によって裏づけられさえすればいいのだ。

獅子座の人はたしかに肥満が多いという事象が観察されたとしよう。そうしたら、研究チームはその理由を説明できそうな論理モデルを構築しなければならない――たとえば、季節、受胎時の天気、母親の食事、あるいは誕生時に流行していたウイルス。研究チームは動物実験を実施し、七月二三日から八月二二日のあいだに生まれるようにマウスを交配させ、ほかの時期に生まれたマウスと比較するかもしれない。さらに、そのモデルを完膚なきまでに検証した結果、太陽が黄経一二〇度から一五〇度のあいだを通過しているとき、つまり獅子座の時期に生まれることこそがすべての違いの原因であり、ほかの要素はいっさい関係ないと判明したと想像してみてほしい。だとしたら、わたしたちはそれを受け入れなければいけない。奇妙であっても、やはり真実なのだ。出発地点がまったく、とことんまでに恣意的だったとしても、それは変わらない。

知識がどこから生まれるかについては科学哲学者の意見がすっかり一致しているわけではないが、科学が観察からはじまり、そのあとにモデルを構築し、それからその観察を検証するものであることは、おおむね受け入れられている。観察データのなかには、いかにも科学的なものもある。天体の動きの測定とか、リニアコライダーなどの高度な機械から読み出した数値とか。だがときには、イヌを散歩させていたひとりの人が公園でガンの死骸を見つけ、それが鳥インフルエンザ大流行の最初のデータポイントになることもある。

もちろん、現実の世界では、恣意的な占星術がらみの説はどんなデータによっても裏づけられず、そのモデルは崩壊するだろう。そうなったら、研究チームはモデルを手放し、別の原因を探さなければならない。たとえば、工業生産される食品を大量に食べるように仕向けるフードシステムとか、射手座であることとか。よき科学の威力は、悪い仮説、まちがった仮説、あるいは恣意的な仮説にも対処できることにある。まさにそれこそが、科学を定義する特性なのだ。

現実世界の科学は、たいていは恣意的なものからスタートする。いろいろなものを箱に放りこむ。それを分類する。それに名前をつける。どこかに線を引き、調べる対象を言葉で説明しなければならない。物理科学の場合、その境界線はわりと明確であるケースが多い。物理学では、重力場や電磁場での挙動によって粒子が分類され、説明される。化学では、素粒子の構成や化学的挙動によって元素が周期表に並べられている。そのシステムは客観的で、それぞれに独立している。

生物科学にも、しっかり定義された分類はある。たとえばＨＩＶ感染は、いまでは二元的に診断できる。感染しているか、していないか、そのどちらかだ。だが、喫緊の問題の多くは、それよりもはるかに曖昧だ。成人の肥満はＢＭＩ30以上と——恣意的に——定義されている。その閾値が30のかわりに29でも31でも問題ないだろう。*ぴったり30のところで健康状態がいきなり変化するわけではない。そのリスクは徐々にしか上昇しない。ほぼすべての生物学的な測定値——血圧、ヘモグロビン、肺活量——は連続したひとつながりのデータだ。わたしたちはどこかの一点でやや恣意的に線を引き、その線の片側にいる人を高血圧や貧血や肥満と判定し、反対側にいる人をそうではないと見なす。

モンテイロのチームの天才的な発想は、まさにそこにある。線を引いたこと。いや、もしかしたら、彼らの天才的な発想は、そもそも線を引けると——世のなかには有害な食品がたしかに存在し、それを定義できると判断したことかもしれない。そして、線を引くその場所が恣意的であっても、病気を引き起こす食事パターンと引き起こさないパターンがあるとする説は恣意的ではない。その説は、注意深く収集して分析した膨大な量のデータから生まれたものだ。そして、利益を出す目的で製造される食品が、意図的であれ偶然であれ、過剰な摂取を促すようにできている可能性があると提議することも恣意的ではない。

ＮＯＶＡ分類はひとつの仮説、食品をいくつかのカテゴリーにわけるひとつのモデルであり、ケヴィン・ホールをはじめとするおおぜいの人に厳しく検証されている。そして、食品研究にともなう社会的な地雷原を少なくとも部分的には回避している。ある特定のピザが過剰な摂取を促進しているかどうかは、その値段や、だれが食べているかとは関係ない。唯一の問題は、それがＵＰＦであるか否かなのだ。

二〇一〇年に定義ができたことで、ＵＰＦは操作化されて研究できるようになった。だが、その仮説は、はたして精査に堪えるものなのだろうか？

＊　ＢＭＩの限界にかんしては問題が多すぎ、ここでは説明しきれない。いまのところＢＭＩはまだ、集団について考える際に使える最善の手段にとどまっている。ＢＭＩにかんする問題を詳しく知りたい人には、オーブリー・ゴードンによる記事「The bizarre and racist history of the BMI」をおすすめする。[15]

3 たしかに、「超加工食品」はよくなさそうだ。でも、それ、ほんとうに問題なの？

UPFダイエットの二週目、わたしは兄のザンドと義理のきょうだいのチド（リチャード）、ライアンと一緒にキャンプ旅行に出かけた。ロンドンから車でウェールズに向かい、リー・デラメア・サービスエリアで休憩した。そこはまさにUPFの祭典だった。わたしはその先の旅に備えて、クールオリジナル味の〈ドリトス〉、〈レッドブル〉二本、袋入りの〈スキットルズ〉〔フルーツ味のソフトキャンディ〕と〈ハリボー・スーパーミックス〉〔ハリボーはグミの大手ブランド。スーパーミックスはその一製品で、さまざまなフレーバーをつめあわせたもの〕を買いこんだ。

わたしたちはブレコン・ビーコンズ国立公園の滝に近い絶景スポットで野宿した。難点といえば、食べものと自分の体をめぐる夢にたびたび起こされたことくらいだ。自分の血がどろりとした粘液になっているところを思い浮かべた。塩分と糖分で濃くなりすぎているような。わたしはみじめなひどい気分で朝早くに目を覚ました。

いくらかの水で自分を希釈したあと、尾根を眺めながらの朝食で気もちを引き立たせた。わたしたちが食べたのは、ケロッグの〈クランチーナット・クラスターズ〉〔複数の穀物やナッツの入ったシリアル〕〈全粒穀物入り、着色料と香料不使用で、プロモーションとしてレゴランドでおとな向けに無料で配られていたもの〉と「健康によい自然なミューズリー」を謳う〈アルペン・オリジナルレシピ〉

だ。

世界的に知られた心理学教授であるオーストラリア出身のライアンは、UPFダイエットにアルペンを食べているわたしを見て驚いた。「アルペンのなにがダメなんだ？　自然で健康にいいのに」。ミルクホエイパウダーが入っていて、それは一般に家庭料理では使われない材料だから、ルール上はUPFにあてはまるとわたしは説明した。

ライアンは本気で面食らっているようだった。「でも、このパッケージに描いてある山は、手つかずの自然みたいじゃないか！」チドとザンドも同意見だった。それでもUPFだとわたしは返した。「でもまあ、おいしいよな」とライアンは言い募った。ライアンを説き伏せられるのなら、このパッケージはだれだって説き伏せられるだろう。

帰宅途中、BBCラジオのプロデューサーから電話がかかってきた。UPFの概念を紹介する短いラジオドキュメンタリーをつくってほしいという。わたしの八〇％UPFダイエットからなにか興味深い発見があれば、そのドキュメンタリーが研究資金を得る助けになるかもしれない（出資者というものは総じて、自分の出資した研究が広く世に伝えられるとわかっている状況に目がない）。それに、共同研究者になりそうな人たちと関係を築くチャンスにもなる。そんなわけで、わたしはケヴィン・ホールに連絡をとった。モンテイロの仮説を検証し、UPFが実際に体重増加を引き起こすかどうかを調べた研究論文の著者だ。

ブロードキャスティング・ハウス〔BBC（英国放送協会）の本社ビル〕の防音ラジオブースからホールに電話をかけ、くだんの実験について質問した。「この説――食品に含まれる栄養素ではなく、加工の程度と目的に関心を払うべきだという考え方――に最初に出くわしたときには、まったくのたわごとだと思いました」とホールは話した。意外な出だしだ。

米国立糖尿病・消化器疾病・腎臓病研究所の上級研究員を務めるホールは、メリーランド州ベセスダにある自分のオフィスにいた。どことなく官僚的な肩書――「セクション長／統合生理学セクション、生物学モデリング研究室」――は、栄養学者としてのトレーニングを受けていないにもかかわらず二一世紀の栄養科学における重要人物のひとりとなった事実にはしっくりこない。ホールは数学的モデリング――非線形ダイナミクスと呼ばれるもの――にかんする博士号をもつ物理学者だ。

英国出身のブルーカラーの両親――父親は熟練の機械工として初期の原子力発電所のタービン製造にかかわり、母親は物理療法診療所の事務助手をしていた――のもとにカナダで生まれたホールは、カルロス・モンテイロと同じく、一族ではじめて大学に進学した。マクマスター大学の物理学部生時代に頭角を現し、高エネルギー素粒子物理学でクラストップに近い成績を収めた。ホールはもちまえの謙虚さで当時の自分の成果を語った。「トップ中のトップにいる連中は、なんの苦もなくその位置にいました。それで、自分にはなにか、彼らよりも得意とするものがないとだめだと気づいたんです」

電気生理学の研究室で夏休み限定の仕事についた際に、ホールはイヌの腸が収縮を調整する仕組みを研究した。そこではじめた生物学的プロセスの数学的モデルの構築をきっかけに、栄養研究の分野へと方向転換し、やがてその分野に変革をもたらすことになった。

「あなたが出会う相手によって、どれになるかは変わりますが、わたしは三つの成果で知られています」とホールは話し、その三つをわかりやすく列挙してくれた。

まず、成人の代謝の数学的モデル。[1]ホールは数年前、そうしたモデルをもとに、低炭水化物ダイエットは体重に有意な影響をもたらさないと予測した。

第二の功績は、世紀の変わり目から広まっていた考え方――肥満にかんしては糖質が最大の問題であるとする考え方に前述のモデルを使ってみたことだ。糖質が代謝に与える影響にかんして、いくつかの決定的な研究を実施した。それについては、またあとで触れる。

それから、「ビッゲスト・ルーザー研究」がある。[2] ホールはこの研究で、米国の人気テレビシリーズ『ビッゲスト・ルーザー』の出場者を六年にわたって追跡調査した。出場者は全員、番組開始時にはBMIが四〇以上――クラス3の肥満（かつて用いられていたひどい呼び方で言えば「病的」肥満）〔WHOの分類による。日本ではBMI四〇以上は4度の肥満とされる〕――で、数カ月のあいだ農園に隔離され、極度のカロリー制限と運動からなる減量プログラムを課せられた。減量のほどを競いあう番組の終了時には、出場者の体重は平均六〇キログラムほど減っていた。だが六年後には、高強度の運動を続けていたにもかかわらず、平均四一キロのリバウンドが見られた。ホールのこの研究は、減量した状態を維持することの途方もない難しさを浮き彫りにした。

「そして最後が、超加工食品にかんする研究です……正確には、四つかもしれませんね」とホールは言った。この最後のひとつの研究こそ、わたしがホールに話を聞いている理由だ。まさか話のしょっぱなから、当初はモンテイロのUPF説をたわごとだと思っていたと聞かされるなんて予想だにしていなかった。ホールによれば、彼が最初にUPFについて耳にしたのは、ある会議でペプシの幹部のとなりに座っていたときだったという。二〇一七年の当時は、UPFにかんする論文がいくつか世に出はじめていた時期にあたる。「(ペプシの幹部が) 食品にかんするその新しい考え方に懸念をもっていると言って、わたしの意見を聞きたがったんです。わたしの最初の反応はこんな感じでした――そんな話、いったいだれが真に受ける？」

当時のホールに言わせれば、食品に含まれる健康によい（もしくは悪い）栄養素や欠乏症の治療法の解明は過去数十年で大きく進歩してきた。「栄養科学が――」とホールは続けた。「栄養科学と呼ばれているのは、栄養素をめぐる学問だからでしょう？　それなのに、このモンテイロのチームが現れて、『いやいやいや、あなたがたは完全にまちがっている』と言ったわけです」

とくに引っかかったのは、モンテイロによるUPFの説明だった。「大部分が工業生産された安価な食物エネルギーと栄養素の源に添加物を加え、一連の加工によって調合したものであり、最小限の自然食品しか含まない」。その定義は曖昧で、納得のいくものではなく、実際にそうした食品のなにが問題なのかをまったく語っていないのではないかと感じた。

ホールはいくつかの質問をする必要があると考えた。

一　この「UPF」がよくないのは、塩分、脂質、糖分からなり、繊維をあまり含んでいないからではないのか？　もしそうなら、UPFとは単純に、「高脂質・高塩分・高糖分」の言いかえではないのか？

二　それとも、食生活からよい食品を駆逐してしまうからよくないと言っているのか？

三　それとも、喫煙や貧困のような、別の事象の代用データなのか？

四　それとも、これらの組みあわせなのか？

五　それとも、モンテイロのチームは、なにか別のことが問題であると主張しているのか？　実際の加工そのもの――化学物質、物理的加工、添加物、マーケティングなどにまつわるなにかが問題だと？

ホールはUPFのことを最初に教えてくれた人たち（モンテイロのチームの一員ではなかった）に質問してみた。返ってきた答えは、問題は塩分、糖分、脂質含有量の多さに加えて、繊維が不足することである、というものだった。わたしたちの会話がそこにいたると、ホールはひどく興奮した。「こう言ってしまいましたよ。『ちょっと待ってくれ――両立しないだろう！　栄養素が問題ではないと言っておきながら、メカニズムを訊かれたら、栄養素、つまりは塩分、糖分、脂質、繊維が問題だと答えるなんて、そんなのなしだろう！』」

ＵＰＦの概念そのものが混乱しているようだった。そこでホールは、ＵＰＦ仮説の誤りを証明する実験をすることにした。なんであれ加工にかんするものが違いを生むことはいっさいない――重要なのは食品の化学的な栄養組成だけである。そう証明するつもりでいた。

ホールが考案した実験はすばらしくシンプルだった。二種類の食事を直接比較したのだ。[3] 一方の食事は、八〇％がＮＯＶＡグループ１の食品（牛乳、果物、野菜など）からなり、ＮＯＶＡグループ２（油や酢などのキッチンにある材料）とグループ３（缶詰、バター、チーズなどの加工食品）の食品もいくらか含まれるが、ＵＰＦ（ＮＯＶＡグループ４）は含まれない。もう一方の食事は、八〇％以上がＮＯＶＡグループ４食品で構成される――つまり、八〇％以上がＵＰＦというわけだ。

重要なポイントは、この二種類の食事が塩、糖、脂質、繊維の含有量という点ではまったく同じであり、実験参加者は食べたいだけ食べられることだ。参加者は全員、体重が増えていてもすぐには気づかないように、ゆったりした服を着た。

体型や体の大きさがさまざまに異なり、体重が比較的安定している男女二〇人が研究に参加した。参加者の平均年齢は三〇歳ほど。参加者は四週間ずっと――一日二四時間、週七日――米国立衛生研究所の臨床センターで過ごす。半数の人はＵＰＦ食からはじめ、もう半数はホールが「非加工食」と呼ぶ食事からはじめる。[*] 二週間後、食事内容を入れ替え、全員がそれぞれ二週間ずつ、両方の食事をとるようにする。ＵＰＦは店舗で購入した典型的な米国の食事だ。もう一方の食事は、自然食品だけを使い、研究センターお抱えの才能豊かな栄養士とシェフがつくった。

「超加工食の成分とまったく同じにしてほしいと言ったら、気でも違ったのか、みたいな目で見られましたよ」とホールは振り返る。この実験にかんする論文の補足情報のセクションでは、各食事の内

＊　厳密に言えば、この食事にはチーズ、パスタなどのいくつかの「加工食品」が含まれるが、ＵＰＦは含まれない。

容が詳しく記載され、それぞれの写真も添えられている。写真で見るかぎり、非加工食が食欲をそそるのに対し、超加工食のほうは（これはわたしの意見だが）はっきり言ってまずそうだ。*

五日目のＵＰＦ食の昼食を例にとってみよう。昼食の内容は、スパムのサンドイッチとダイエットレモネード。サンドイッチは三角にカットされ、崩れたスパムのかけらが皿にこぼれている。レモネードでさえくすんで悲しげで、食器を洗ったあとの水のようだ。夕食もたいして変わらない。これ以上ないほど哀れにしおれたようすのハンバーガーふたつ、灰緑色をした缶詰の豆、缶詰のスイートコーン、どことなく傷口の浸出物みたいなマカロニ＆チーズ――延々と続くおもしろみのないベージュと茶色の行列を、写真撮影のために皿の下に敷かれた花柄のテーブルマットがいっそう際立たせている。見ているだけで便秘になりそうだ。ＵＰＦは繊維含有量が少ないので、たいていの食事には〈ニュートリソース〉の繊維サプリメントが追加されている。

対する非加工食のほうは、新規オープンするすてきなレストランの広告だと言ってもおかしくないように見える。一日目の昼食は、ホウレンソウと鶏むね肉、角切りリンゴ、ブルグル（挽き割り小麦）、ヒマワリの種を加えたサラダとブドウ。オリーブ油、搾りたてのレモン果汁、アップルサイダービネガー、挽いたマスタードシード、黒コショウ、塩でつくったビネグレットドレッシングが添えられている。夕食はローストビーフ、バスマティ米、蒸したブロッコリー、つけあわせのトマトサラダ、バルサミコビネグレット、オレンジ数切れ、ピーカンナッツが少々。盛りつけはどれも、調理チームの才能は調理だけで限界ぎりぎりまで使い果たされたと伝えているかのようで、たとえばスライスした肉はほとんど飾り気なく、どさっと皿に置かれている。

写真がどう見えるかはともかく、参加者による食事の評価は、なじみやすさでもおいしさでもほぼ同じだった。食事を残さず食べきれた人はひとりもいなかった。この点は重要である。この実験では、米国の「普段の暮らし」とほとんど同じように、たいていの人がカロリーを好きなだけ摂取できたということだ。

結果が出たとき、ホールは衝撃を受けた。自分がまちがっていて、モンテイロが正しいことが証明されたのだ。彩りのない缶詰中心の超加工食をとっている人の摂取カロリーは、非加工食をとっている人に比べて一日あたり平均五〇〇キロカロリー多く、体重もそれに応じて増加した。おそらくさらに驚きなのは、非加工食をとっているときには、食べたいだけ食べられたにもかかわらず、参加者の体重が減っていたことだろう。すでに触れたように、UPFのほうがおいしかったというわけでもない。「おいしさ」とは違うなんらかの別の性質が、UPF群の人たちの過食を駆りたてたのだ。

もっと言えば、おそらくこの研究ではUPFの影響が過小評価されていると思われる。なにしろ、実験のあいだ、UPFが参加者に向けて宣伝されることはなかったのだから。ポスターも健康強調表示もなかったし、食欲をそそる写真だらけのパッケージから出した状態で提供されていた。現実の世界では、そうしたパッケージや広告も加工の一部であり、ほぼ例外なくどんなUPFにも見られる。牛肉やキノコや牛乳の広告はほとんど目にすることがないし、そうした製品のパッケージには健康強調表示もない。だがUPFでは、いたるところにアニメキャラクターやビタミンの豊富さを伝える表示が印刷されている。そうしたあらゆるかたちのマーケティングが過剰な摂取を駆りたてているのだ。それを示す強力な証拠については、あとで詳しく説明する。

さらに、この実験の参加者は、食事に金を払ったり自分で準備したりする必要がなかった。一日あたり二〇〇〇キロカロリーのUPF食を提供するために研究チームが費やした額は、週におよそ一〇〇ドル。非加工食では、そのコストは一五〇ドルを超えた。つまり、UPFではコストが大きく削減されたわけだ。そして、時間も節約できる。ホールはセンターのシェフの技能を強調している。彼ら

＊　これについてホールに質問してみた。ホールいわく、UPF食の見た目のほうを好む人も多いらしい。

ならあらゆる手段を駆使してどんな食事でもつくれるが、新鮮なグラノーラをつくったり、食事のたびに四種類の果物と野菜を切ったり、小さなボウルに入ったドレッシングやナッツを準備したりする時間のない人は多い。もっと妥当な実験をするのなら、たいていの人が自宅でさっとつくれるような非加工の食事とＵＰＦとを比較するほうがいいかもしれない。わたしの場合、自宅でピザを手づくりしようとすると、たいていはチーズとトマトをトーストにのせてレンジ加熱したものに行きつく（ライラがＵＰＦの冷凍ピザのほうを好むのも当然だろう）。

そうした要素にもかかわらず、ホールがみずからのまちがいを証明したという事実は、彼の知見をいっそう堅固なものにしている。この実験の影響は、どれだけ強調してもたりない。小規模ではあるものの非常にうまく実施されており、モンテイロの説が実際に世界各地での肥満の増加を説明している可能性を示す、興味深い証拠を提供している。ホールの研究がＮＯＶＡ分類法に科学的な重みを与えたことで、多くの科学者がＮＯＶＡ分類法を肥満に関連する食品カテゴリーの妥当な定義方法と見なしはじめた。もしかしたらこの分類法には、長きにわたって栄養学研究を悩ませてきた矛盾する観察所見――脂質と糖質をめぐる混乱、減量効果のないダイエット製品、世界中でひたすら増加する肥満――を解明する力があるのかもしれない。ホールの知見は大規模な新しい研究の呼び水となり、何百もの科学論文や何十もの政策書で引用されてきた。

ホールが実施したような研究には多額の資金がかかり、実施できるのは世界全体でも少数の専門的なセンターにかぎられる。だが、ホールの実験結果を裏づける「現実世界」の疫学的証拠も続々と積み重なっている。ＵＰＦは肥満の世界的な急増の最大原因である可能性がきわめて高いのみならず、ほかのあらゆる種類の健康問題の原因にもなっているかもしれない。それを示す証拠は二〇一〇年から着々と集まっていたが、ホールの研究が発表された二〇一九年以降、それまで証拠の滴り程度だったものが大洪水と化した。

わたしのＵＰＦダイエットがまだ終わらないうちに、レイチェル・バターハムの判断により、その増えつづける膨大なＵＰＦ関連文献の検証を専門にこなす人を研究チームに迎え入れることになった。サム・ディッキンという名の若い科学者だ。サムはケンブリッジ大学で修業を積み、現在は英国医学研究会議から栄誉ある資金援助を受けている。

ある日、わたしはＵＣＬにあるレイチェルのオフィスでサムに会った。そのオフィスから中庭のほうを眺めると、偶然だが、毎週わたしが患者を診ている診察室が真向かいに見える。サムはわたしのために調査結果のプレゼンテーションを準備してくれていた。一枚目のスライドはセット済みで、さっそく話がはじまった。サムが検証した論文は全部で二五〇本ほど——サムの専門分野はこのたぐいの調査なのだ。ホールが投げかけた、そしてあなたの頭にも浮かんだであろう疑問に、サムは体系的に答えていった。先へ進むにつれてどんどん早口になり、話が途切れることもなかった。まるで酸素なんて必要としていないみたいだ。

ＮＯＶＡ分類法に対する大きな批判のひとつとして、ＵＰＦはたんに飽和脂肪酸、塩分、添加糖類を多く含む栄養に乏しい食品にすぎず、それが不健康の原因になっているだけだ、というものがある。また別の角度からの批判では、ＵＰＦを多く食べる人は果物、野菜、穀物、豆類、魚介類などの最小限の加工しかされていない食品を食べる量が少ないため[4]、ＵＰＦ摂取量の多さと不健康との結びつきは、たんにＵＰＦが食生活からよい食品を追い出していることに起因する可能性があるとされている。たっぷりのレンズ豆やブロッコリーと一緒にＵＰＦを食べさえすれば、その影響は消えてなくなるのでは？　あるいは、ＵＰＦの調合を見直し、糖質と脂質を減らしてビタミンとミネラルを追加すればいいのでは？

また、ＵＰＦは全体としてきわめて安価なので、ＵＰＦを大量に食べる人は収入が低い傾向にあるのかもしれないとの主張もある。悲しいことだが、収入の低さは不健康ときわめて強く関連している。

英国の最貧困地域に暮らす成人と子どもの肥満率は、もっとも豊かな地域に住む人の二倍近くにのぼる。[5] UPF摂取量の真の重要性は、貧困の代用データという点にあるとは考えられないか？

あるいは、不健康な行動はそれぞれが密接につながりあう傾向があることからすれば、UPF摂取量の多さは、全体的に不健康な食事やライフスタイルを示す印なのではないか？　つまり、UPFを多く食べる人は飲酒や喫煙も多い可能性があるのでは？　もしそうなら、本当の問題は喫煙や飲酒なのに、UPFが悪く見えているだけかもしれない。

だが、サムのような疫学者は、そうした問題を熟知している。それを整理することこそ、まさに疫学者の仕事なのだ。そのサムの指摘によれば、UPFとそこから生じているかに見える医学的問題が本当に関連するのか否かをはっきりさせるために、これまでに多くの研究が実施されてきたという。

たとえば、『ブリティッシュ・メディカル・ジャーナル』[6]で発表された一〇万人以上を対象とした大規模研究では、UPFとがんとの関連が示されている。フランスとベルギーの研究チームが乳がん、前立腺がん、大腸がん、がん全体のリスクを検証したところ、食事に含まれるUPFの割合が一〇％増えるごとに、がん全体のリスクと乳がんのリスクがおよそ一〇％上昇することがわかった。この「用量依存的な影響」は、証拠に正真正銘の力を与えるひとつの要素だ。

だが、それだけではない。この研究チームは、研究対象になった人たちの食事の正確な栄養組成データを入手した。そのおかげで、がんのリスク上昇の原因が単純に糖分、塩分、脂質が多くて繊維が少ないUPFの傾向にあるのかどうかを調べることができた。また、UPFはたんに全体的に不健康な食事パターンの一部にすぎないのかも検証した。ある意味で、ケヴィン・ホールが提起したものと同じ疑問の答えを探る試みと言えるが、規模ははるかに大きい。この研究からわかったのは、前述の点を考慮して栄養素の含有量を調整したあともなお、依然として統計的に有意な結果が得られることだった。ここでもやはり、栄養素は加工に比べると大きな問題ではないように見受けられた。

「それに、この研究だけではありません」とサムは言いながら、別の論文を引っぱり出した。米国人九万二〇〇〇人のデータを分析した中国の研究グループによる論文だ。[7] この研究グループが一般的な要素を調整――年齢、性別などの要素を考慮に入れ、ＵＰＦの影響がたんに、たとえば高齢者が食べているからという理由で生じているわけではないと確認する――したところ、ＵＰＦ摂取量の増加が循環器疾患による死亡率の上昇と関連していることがわかった。脂質、塩分、糖分にかんする調整を加えても影響は変わらなかった。さらにいくつかの要素を調整し、ＵＰＦが単純に（脂質や糖分はもちろん）全体的な食事の質の悪さを示している可能性を調べてみても、影響はやはり同じだった。

そのころにはもう、サムはのりにのっていた。次から次へと映し出されるスライドは数字とデータにびっしり覆われていて、こちらの気がくじけそうなほどだった。どれも同じことを示し、ホールの研究を裏づけていた――ＵＰＦの害は、たんに脂質、塩分、糖分が多いせいではないのだ。

レイチェルが話を引き継いでその点を強調し、サムに息つぎのチャンスを与えた。「ＵＰＦは栄養という点でお粗末な食品であり、食生活の質が全体的に悪い人が食べているだけだ、と思っている人もいる。でも、そういう点をぜんぶ補正しても、死亡率、うつ、体重、心臓発作への影響は変わらない」。栄養素の含有量ではなく、超加工。それこそが問題なのだ。

サムが紹介してくれた研究論文は数十本にのぼり、そこで検証された健康関連のアウトカムは五〇種類を超えた。サムのペースをもってしても二時間近くかかった。* サムはひとつひとつの研究を几帳面にたどりながら、それぞれの研究が慎重な手順を踏み、ＵＰＦにかんする知見が飽和脂肪酸、塩分、糖分、あるいは食事パターンに起因するものではないと確実に言えるようにしていることを説明して

＊　このプレゼンテーションは、一カ月ほどあとに発表が予定されていた、ＵＰＦ関連レビューの決定版になるであろうレビューの準備でもあった。

いった。

しかも、そのデータはさまざまな面から検証されてきた。これはいたしかたのない話だが、大部分の研究は肥満を主眼としている。だが、UPF摂取量の増加が次のようなリスクの上昇とも強く関連することを示す証拠も存在する。

・死亡――いわゆる全死因死亡率[8・9・10・11・12]
・循環器疾患（卒中と心臓発作）[13・14・15]
・がん（がん全体、とりわけ乳がん）[16]
・2型糖尿病[17・18]
・高血圧[19・20・21]
・脂肪肝[22]
・炎症性腸疾患（潰瘍性大腸炎とクローン病）[23・24]
・うつ病[25]
・血中脂質プロファイルの悪化[26]
・フレイル（加齢により心と体のはたらきが衰えてきた状態）（握力により測定）[27]
・過敏性腸症候群とディスペプシア（消化不良）[28]
・認知症[29]

最後のひとつは、身内に認知症患者がいる人にとってはとりわけ気がかりかもしれない。二〇二二年に『ニューロロジー』誌で発表された研究では、七万二〇〇〇人超のデータが検証された。[30]その結果、UPF摂取量が一〇％増えるのにともない、認知症のリスクが二五％、アルツハイマー病のリスクが一四％上昇することがわかった。

こうしたさまざまな健康アウトカムにおける影響は、とるにたらないものではない。イタリアのある大規模研究では、食事パターンにかんして調整を加えたあとでさえ、ＵＰＦ摂取量が上位四分の一の参加者は下位四分の一の参加者に比べて死亡リスクが二六％高かった。[31] 同様の調整を加えた米国の研究でも、同じような結果が報告されている。[32] 英国の患者六万人を対象とした研究では、全死因死亡リスクが二二％上昇した。[33] スペインの研究では、全死因死亡リスクが六二％上昇した。[34] こうした効果量（差の大きさ）は、ほぼすべての研究でごく普通に見られた。

それとはまた別の重要なポイントをサムが指摘した――英国の食事ガイドラインでは加工について考慮されていないため、ＵＰＦ摂取量の多い人でも、脂質、塩分、糖分の摂取量が実際には比較的少ないというケースはおおいに考えられる。そうした人の食生活は、ガイドラインによれば健康的だが、研究で得られた証拠からすれば、実際には健康上の問題を引き起こす可能性が高いということになる。

「ニュートリ（栄養）スコア」システムを例にとって考えてみよう。これも「信号機」ラベルのようなもので、欧州の食品パッケージで広く用いられている。このシステムでは、食品の栄養スコアを最高のＡから最低のＥまでランクづけする。だが、最高ランクのＡとされた食品のじつに四分の一はＵＰＦである。[35] そうした食品は植物由来で、脂質、糖分、塩分が少なくなるように再構築されているものが多い。つまり、パッケージの記載からすれば健康な食事をしていても、じつはＵＰＦを大量に摂取しているかもしれないということだ。減量促進効果を謳うダイエットシェイクやドリンクを飲んでいる多くの人でも、それと同じことが言える。

サムが矢継ぎばやに提示した数々の研究とホールの臨床研究を考えあわせると、ＮＯＶＡ分類法は従来の栄養分類システムにはできないかたちで健康への影響を説明しているように思われた。だが、留意すべき重要な点がある。ＮＯＶＡ分類法は、あまねく受け入れられているわけではないのだ。

批判的な論文もいくつか存在する。なかでもよく知られている「人間の健康における超加工食品——批判的評価」と題した論文は、二〇一七年に『アメリカン・ジャーナル・オブ・クリニカル・ニュートリション』で発表された。[36]

著者らはおもに、NOVA分類法は粗くて単純だと反論している。たしかにそのとおりかもしれない。だが言わせてもらえば、現在のやり方のように、食品を三大栄養素と塩分という点で説明するのも、それに劣らずひどく単純だ。

この論文はまず、次のように主張している。「公衆衛生栄養学は過去半世紀にわたり、非伝染性の慢性疾患における食事の潜在的影響を特定することに貢献してきた」。それが本当かどうか、わたしにはわからない。なんといっても、肥満率や代謝性疾患の有病率は上昇しつづけており、栄養にもとづく標準的な食へのアプローチではその状況をほとんど改善できていないのだ。脂質と糖質が減っても、問題は解決していない。

著者らはさっそく真っ向からのNOVA批判に入り、こう主張している。「なんらかの手段での食品加工が、有害な栄養素の摂取や化学的または微生物学的な危険をつうじて消費者の健康リスクとなる機序、あるいはそれがリスクとなるのか否かにかんして、なんら論拠が示されていない」。これも、わたしには事実とは思えない。その証拠に、本書のこのあとのいくつかの章は、加工が健康に悪影響をおよぼす理由と仕組みにかんする証拠で埋めつくされている。しかも、このテーマの論文は二〇一七年以前にも何十本と発表されていた。二〇二一年のレビュー論文ではそれらがまとめられている。[37]

さらに言えば、このNOVA分類法に対する批判は、じつのところ、なんらかの疫学論文を検証したものではまったくない。ただの論評であり、サムが執筆したような正式な科学レビューではない。もっとも、UPFと肥満との明確な関連を示せなかった一本の論文をどうにか掘り出してきてはいるが。

だったら、そもそもなぜ、ここでこの論評をもちだしたのか？　その理由は、この論文の「利益相反」セクション――結果を偏向させる可能性がある（企業や組織などとの）関係を開示する科学論文に必須の要素――にある。マイク・J・ギブニーは「ネスレおよびシリアル・パートナー・ワールドワイドの科学委員会の一員」だと認めているが、ほかの著者は利益相反はないと断言している。おかしな話である。というのも、著者のひとり、キアラン・フォードには、長年にわたって食品業界のさまざまな役職を歴任してきた過去があるからだ。もっとも新しいところでは、ネスレ・リサーチ・センターの上級リサーチサイエンティストを五年間務めた。子どもの摂食行動にかんするフォードの研究のいくつかは、部分的にネスレの資金援助を受けている。また、フォードはケリー・グループの科学諮問会議の一員だが、ケリー・グループは〈ウォールズ〉ソーセージや〈ヨリーズ〉という濃縮ヨーグルトキャンディをはじめ、*多くのUPFを製造して九〇億ユーロ近い収益をあげている食品企業だ。実際、フォードは同論文が発表されてから四カ月ほど経ってから訂正を申し入れ、二〇一四年まで「ネスレ・リサーチ・センターの職員」であり、「ケリー・テイスト＆ニュートリションから旅費の還付を受け、子どもの摂食行動にかんする自身の研究の一部がネスレ・リサーチ・センターの共同出資の対象だった」と述べている。[38]

＊〈ウォールズ〉ソーセージ――豚肉、水、ラスク（小麦）、野菜タンパク質（大豆）、ジャガイモでんぷん、塩、デキストロース、香料、安定剤（二リン酸塩）、スパイス、ハーブ、酵母抽出物、オニオンパウダー、ハーブ抽出物（セージ）、保存料（メタ重亜硫酸ナトリウム）、酸化防止剤（アスコルビン酸、α-トコフェロール）、ケーシング（牛コラーゲン）。

〈ヨリーズ〉――クリーム、ヨーグルト、ホエイタンパク質濃縮物（牛乳由来）、乾燥グルコースシロップ、砂糖、イチゴ濃縮ピューレ、でんぷん、イヌリン、安定剤（寒天、ローカストビーンガム、グァーガム）、リン酸カルシウム、天然香料、クエン酸、着色料（カーマイン）、ビタミンD。

ある意味では、これはささいなことだ。フォードがネスレではたらいていたことは、とりたてて必死になって調べなくても突き止められる。だが、すべての利害関係を一分の隙もなく明確かつわかりやすく言明することは、信頼性を得るための必要最小条件だ。そして、業界が研究結果に影響をおよぼしているか否か（ネタバレ注意――およぼしている）を知るためにも絶対に欠かせない。

このたぐいの影響はよくある。UPFの概念に反論する別の論文は、こう主張している。[39]「NOVAは食事指針に必要とされる条件、すなわちわかりやすさ、価格の手ごろさ、実行可能性、実用性を示せていない」。この論文は正式にはジュリー・ミラー・ジョーンズによるものとされているが、実際の執筆経緯にかんする声明が末尾にねじこまれている。「本論文のコンセプトおよび基礎知識の大部分は、食品・栄養科学ソリューション特別合同タスクフォースの研究の成果である」

ふたを開けてみれば、この「タスクフォース」は、栄養・食事療法学会（アボットや世界最大の製糖会社の子会社ベネオなど、大手栄養関連企業がスポンサーに含まれる）、米国栄養学会（「維持パートナー」にアボット、ダノン、マース、モンデリーズ、ネスレ、ペプシコ、ゼネラル・ミルズが名を連ねる）をはじめ、UPF製造企業から資金援助を受ける多くの組織の代表者で構成されていた。

しかも、仮にジョーンズが独力で執筆していたとしても、非の打ちどころがないとは言えない。ジョーンズはクエーカー・オーツやキャンベル・スープ・カンパニーなどの企業の科学顧問を務め、CIMMYT（メキシコの国際トウモロコシ・コムギ改良センター）や糖類大手のテート&ライルのために論文執筆や講演をおこなっている。

UPFとNOVA分類法を批判するまた別の論文は、UPFのような用語は説明に役立つどころか誤解を招くと主張している。こちらの論文の著者ヘリベルト・ヴァツケは、スイスのネスレに食品素材科学部門を設けた人物だ。[40] UPFを含まない食事でも推奨カロリーを超過する可能性があると主張する別の論文は、クリスティーナ・サドラーをはじめとする複数の著者が書いている。[41] サドラーともうひとりの著者は欧州食品情報協議会での職についており、この協議会は資金の三分の一を食品・飲料業界から得ている。サドラーの研究も、部分的にモンデリーズとマッケイン・フーズから資金援助を受けている。

ＵＰＦと健康問題との関連に異議を唱える試みにＵＰＦ企業が関与していたところで、意外でもなんでもない。だが、業界が科学界に資金を提供すると研究結果がその業界に利する方向に偏ることは、製薬などの業界にかんする大量のデータで示されている。[42,43,44,45,46,47]

もちろん、ＮＯＶＡを批判するすべての論文で利益相反を確認できるわけではない。だが、批判的な論文のどれをとっても、利益相反のある著者が執筆した論文から証拠を引用している。しかも、ＵＰＦが不健康と関連しているとする強力な証拠を崩せそうな説明を提示しているものはひとつもない。

レイチェルとサムと話した時点で、わたしのＵＰＦダイエットは開始から一週間が経っていた。そのころにはもう、この食品カテゴリー――個々のアイテムについては気にしなくていい。周辺に広大なグレー領域があることを認めるのはやぶさかでない――が明らかに存在し、三系統から得られた確たる証拠によって不健康と結びつけられていることは疑いようがないと感じていた。

第一に、その結びつきに信憑性を与える基礎的な生物学上の証拠がある。ＵＰＦ製造によく使われるいくつかの特定の材料が有害かもしれないこと、そしてＵＰＦ独特の性質（やわらかさやエネルギー密度など）が体重増加と健康悪化に関連していることを示す証拠の重みは増しつつある。これについてはまたあとで触れる。

第二に、ケヴィン・ホールの臨床研究がある。小規模だが綿密なこの研究は、厳密さで知られる懐疑主義者が実施したものだ。そして第三に、数々の疫学的証拠がある。業界の資金とは無関係に実施された何十ものすぐれた研究により、早死にを含めたさまざまな健康状態とＵＰＦとの関連が説得力のあるかたちで示されている。

これで、ＵＰＦの害を示す証拠は把握できた。ポール・ハートと話したおかげで、ＵＰＦがなぜわたしたちのフードシステムを乗っとっているのか、そのロジックもわかった。だが、脂肪合成の歴史にまつわるポールの話に出てきたあることが、わたしにちょっとしたまわり道をさせた。その道を、あなたにも一緒にたどってほしい。わたしはこれぞＵＰＦと言えそうなものを探していた。そこで見つかった物質は、わたしたちの食品棚に並ぶ製品の宇宙について、まったく新しい理解を得るのに役立った。その物語を過去にさかのぼってたどっていこう。

4　石炭バター（バターじゃないなんて信じられない！）——究極のUPF

あなたが一九八九年二月二一日の『ニューヨーク・タイムズ』紙を手にとっていたのなら、ビジネスジャーナリズム史上屈指の興味をそそる書き出しにちがいない一文に出くわしていただろう。「リビアでの毒ガス工場建設に深く関与した疑いのある西ドイツ企業が二一日、米国でエクスタシーとして知られる違法薬物を製造・出荷したことを認めた」

問題の会社は、イムハウゼン＝ケミーという名のドイツ企業だ。同社の広報担当者は、その薬物をたしかに製造・出荷したと認めたが、その物質が西ドイツの薬物法の対象であるとは認識していなかったとも話した。

もちろん、ほかの会社のためにさまざまな分子を製造している化学企業は、かならずしも取引先の意図する目的を完全に認識しているとはかぎらない。また、エクスタシーは一九九〇年代なかばまで、世間の認識では危険な薬物とは見なされていなかった。それを思えば、「疑わしきは罰せず」の原則をイムハウゼン＝ケミーに適用したくなるかもしれない。いや、問題の毒ガス工場をめぐる不穏な話がなければ、きっとそうしていただろう。

そのちょうど一カ月前、同紙は次のような見出しを掲げ、同じ企業について報じていた。「ドイツ企業、リビアの神経ガス工場建設支援を糾弾される」。イムハウゼン＝ケミーの社長ユルゲン・ヒッペンスティール＝イムハウゼン（友人や同僚にはヒッピーでとおっていた）は、こちらの論争をめぐるインタビューのなかで、リビアでビニール袋製造にかんする契約を締結しようとしたことは認めたものの、本人いわく「リビアで化学兵器を製造していると推測される工場」とのいっさいの関係を否定した（のちにわかることだが、この工場は一日あたり推定二万二〇〇〇～八万四〇〇〇ポンドのマスタードガスと神経ガスを生産する世界最大級の化学兵器工場だった）。

ヒッピーは引き下がるタイプではなく、配下の広報チームの仕事を楽にしてくれるタイプにもほど遠かった。そんなわけで、自社の名前が悪用されたのだと言い放った。「なにもかもが疑いと噂にもとづいている。あの手のものに払うような金はリビア人にはない。われわれはいっさいの関与を全面的に否定する。リビア人はひどく愚かで、ああした工場を運営できる器ではない。アラブ人は概してなまけものであり、外国から奴隷を引き入れて仕事をさせている」[1]。翌年、ヒッピーは懲役五年の刑を言い渡された。検察当局は彼を「究極の死のセールスマン」と形容した。

だが驚くことに、このエピソードは同社の歴史上もっとも醜悪なものではなかった。それにははるかにおよばない。その話をするには、一九一二年に戻らなければならない。その年、ヒッピーの妻の祖父、アーサー・イムハウゼンが石鹼会社を買収し、化学物質の製造をはじめた[2]。この会社は第一次世界大戦中には爆薬もつくっていた。戦後、〈ヴァルタ〉というおかしな名前のついた同社の新しい石鹼はドイツ全土で人気を集めた。

ヴァルタが飛ぶように売れていたのと同じころ、カイザー・ヴィルヘルム協会のふたりの科学者、フランツ・フィッシャーとハンス・トロプシュが、戦車、飛行機、自動車に必要とされる外国産石油への依存からドイツを解放すべく、あるプロセスの開発に取り組んでいた[3]。ドイツには国産の石油はないが、低品質の石炭なら膨大な埋蔵量がある——褐炭と呼ばれる、炭素含有量が三〇％ほどしかない石炭だ。

フィッシャーとトロプシュのアイデアはじつに単純だった。まず、蒸気と酸素を加えて石炭を粉砕し、一酸化炭素と水素に変換する。このふたつは、ほぼ無限の種類の有益な分子をつくる基本材料になる。次に、そうしてできた気体を触媒に通す。すると、炭素、水素、酸素が再結合して液体燃料になる。ふたりはこの手法を徐々に完成させ、*一九四〇年代はじめには、九つの生産拠点で年間六〇万トンの燃料が石炭からつくられていた。この工程では副産物が残る。「スラックワックス」や「ガッチュ」と呼ばれるこの物質は、現在ではパラフィンとして知られている。[4]

まだヴァルタで大もうけしていたアーサー・イムハウゼンは、その廃棄物パラフィンの話を聞きつけ、自身も一員であるナチ党のために有効活用できるかもしれないと考えた。イムハウゼンのその発想の下地には、ドイツでは燃料だけでなく食用脂肪も不足していた状況がある。一九三〇年代までに、ドイツは年間一五〇万トン前後の脂肪を消費するようになっていたが、国内で生産できるのはその半分ほどにすぎず、南米から輸入する亜麻仁、東アジアの大豆、南極周辺の鯨油に頼っていた。[5,6]パラフィンを石鹸に変えるテクニックの開発に取り組んでいたイムハウゼンは、石鹸をつくれるのなら脂肪もつくれるはずだと気づいた。というのも、石鹸は化学的には脂肪とよく似ているからだ。**

イムハウゼンがその話をもちかけた相手が、政治家であり、ドイツ企業とナチ政権をつなぐ重要人物でもあるヴィルヘルム・ケプラーだった。[7]ケプラーはドイツの自給率向上計画のなかでも、ある特

＊　突破口は一九二五年に開いた。酸化亜鉛（日焼け止めクリームやおむつかぶれ用クリームに含まれるものと同じ物質）を用いて、メタノール（もっとも単純なアルコール）をつくったのだ。そのあとは、鉄とコバルトをいくらか加えるだけで、もっと複雑な分子を生成できる。

＊＊　石鹸と脂肪はどちらも、脂肪酸と呼ばれる分子がもとになっている。脂肪酸は炭素と水素からなる長い鎖で、先端にふたつの酸素がついている。脂肪酸をアルカリと反応させると、石鹸ができる。グリセリンと結合させると、トリグリセリド――つまり動物や植物に含まれる脂肪ができる。

定の分野をまかされていた――産業用油脂の自給達成である。石炭を液体燃料に変える際の副産物パラフィンから食用脂肪をつくるというイムハウゼンの提案に、ケプラーは熱心に耳を傾けた。[8]

　イムハウゼンは洗剤〈パーシル〉の発明者であるヒューゴ・ヘンケルと手を組み、ふたりは一九三七年にドイチェ・フェットゾイレ・ヴェルケ（ドイツ脂肪酸工場を意味する）を設立する。同社はドイツの巨大化学企業IGファルベンと合併し、一九三八年までに高品質の脂肪酸を製造するようになっていた。そこまで来ればもうあと一歩、グリセリンを添加するだけだった。かくして、〈シュパイゼフェット〉――つまりは食用脂肪――が誕生した。

　無味白色のシュパイゼフェットは蠟に似た質感で、まだバターにはほど遠い印象だった。だが、イムハウゼンのような化学者にとって、それはささいな問題にすぎなかった。バターの風味はジアセチルと呼ばれる化学物質で生み出すことができ、これは現在でもレンジ調理用ポップコーンの香料として使われている。* イムハウゼンは合成した脂肪にジアセチル、水、塩、着色のためのベータカロテン少々を混ぜ、ドイツ産石炭を「石炭バター」に変容させる術を完成させた――史上初の、すべてが合成によってつくられた食品である。

　ケプラーは大喜びし、その成果を信頼獲得のためのプロパガンダに使いたがった。だが、問題がふたつある。第一に、イムハウゼンの母親はユダヤ人だった。これに先立つ一九三七年、ドイチェ・フェットゾイレ・ヴェルケが始動したときに、ケプラーはナチ党幹部のヘルマン・ゲーリングに宛てた手紙のなかで、イムハウゼンが「非アーリア人の血統」である事実を考慮してもなお、本当に同社の落成式に出席したいのかと尋ねていた。ゲーリングがそれについてヒトラーの意見を仰ぐと、ヒトラーはこう答えたと言われている。「本当にそんなものをつくったのなら、その男をアーリア人にしようではないか！」[10,11]

　そんなわけで、ゲーリングはイムハウゼンに次のように書き送った。「合成石鹸の開発および石炭由来の調理用脂肪の合成における貴殿の偉大なる功績に鑑み、総統は当方の提案を受け入れ、貴殿を完全なるアーリア人として認めることをお許しくださった」[12・13・14・15]

これで第一の問題は片づいた。第二の問題は石炭バターの安全性だ。軍隊の食料にするのなら、兵士の能力を損なうことなどあってはならない。

一九四三年、イムハウゼンの書いた「脂肪酸合成およびドイツの脂肪供給確保におけるその重要性」と題した論文が『コロイド・アンド・ポリマー・サイエンス』誌に掲載された。[16] 論文のなかで、イムハウゼンは合成脂肪の製造プロセスをじつにこと細かに説明し、安全性試験にごまかしまじりに言及している。「フロスナー教授／博士が指揮する数千回の試験により、調理用合成脂肪の高い価値が確認され、この合成脂肪は人間による摂取が認可された世界初の合成食品となった」

オットー・フロスナーは公衆栄養にかんする帝国作業委員会の生理学部門の責任者だった。そして、フロスナーが合成脂肪の大規模な試験を実施したのは本当だが、実施の状況について言及されることはあまりない。その実験は、強制収容所にいる六〇〇〇人超の被収容者でおこなわれていたのだ。[17・18・19]＊＊

最終的に、ナチ政権はこの脂肪の人間による摂取を許可した。だが第二次大戦後、英国の諜報機関により、ナチスが公表していなかったデータが暴かれた。たとえば、合成脂肪の長期的な摂取により、動物において深刻な腎臓障害や骨の脱灰〔骨や歯など石灰組織の無機質が溶解すること〕が生じることがい

＊　ポップコーン製造工場の労働者は、肺をいためる疾患になりやすい。この疾患は正式には閉塞性細気管支炎と呼ばれるが、「ポップコーン肺」としても知られる。ジアセチルはいくつかのベイプリキッドでも微量ながら検出されたことがある。[9]

＊＊　これらの試験の結果は、一九四四年にベルリンで開催された会議で発表された。会議には、フロスナーはもちろん、一九三八年のノーベル化学賞受賞者リヒャルト・クーンなどの栄養の専門家が出席した。この会議の採決では、満場一致で実験の継続が支持された。

くつかの研究で示されていた。イヌはこの脂肪を食べるのを拒んだという。[20・21] この脂肪は北大西洋にいるUボートの乗組員の食料として利用されていた。そして、戦争末期にはUボート乗組員の乗艦後の存命期間は平均六〇日しかなかったことから、長期的な安全性データはおそらく妥当とは見なせないだろう。

ルール川の谷間で操業していたイムハウゼンの合成バター工場は、戦後、連合国軍によって発見された。『シカゴ・トリビューン』紙の報道によれば、[22・23] 巨大な機械が製造の途中で停止し、幅三〇センチほどのソーセージ形の脂肪が押し出し機から突き出たままだったという。アルミ製のたらいのなかには、巨大な円柱状の合成バターがいくつも転がっていた。ある英国将校のこんな言葉が引用されている。「じつにみごとなバターだった。だれも合成されたものとは思わないのではないか」

この石炭からバターへの変換は、食品合成にまつわる避けがたい問題をあらわにしている。新しい分子からなる複雑な混合物をカロリー源として摂取することには、本質的な危険がともなう――人類がかつて遭遇したことのない物質は、予測のつかない影響をわたしたちの生理機能におよぼすかもしれない。そのため、人間と動物を対象とした試験で徹底的に検証する必要があるが、そうした試験については、食料を生産する手段がほかにないのでないかぎり、控えめに言っても倫理上の疑問の余地がある。また、そうした合成食品を大衆に広く訴えるものにするためには、詐欺的な宣伝が必要になるようだ。発明者の血統しかり、現代の添加物の健康効果もまたしかり。だがなによりも、石炭バターの物語は、企業なるものの性質をめぐるなにかをあらわにしているように思える。

戦後、ドイツを占領した連合国はイムハウゼン＝ケミーに事業継続の許可を与え、アーサー・イムハウゼンをドイツ商工会議所連合会の会長に据えた。[24] 息子のカール＝ハインツ（ヒッピーの義理の父）が引き継いだイムハウゼン＝ケミーは、さまざまなかたちをとって存在しつづけている。もともとの石鹼会社は何度か所有者が変わり、現在は世界最大級の特殊化学品企業、エボニック・インダストリーズ*の一部になっている。[25]

そして、イムハウゼンの会社の流れをくむ後継者はエボニックだけではない。イムハウゼンの最初のパートナーがIGファルベンだったことを覚えている読者もいるだろう。同社はおそらく、もっとも悪名高いドイツ企業だ。第二次大戦中、IGファルベンはアウシュヴィッツ強制収容所で合成ゴム工場を経営し、労働力のすべてを強制労働でまかなっていた。同収容所で使われたツィクロンBガスは、IGファルベンの子会社デゲシュが製造していた。[26・27・28]**同社はほかのどの企業にもまして、ナチスの戦争遂行を支える手先だった。社員の多くは、IGファルベン解体から生まれた会社で地位を得た。そうした会社の名前は、現在でもよく知られている――BASF、バイエル、ヘキスト（現在はフランス企業サノフィの一部）。[29・30・31・32]

IGファルベンの解体後に残されたのは、被害者に賠償請求先を与えることを目的とした株式公開ダミー会社だ。一九五〇年代に最初の賠償金およそ一七〇〇万ドルを支払ったあと、同社はそれ以上の賠償金をいっさい払わず、ほかの被害者に賠償するためにドイツが二〇〇〇年に設立した補償基金への参加も拒んだ。同社の弁護士はそうした状況を、会社の解体を支持したかつての強制労働被害者のせいにした。[33・34]同社の株式は戦争終結から二〇一一年まで、フランクフルト証券取引所に上場されていた。したが

* エボニックのウェブサイトには、「国家社会主義時代」への自社の関与にかんする充実したセクションがある。そうした取り組みの一例として、同社はアウシュヴィッツ訪問旅行を企画し、社員がホロコーストの歴史を理解し、エボニックの前身にあたる企業が加担したことに折りあいをつけられるように支援している。

** 経営幹部と社員がこの事実や同社のほかの活動を承知していたことについては、広く見解が一致している。戦後、IGファルベンの社員二四人が裁判にかけられ、うち半数が無罪となり、有罪となった者も刑期は最長でわずか八年だった。

って、IGファルベン関連の会社は、存在していると同時に存在していないとも言える。株取引で金を稼ごうとしている人にとっては存在しているし、強制労働に対する賠償を求めている人にとっては存在していない。だが、その会社が生む富は、どこかしらにまちがいなく存在する。

ヒッピー――小粋な服に身を包んだアーサー・イムハウゼンの義理の孫息子――は一九九三年春のある晴れた月曜日にブルッフザール刑務所から釈放された[35・36・37]。検察官の計算によれば、ヒッピーはリビアとの取引から、一九八〇年代におよそ九〇〇〇万マルクを稼いだという。そのうち、およそ四〇〇〇万マルク――約二五〇〇万ドル――をドイツの税当局に支払う義務があった。だが、ヒッピーは経済学の博士号を法律相手の軍拡競争にうまく利用した。検察官が「巨大な金の回転木馬」と表現したもの――スイスの資金ハブ口座とリヒテンシュタインで登記したダミー会社からなる「回転木馬」をつうじて、その金はどこかへ消えてしまった。

***

こうした企業は、金を動力とする生態系の生きものなのだ。わたしがそう理解するようになったのは、そんなことをあれこれと調べているときだった。ナチ政権の直系の子孫にあたる会社を非難しても、むだのような気がする。恥や怒りの感情だけでは、残虐行為に加担した企業の存続を制限できないことは明白だ。その理由は、生態系という考え方で説明できるのではないか。企業の行動が変わるのは、エネルギー、つまりは金の流れが逸れたときだけだ。恥の感情は金の流れを遮るかもしれないが、そうでなければ、企業の行動を制限するうえで現実的なはたらきをすることはない。

じつを言えば、経済学者が経済の軍拡競争における企業の存続を説明するときには、生態学者が生物の軍拡競争における種の存続と絶滅を説明するときに使うものと同じ一群の方程式を使う。企業と生物のグループ（種、科など）は、それぞれの生態系を動かすものが金であろうがエネルギーであろうが、同じ法則に支配されているのだ。[38・39・40・41・42]

石炭から食品をつくる影響、もっと言えばあらゆる工業合成プロセスにより食品をつくる影響にかんしては、もうひとつ、ややとらえどころのない論点が存在しているように思う。命をつなぐ（石炭バターとUボート乗組員のケースでは一時的だったが）ためのもの、という以上の食物の意味が破壊されてしまうのだ。食品は文化的にも歴史的にも意味をもたない工業物質になることを強いられる——まさにニュートリショニズムの極致である。

ハンス・クラウトによる一九四九年の論文を読むかぎり、そのとおりであるのはまちがいなさそうだ。『ブリティッシュ・ジャーナル・オブ・ニュートリション』で発表された[43]（現在でもダウンロードできる）「合成脂肪の生理学的価値」は、強制収容所の被収容者で実施されたことに触れずにフロスナーの実験を引用して科学文献の世界をとっちらかしている論文のひとつだ。クラウトは合成脂肪の生産継続を支持する主張を展開している。

> カロリーのかなりの割合が脂肪のかたちをとっていないかぎり、重労働者はじゅうぶんな量のカロリーを摂取できない……これはとりわけ現代の工業において、本格的な食事をとれる休憩のない長いシフトではたらいている者にとっては重要である。したがって、過去一〇〇年でどの工業国でも脂肪消費量が増加していることは、味覚だけの問題ではなく、現代生活の必然でもある。ゆえに、合成脂肪の研究を継続するのはよいことであると考える。

これはあらゆる工業加工食品にあてはまる情け容赦ないロジックだ——労働者の食事の所要時間を短縮すること。昼休みにミールディール〔メイン、スナック、ドリンクからなる割安のセット〕を見るたびに、それを思い知らされる。ＵＰＦのポテトチップス、ＵＰＦの炭酸飲料、ＵＰＦのサンドイッチ。

ＵＰＦの定義を考案し、その概念の研究に並々ならぬ労力を注いできたブラジルの研究チームを取材したときに、チームメンバーそれぞれの食習慣について質問してみた。全員が具体的に話したのが、昼食のことだった。みんな、毎日お昼どきに腰を下ろして米と豆を食べるのだと長々と説明してくれた。わたしがブラジルで仕事をしていたときも同じようにした。現代世界では、テーブルについて昼食をとることが健康と豊かな生活のあかしなのだ。

過去数十年で、人類の進化史からしたらほとんど想像を絶するほどのペースで従来の食物がＵＰＦに置き換えられてきた。これは気がかりだ。なんといっても、食は（生殖と並んで）生物活動の階層の最上位にあるのだから。それ以外のほぼすべての行為は、そのふたつの活動のためにあるにすぎない。ＵＰＦの影響を理解するためには、時間をさかのぼり、わざわざ考えてみようとはあまり思ったことのなかった疑問を考える必要がある。「食べる」とは、厳密にはどういうことなのか？　わたしたちはそれをこなすために、いったいどのように進化してきたのか？　ここで、はじまりのときまでさかのぼってみよう。岩石が食物だった時代——わたしが「食の第一時代」と名づけた時代だ。

パート2

でも、自分の食べるものは自分で決めればいいだけの話じゃないの？

5　食の三つの時代

食を考える際には、三つの異なる、だがそれぞれ重なりあう時代のできごととしてとらえるとわかりやすいと思う。この三つの時代はどれも、いまもまだ継続している。

食の第一時代に、生物は岩石や金属のような、生きているとはまったく言えないものを食べはじめた。このプロセスは太古の昔から現在までずっと続いている。食の第二時代になると、生物はほかの生物を食べはじめた。場合によっては、なんらかの加工のあとに食べることもある。これは数億年（人類ならおよそ二〇〇万年）にわたって続いている。

食の第三時代には、あるひとつの種（とそのペットや家畜）が、それまで知られていなかった工業技術と新しい分子を用いて製造したＵＰＦを食べはじめた。比較のために言うと、この時代の歴史はほんの数十年にすぎない。だからこそ、ＵＰＦの影響を検証するときには、わたしたちがどのように生き残ってきたのか、その長い長い歴史の文脈のなかで考えることに意義がある。

はじまりのときまでさかのぼってみよう。

地球の年齢はおよそ四五億歳。そのうち最初の七億年くらいは刺激たっぷりの時代で、小惑星の爆撃にひっきりなしに襲われていた――そのうちのひとつ、惑星なみの大きさの天体の衝突から月が生まれた。地球の表面はいまにいたるまで液体の核によって絶えずかきまわされているので、そうした衝突の証拠は失われてしまったが、その爆撃の全容を垣間見たいのなら、月のクレーターだらけの表面を見さえすればいい。地球最初の五億年が冥王代と呼ばれているのはだてではないのだ。

だが、溶岩のわきたつ地獄の風景を思い起こさせる「冥王」という語は、文句のつけようがないほど正確というわけではないかもしれない。初期地球の表面のうち、いまに残されているものはあまり多くないが、オーストラリア西部で見つかったいくつかの小さなケイ酸ジルコニウムの結晶からは、冥王代の環境がかつて考えられていたよりも穏やかだった可能性がうかがえる。およそ四四億年前のこれらの「ジルコン」は液体の水の存在を告げており、地球誕生から一億五〇〇〇万年のうちに海が形成された可能性を示唆している。[1]

とはいえ、その海はおそろしく高温だっただろう。初期地球を包む高密度の二酸化炭素の大気が圧力の「ふた」になっていたせいで、海は液体であるにもかかわらず、沸騰しないまま二〇〇℃を超える温度にまで熱せられていたかもしれない。だとすれば、それなりに冥界っぽいとも言えるが、岩石がどろどろにとけてできた海でなかったことはまちがいない。また、大気も冥界よりは穏やかだっただろう。当時の大気はおもに火山から出る気体――二酸化炭素、窒素、二酸化硫黄でできていた。そこには重要な気体、酸素が欠けていた。

やはりオーストラリアで発見された、前述のものとは別の四〇億年前のジルコンには、さらに驚くべき痕跡が含まれていた。「生物起源」の特徴をもつ炭素*――間接的ではあるが、最古の生命の証拠だ。[2]

三五億年前までに単細胞生物が現れていたことはたしかにわかっている。その手がかりは、小さいがまちがえようがない――カナダ北部の縞状鉄鉱層で見つかった微化石、生物の存在を示す炭素を含むグリーンランド南西部のストロマトライト（微生物のコロニー）の名残、オーストラリア西部の砂岩で発見された微生物マット。

三二億年前までに生命は自己複製するようになり、地球の地質を変えはじめていた。そうしてつくりだされたのが、英国のカウンティくらいの大きさがある構造物――初期の細菌の排泄物が生んだ面積数百平方キロメートルにおよぶ巨大な縞状鉄鉱層である。[3・4・5・6] 最大の縞状鉄鉱層はオーストラリアで見つかったものだ。そうした鉄鉱層は、最初の生物の出現とともにはじまった食の第一時代の手がかりを与えてくれる。

当時の海には、海底火山の放出する鉄がたっぷりとけていた。この鉄は初期の細菌の食べものだった。わたしたち人間が呼吸で酸素を吸いこむのに対し、そうした細菌は二酸化炭素を取りこむ。細菌の排出した酸素と海水中の鉄が反応すると錆（さび）ができる。つまり、わたしたちの周囲にある多くのものに使われる金属の供給源たる巨大な縞状鉄鉱層は、細菌の排泄物でできた巨大な堆積物とも言えるのだ。[7・8・9]

金属を食物と見なすのが難しくても、心配はいらない。すべては原子に関係している。あらゆるものは原子でできており、その原子は陽子と電子でできている。[**] 元素によって陽子と電子の数が異なり、それが各元素に異なる特性を与えている（たとえば、一部の元素は透明な気体だが、別の元素は黒い固体、といった具合）。ただし、各元素はつねに陽子と電子を同じ数だけもっている決まりだ。酸素は八つの陽子と八つの電子、炭素は六つの陽子と六つの電子をもっている。ところが、すべての原子が自分の割り当てられた数に満足しているとはかぎらない。[***] たとえば、炭素は電子を手放したがるし、酸素は電子をもっとほしがる。[****] そうした不満を抱く原子たちは、ほかの原子と一緒に

＊　炭素にはいくつかの種類があり、細胞がタンパク質をつくる際には、そうした異なる種類の炭素がそれぞれ特定の比率で使われる。

＊＊　そのほかに中性子もある。これは電荷をもたないため、原子の化学的挙動にほとんど影響しない。

なって、おたがいが満足できるように電子をわけあう——その完璧な結婚により、二酸化炭素ができるというわけだ。結婚式では、いくらかのエネルギーが放出される——その化学反応のおかげで自動車が走る。

午後遅くにぐずりはじめるライラを見ると、まるでガス欠の車みたいだな、という想像が容易に浮かぶ。実際、基本的なところでは両者は同じだ。ライラは食べもの（たとえばピザ一切れに含まれる炭素原子）から電子をもらい、呼吸で取り入れた酸素にその電子を渡し、二酸化炭素を吐き出している。自動車ではこの反応からやかましい音が生じるが、「生命」とはつまるところ、放出エネルギーをもっと慎重に利用できるようにすることなのだ。

ライラのほぼすべての細胞のなかでは、小さなタンパク質によって、ピザの炭素原子（小麦粉由来の糖分子に含まれる）から電子がもぎとられている。これらのタンパク質が、ミトコンドリアと呼ばれる細胞内の小器官にある別の一連のタンパク質に電子を受け渡す。電子はその一連のタンパク質を移動しながら小さなポンプのように機能し、風船を膨らませるみたいにミトコンドリアを電荷で満たす。これにより、一メートルあたり三〇〇〇万ボルトの電圧が生じる。稲妻を空から地面まで走らせる電圧とだいたい同じくらいだ。最後のタンパク質まで来たら、火も煙も出さずに電子が酸素に受け渡される。

この段階で、ミトコンドリアの風船は電荷でいっぱいになっているが、ミトコンドリアには小さな孔が開いている。この極小のペッパーミルのようなものから、例の途方もない電圧に動かされて電荷が外へ逃げ出せる仕組みになっている。外へ流れ出るときに、エネルギーがそのミルによって引き出され、ATPと呼ばれる新しい分子がつくられる。このATPが、体のすべての細胞内で起きるあらゆる反応の動力として利用される。ATPをタンパク質にたすと、DNAが複製され、孔が開き、筋肉が収縮し、細胞が動く。ひとつの細胞は毎秒一〇〇〇万個ほどのATP分子を利用している。一グラムあたりで見ると、わたしたちのミトコンドリアは太陽の一万倍のエネルギーを生み出している。

そしてそれが、いわゆる生命である。どの生命も同じ。海底の熱水噴出孔にすむ細菌から、キーボードでこの文章を入力しているわたしの指まで、あらゆるところでそれが起きている――生命とはつまり、食物から呼吸への電子の受け渡しで放出されたエネルギーを捕捉するものなのだ。* そんなわけで、ほしがる電子の量が呼吸よりも少ないものであれば、どんなものでも食物になる。

こうして、地球最初の数億年のどこかの時点で地球化学が生化学になり、単細胞生物が岩石を食べて生命を営む食の第一時代がはじまった。現在のわたしたちは地球化学と生化学を別の分野としてき

*** 化学者のなかには「満足」みたいな言葉を使いたがらない人もいるだろうが、気にしない人もいる。素粒子レベルになると、言葉のもつ意味がもろくなる。システムはそうした欲求があるかのように挙動するので、おおまかに見れば、この言葉は許容できると思う。

**** 電子の供与は酸化と呼ばれる。酸素がほしがる電子の量は、じつのところ生命が利用するのにちょうどよい量だ。酸素は、その名称にもかかわらず、もっとも強力な酸化体というわけではない。酸素が礼儀正しく電子を求めるのに対し、フッ素や塩素などのほかの気体は、ほぼあらゆる元素から断りもなく電子を強奪する。これらの気体が毒性をもつのはそれが理由だ――塩素やフッ素を吸いこむと、体内にあるあらゆるものを酸化する（電子を奪う）。化学の幸運な偶然のおかげで、酸素は地球上のあらゆる有機物を燃やせるが、そのためには火花がなければならない。細胞内では、酵素がその火花を提供し、制御されたかたちで反応を起こし、エネルギーをうまく引き出せるようにしている。

* これであなたも、賢人ぶってこんなふうに言ってまわれる。「生命というものは、安息の地を探し求める電子にすぎない」。これはノーベル賞を受賞したハンガリーの生理学者アルベルト・セント゠ジェルジの言葉だ。この言葉をもっとよく理解したいが生化学の単位はいらない人（もしくはわたしと同じように、以前は知っていたはずなのに生化学のことを忘れてしまった人）は、UCLのわたしの同僚でもあるニック・レーンの著書『生命、エネルギー、進化』〔斉藤隆央訳、みすず書房〕を読むといい。

っちり区別し、そのふたつの学科が別の建物に入っていることもめずらしくないが、岩石の化学が生命の化学になった時期については、ここだというはっきりした瞬間は存在しない。とはいえ、あらゆる曖昧な境界と同じように、それでもやはり境界はある。生物は、生物でないものとはまったく違う。食物の分類と同じように、引くべき境界線は存在するのだ。

　食物が生物ではない食の第一時代は、現在も続いている。細菌はいまも岩石を食べており、その基本的なプロセスはまだ解明の途上にある。一方、どこかの時点、おそらくは自然のままの鉄などの資源をめぐる競争が激しくなり、楽に手に入らなくなった時点で、ショートカットが進化した——だれかに岩石や太陽からエネルギーをとりこませてから、かわりにそうしただれかやその排出物を食べればいいではないか。この最初のショートカットの登場以来、すべての動物はそれと同じやり方、つまりほかの生物を食べることで体を構築してきた。これが食の第二時代、生物を食べる時代である。

　この第二時代がはじまった正確な時期ははっきりしておらず、科学文献を見ると、それについての恨み節がおもしろいほどあふれている。五億年前の岩石に残る痕跡は、大昔の動物の活発な摂食行動によるものなのか、浅海のケルプにがっしり固定された石が残したものなのか、はたまたしわの寄ったユーカリの葉が風の生む波によって砂の上を引きずられてできたものなのか。そうした不明瞭さに対する腹立ちは、一連の論文や公開書簡のそっけない学術用語をもってしてもほとんど隠しきれていない。[10・11]

　とはいえ、およそ五億六〇〇〇万年前のある日、太古の大陸ロディニアのふちに位置する海底の泥の上を小さな生物がゆっくり這っていたことについては、おおかたの意見が一致している。[12]あなたの指くらいの長さのその生物はたいらな楕円形で、体の中央を走る隆起から放射状に広がる何本もの溝が縞模様を描いている。拡大すれば、すてきなデザインのラグになりそうだ。骨格、手足、眼はなく、ごく基本的な神経系のほかにはなにも備わっていないが、当時の基準からすればおそろしく複雑で、数十億年の進化の頂点に立っていた。この生物が這う泥そのものも、あらゆる泥と同じく生きていた――この泥は、無数の単細胞生物が分泌した粘液によって砂がまとまったものだ。この微生物でできた泥の上を、のちにディッキンソニア・コスタータと名づけられるくだんの「ラグ」が這いまわり、小さな痕跡を残した。ときには泥に潜ってからまた浮上し、小さなトンネルをつくることもあった。[13,14]

その日、たくさんの生きものたちが同じことをしていたのは疑いようがない。だが、この特定の生物が栄光をひとりじめにしているのは、いきなり死んだおかげだ。そして、その死の状況にまつわるなにか――ほぼ直後に塵または灰の層に覆われて保護された――とそれに続く五億年の地質学的イベントの結果、この生物はそうして保存されたまま、一九四六年に南オーストラリアのエディアカラ・ヒルズで調査をしていたレッグ・スプリッグという名の地質学者によって発見されるときを待つこととなった。[15]

泥のなかを這うこの「ラグ」の動きについて、ある科学文献は「微生物マットとの中程度に複雑な相互作用により、栄養素や酸素といった資源を利用していた」と説明している。だが、これは実際のところ、食の第二時代を記録した最古の痕跡なのである。

この小さなディッキンソニアの「ラグ」は、食べるという行為が生態系の一部であることを思い出させてくれる。ディッキンソニアは食べると同時に、捕食の対象になるほかの生きものたちがそれに応じた備えをするきっかけにもなっていた。さらに、生態系エンジニアとして、生息場所である堆積物との関係を能動的に変化させ、そのなかを動きまわり、土を耕すようにかきまわし、排泄物で肥やしていた。別の生物との軍拡競争にいちはやく参加し、システムから抽出できるエネルギーをめぐって競いあっていたのだ。

＊＊＊

第二の時代の展開にともない、状況はどんどん複雑になっていった。この時代に、エネルギーをめぐる進化上の軍拡競争がわたしたちの祖先を単細胞生物から多細胞生物へ、やがて原始的な魚へと変化させ、なんであれ恐竜を滅ぼした事象を生き延びたトガリネズミのような生物を経て、あなたやわたしが生まれた。

摂食は、たいていの人が思うよりもはるかに複雑なプロセスへと進化した。そこでは、ふたつの異なるニーズを同時に満たさなければならない。すなわち、生きつづけるために必要なエネルギーを得ることと、体をつくるために必要な建材となる元素や分子を得ることだ。

地球上のすべての生物は、ほぼ全体がたった四つの元素でできている。酸素、炭素、水素、そして窒素。人間などの哺乳類では、この四つが体の原子のおよそ九九％を占める。だが、そのほかの二〇ほどの元素も、体に欠かせない成分として知られている。そして、わたしたちはそうした元素を自力でつくれないので、食べてとりこむ必要がある。

四大元素のほかに、わたしの体にはだいたいカルシウム一キロとリン一キロが含まれている。*さらに、硫黄とカリウムがそれぞれ約二〇〇グラム、ナトリウムと塩素が一二〇グラムずつ、マグネシウムが四〇グラムほど。それから、五グラム未満の鉄——小さな爪ひとつぶんくらいで、わたしの血を赤に、鼻くそを緑にしている——と、歯をかたくしているフッ素が数ミリグラム、そしてＤＮＡ生成、タンパク質の構築、あらゆる種類の免疫機能に使われる亜鉛。

わたしを生かしている元素のうち、残りのいくつかの元素は、合計しても重さ一グラムに満たない——おもに骨で見つかるストロンチウム、甲状腺ホルモンの産生に欠かせないヨウ素、さまざまな酵素の機能に必要な銅、そしてほとんど測定できないほど少量のマンガン、モリブデン、コバルト。こうした元素はどれかひとつでも欠乏すると死にいたるおそれがあるが、多すぎてもそれに劣らず危険な毒になる。

　この必要条件は非常に厳密で、あらゆる複雑な生物にとって食というプロジェクトがいかにやっかいかを示している。だが、人間が食の科学の解明をめざしてあれこれと精密に測定できる一方で、ほかの動物たちはとにもかくにもどうにかやっていくしかない。あなたが肉食動物だったなら、ほかの動物たちがあなたにかわって面倒な仕事をしてくれる——ウシは捕食者の動物とだいたい同じものでできている。ところが、草食動物の生き方は捕食者とはまったく違う。草食動物は雨を追いかけ、肉食動物を避け、適量のセレン（たとえば）を食べてとりこまなければならない。いったいどうやって、それをこなしているのか？

　それを理解するために、四世代にわたってオックスフォードシャーで牛畜産農家を営むエディ・リクソンを訪ねた。エディは三世代の家族とおよそ一〇〇頭のウシとともに、農場のまんなかにある丘の上に住んでいる。のどかに聞こえるのなら、まさにそのとおりだ——もっとも、エディはわたしと話すあいだも仕事の手を止めず、飼料の袋を満たしたり、ウシの足を点検したりしていたが。

　エディは自分の飼うウシたちの食習慣の複雑さを強調した。「うちのウシも含めて、草食動物が食べる植物の多くは、エネルギーと栄養素だけでなく、毒素もいっぱいつまっています。ウシは適量の栄養をとりつつ、エネルギー摂取と毒の負荷とのあいだで正確にバランスをとらないといけません」

　植物との軍拡競争をつうじて、ウシは信じられないような解毒メカニズムの進化を余儀なくされてきた。腸内細菌や肝臓の強力な酵素によって毒を破壊したり、腎臓のはたらきで完全に取り除いたりする。それだけでなく、ウシは自分が食べる植物のひとつひとつを学習する。少しだけ味見し、味と

＊　重箱の隅をつつきたがる人のために言っておくと——元素によって質量が異なるため、質量で言えばわたしの一・五％はカルシウムだが、原子の数で言えば〇・二％にすぎない。

においを記憶し、その記憶を体で生じた影響と結びつける。エディのウシたちは、植物が自分の体にどう作用したのか――糖質とタンパク質というかたちでどれだけのエネルギーが放出されたか、毒で気分が悪くなったかどうか、など――を絶えず記憶に追加している。さらに、どの植物とどの植物を組みあわせるといいかまで学習できる。

エディに言わせれば、ウシなどの草食動物はだいたいにおいてひたすら草を食べているだけだとする考え方がそもそもまちがっているという。実際には、草食動物は母親をまね、さまざまな植物を少量ずつ試しながら、とびきり多様な食生活を構築している。[16・17] いくつかの研究では、放し飼いのヤギとウシの首と胃に穴をあけた（過激に聞こえるが、動物はこれによく耐えられ、処置は麻酔を用いておこなわれた）。この方法なら、動物たちが選んで食べているものを正確に集め、標本として抽出できる。[18] そうした研究では、ヤギとウシがしばしば一日に二五～五〇種類の植物を食べることが示唆されている。食べた植物に含まれるすべての化学物質はたがいに作用し、その記憶全体が今後の参照データとして刻まれる。

エディとわたしが話をしていると、ウシたちが野原の端まで来てわたしたちにあいさつした。においをかいで鼻息を吹きかけたウシたちは、おとなしく耳のうしろをかいてもらっている。エディは農場の生け垣をなす低木をあえて多様に保っている。「ウシを見ていると、野原の端にあるさまざまな植物を食べているのがわかります。なぜそうするのか、たしかなところはわかりませんが、わざわざそうしているんです」

たとえば、虫（土にいる虫ではなく、腸内の虫）はウシにとって大問題だ。エディが生け垣に植えている植物の多くは、腸の寄生虫を殺すタンニンを含んでいて、そのおかげで駆虫薬の使用を減らせる。駆虫薬はミミズを殺し、ひいては土の健康を低下させるので、その点でもタンニンはありがたい。

タンニンは虫を殺すだけではない。ほかの毒物と結合し、中和するはたらきもある。タンニンを豊富に含むイガマメ（大きなピンク色の花を咲かせる多年生植物）を前菜に食べれば、主菜のヨモギに含まれる毒物テルペンをタンニンが中和してくれる。セイヨウミヤコグサひと口に含まれるタンニンは、真菌に感染したオニウシノケグサに含まれる毒物アルカロイドと結合し、不活化できる。そうした組みあわせが何千何万、ひょっとしたら何百万とある。[19・20]

ウシにかんしてなによりも驚くべき事実は、植物の主要なエネルギー源を消化できないことかもしれない。セルロース、キシラン、ペクチンなどの植物の構造をかたちづくる糖は、どんな哺乳類にも消化できない。自力で消化するかわりに、細菌などにその仕事をしてもらっている。ここでわたしが言っているのは、マイクロバイオーム、つまりわたしたちの体内や表面にすむ何兆もの細菌、真菌などの微生物のことだ。そうした微生物のほとんどは腸で見つかる。あなたがウシであれヒトであれ、腸内の微生物はだいたい同じことをしている（ＵＰＦのマイクロバイオームへの影響についてはあとで詳しく触れるが、ＵＰＦによって生じる害の経路のひとつになっている可能性がある）。ウシのマイクロバイオームはウシの生存にとってきわめて重要であり、考え方を逆転させて、ウシをそのマイクロバイオームのたんなる乗りもの、微生物をお望みの植物まで運ぶ四本脚の容器と考えてもいいくらいだ。そう考えることができたのなら、あなた自身についても同じように想像できるだろう。

ウシは長い時間をかけて植物をすりつぶしてから、その植物を細菌発酵用の小室に入れておく。そこで細菌がでんぷんと繊維を分解し、その排泄物として揮発性短鎖脂肪酸と呼ばれるエネルギー分子をつくりだす。いくつかの短鎖脂肪酸については、あなたも別の文脈で耳にしたことがあるだろう――あなたの腸にいる細菌も、そのほとんどをつくっている。

アセテート（酢酸塩）は酢に含まれるおもな酸だ。プロピオネート（プロピオン酸塩）は食品保存料として使われる。ブチレート（酪酸塩）は食品や香水の添加物として用いられている。バレレート（吉草酸塩）は薬用植物のカノコソウ（根を吉草根という）で見られる物質で、肉の風味をつくるための食品添加物として使われる。こうした脂肪酸をエネルギーとして利用するおかげで、ウシは体を構築できる（わたしたちも同じ）。ウシをはじめとするすべての反芻動物は、腸内にいる細菌の排泄物に頼って生きているというわけだ。[*]

食の第二時代の軍拡競争、すなわち食べようとする生物と食べられるのを避けようとする生物との競争は、マイクロバイオームのような、みごとなまでに複雑なシステムを生む原動力になった。草食動物の営みの複雑さに対する新たな敬意とともにエディの農場をあとにしたわたしの頭のなかは、人間の食習慣はウシと、そしてほかのあらゆる生物とどう違うのかという問いでいっぱいだった。

食の第二時代のほぼ全体をつうじて、あらゆる生物種は、食物をとれたての生の状態で、しばしば生きたまま食べてきた。やがて、およそ二〇〇万年前ごろに、あるひとつの種が食物を体外で処理、つまりは加工しはじめる。粉砕する、すりつぶす、挽いて粉にする。なかでも重要な加工手段が加熱である。

現在では、加熱はヒトという生物の本質にとって重要であることが広く受け入れられている。いまとなってはもうあたりまえかもしれないが、ほんの数年前にはまだ、かなりの数の人類学者が、加熱の重要性は純粋に文化的なものであると主張していた。わたしが思うに、生のステーキとジャガイモを食べる大食いコンテストさえすれば、この問題は決着がついていたのではないかという気もする。だが、それよりも科学的な方法で解決されたのは、ハーヴァード大学のレイチェル・カーモディとリチャード・ランガムをはじめとする研究チームがこの仮説を検証した二〇〇七年のことだ。検証に使われたのは……ニシキヘビだった。もっと具体的に言えば、ビルマニシキヘビだ[21]（論文では、ほかのあらゆる点については過剰なほど細かく説明されているにもかかわらず、ニシキヘビを使った理由は説明されていない）。この研究では、ニシキヘビに生の牛肉、生の牛ひき肉、加熱した牛ひき肉を餌として与えた。加熱した牛ひき肉では、利用できるエネルギーが二五％増加した。[**] これはさして意外な結果ではなかったが、この実験のおかげで、人間の消化管は体をとびだしてキッチンまでのびているのだとするカーモディとランガムの説にほぼすべての人が納得した。*** 加熱と物理的加工は、人間の文化の一部というだけでなく、人間の生理機能の一部でもあるのだ。

この加熱の必要性は、わたしたち人間が食という点で独特なニッチ（生態的地位）を占めていることを意味する。二〇一五年のある論文では、ヒトは唯一の加熱食動物、つまり食物の加熱を必要とする動物であるとする説が提示されている。[22] もっと言えば、わたしたちは唯一の加工食動物でもある――

* このうちのいくつかが、あなたの体内でつくられているだけでなく、食品加工剤としても使われているからといって、無害であるというわけではない。人体内では、これらの分子はきっちり決まったときに決まった場所で放出される。大量に食べるのでは、それと同じ効果は得られない。

** 筋タンパクの分解は四〇℃をわずかに超えたあたりからはじまる――これは熱中症がきわめて危険である理由のひとつだ。七〇℃前後になると、歯ごたえのあるすべてのコラーゲン性結合組織――腱や靭帯――がとけてゼリー状になり、肉を歯で嚙み切りやすくなる。そのほかにも、加熱すれば、肉に寄生して宿主に莫大なエネルギーコストを負わせる寄生虫を殺せる。そうした寄生虫を回避できる肉食動物はほかに存在しない。そのおかげで、火を手なずけた初期人類は、草食動物を食べたがるほかのすべての動物よりもはるかに優位に立つことができた。

*** ランガムの仮説によれば、小臼歯、口、胃、大腸を備えたホモ・エレクトスは、炉と火の使用を示す最古の証拠（イスラエル・ケセム洞窟で発見された二〇万～四〇万年前のもの）よりも一〇〇万年以上前から火をコントロールしていたにちがいないという。ケセム洞窟のものと同時代の加熱の痕跡が見られる炉は、アフリカ、フランス、スペイン、中国、英国でも見つかっている。だが、ランガムの仮説には説得力がある。長い脚と胴体の形状からすると、ホモ・エレクトスはおそらく木登りが得意ではなかったと思われる。チンパンジーが樹上の巣を利用しているた大きな理由は、ヒョウの存在にある。そして、太古のサバンナの捕食者に比べれば、現代のヒョウなんてわが家の愛猫ウィンストンのようなものだろう。木に登らない初期ホミニドにとって、火は捕食者を遠ざけるために欠かせない手段だったと考えられる。

――食物の加熱だけでなく、加工も必要としているのだ。先史時代から、人類は食物を砕き、叩いてつぶし、発酵させ、乾燥させ、塩を加え、冷やし、埋蔵してきた。わたしたちの体は食物加工の長い歴史を証言している。[23] それをはっきり示しているのが、でんぷん、乳、糖、アルコールの分解酵素をつくる遺伝子の数と、食に使う器官一式のサイズだ。わたしたちの歯、顎、腸はほかの哺乳類と比べて小さく、体重との比較で見ると半分ほどの大きさしかない。[24] 加工はヒトの生存に必要不可欠であり、わたしたち人間を人間たらしめてきたものなのだ。* したがって、加工は食の第二時代の一部と言える。

食の第二時代は、わたしたちの身のまわりのあちらこちらで続いている。スーパーマーケットで肉、果物、野菜を買えば、第二時代の生物としての生き方を続けられる――もちろん、金も時間もかかるだろうが。一方、英国と米国に住む人の大部分は、わたしが「食の第三時代」と呼ぶ時代に突入している。摂取するカロリーのほとんどが、これまで自然界には存在しなかった新奇な人工合成分子を含む食品に由来する時代だ。

その元年がいつかについては、議論の余地がある。

候補のひとつが一八七九年だ。当時、コンスタンティン・ファールベルクという名の博士課程修了後の化学者がジョンズ・ホプキンズ大学のとある研究室ではたらいていた。のちの一八八六年に『サイエンティフィック・アメリカン』誌に掲載されたインタビュー記事では、長身で体格のよいハンサムと形容されている。ドイツにある記念の胸像も、それを裏づけているように見える。しかめられた眉、一点の乱れもない髪、顎ひげ、ワックスを塗った口ひげ。その像はどこからどう見ても一九世紀の実業家そのものだ。くだんのインタビュー当時、ファールベルクはすでに大物の名士になっていたが、その記事によれば「内気で控えめな」態度を保っていたという。

ファールベルクはコールタールから医用化合物をつくろうとしていた。コールタールは黒いねばねばした液体で、石炭加工から生じる有害な副産物だ。現在でも、乾癬（かんせん）や真菌感染症の治療用のシャンプーや石鹸に使われている。わたしも以前、ふけ症の治療のために使ったことがある。効果のほどについては、あるようなないような、といったところだったが、使ったあとに舗装したてのアスファルトみたいなにおいになったことは断言できる。コールタールが効く仕組みはさだかではないが、おそらくその効果は、コールタールに含まれる大量の毒性物質――フェノール、多環芳香族炭化水素などの毒――に起因しているのだろう。少量なら、そうした物質は好ましくないヒト細胞や病原体を殺す。ただし、大量になるとがんを引き起こすことが、確たる証拠により裏づけられている。

ファールベルクの発見の経緯については、研究室にいるときに自分の手をなめたとされているバージョンもあるが、それはあまり正確ではない。いくら一九世紀の化学者でも、それよりはもう少し慎重だったのではないかと思う――もっとも、本人の談によれば、ほんの少しだけのようだが。[26]

ある晩、研究に没頭していたせいで夕食のことを忘れてしまい、すっかり遅くなってから、立ち止まって手を洗うこともせずに、あわてて食事に向かいました。腰を下ろし、パンをちぎって口に運びました。すると、言葉では言い表せないような甘い味がしたんです。その理由は考えませんでした。たぶん、ケーキか砂糖菓子だと思ったからでしょう。そのあと、水で口をゆすいで口ひげを拭いたら、なんと、そのナプキンがパンよりもさらに甘かったんです。それでひらめきました。この万物の甘さの原因は自分にあるのかもしれない、と。そこで親指の先をなめてみたら、これまでに食べたことのあるどんな菓子をも凌駕する味がしたんです。すぐに、すべてを理

＊　生食（ローフード）ダイエットが一時的流行になっているが、科学的な証拠からすると、生食は一般にあまりうまくいかず、極端な減量や不妊の問題につながる。[25]

解しました。自分は砂糖よりも甘いなんらかのコールタール物質を発見したか、つくりだしたのだ、と。わたしは夕食をほっぽりだして研究室に駆け戻り、熱に浮かされたように、実験台の上のビーカーや蒸発皿の中身をかたっぱしから味見しました。わたしにとっては幸運でしたが、毒や腐食性液体が入っているものはありませんでした。

ファールベルクがつくりだしたものこそ、史上初の人工甘味料サッカリンだった。そして、第一次世界大戦に起因する砂糖不足により、サッカリンは大規模に人間の食物に添加された史上初の完全合成化合物にもなった。砂糖の三〇〇倍の甘さがあるサッカリンは、まさに合成化学の勝利だ。ファールベルクは途方もない富を手にした。サッカリンは現在も使われている——米国のレストランかモーテルに行ったことのある人なら、おなじみのピンク色の袋に入ってテーブルごとに置かれた〈スイートンロー〉を目にしているはずだ。

サッカリンが発明されたのは、合成食品化学の新時代のさなかのことだった。合成炭水化物の研究は、その半世紀以上前から進められていた。一八八五年のある論文の出だしでは、加工でんぷんの研究はほかのどの化学分野よりも多くの研究者を引きつけていると主張されている。[27] 続く一世紀で、何千もの新しい分子がわたしたちの食品に入りこんだ。

そして現在のわたしたちは、それをおそろしく大量に食べている。英国のような産業化された国では、ひとりあたりの食品添加物の年間摂取量は八キログラムにのぼる。その統計を目にしたときには、いくらなんでもありえないのではないかと思った。比較のために言っておくと、わたしたちが家庭でパンを焼くために購入する小麦粉の量は、平均で年間二キログラムにすぎない。だが、これはカルロス・モンテイロの観察所見とぴったり一致する——原材料の購入量がひたすら減る一方で、ますます多くの食物が工業的につくられ、加工されたものになっているのだ。

年間八キロもの合成分子を食べているという事実はたしかに気がかりで、合成加工された脂質、タンパク質、炭水化物については言うまでもないが、あとで説明するように、添加物をめぐる不安のほとんどは的を外している。重要なポイントは、添加物そのものが有害だということではなく、添加物がＵＰＦの代用データであることだ。添加物はある特定の手法と目的による食品生産を表すサインであり、そうした食品生産こそが疾患と結びついていることがいまや明らかになっている。ＵＰＦの材料はひとつひとつでも有害かもしれないが、組みあわさったときにもっとも大きな害をおよぼす。わたしがＵＰＦの摂取を食の第三時代と呼ぶのは、それがごく最近になってから生じた、人間の進化上の過去とは一線を画す変化であるからだ。[28]

＊＊＊

人類は何百万年ものあいだ、最小限しか加工していない自然食品を食べてきた。仮にそれを続けているとしても、あなたは昔の人よりもはるかに強く栄養を意識して食事をとっているだろう。ほんの数百年前の人と比べた場合でさえそうだ。

食は純然たる本能の営みではなくなり、ある程度まで知的な営みになっている。多くの人はカロリー、食事の量、よい食品と悪い食品、ビタミンなどを考慮する。食品パッケージや栄養士のアドバイスにしたがうのではなく、ある意味ではウシのように、純粋に本能だけに動かされて食べるというやり方は、多くの人にとって想像するのも難しいアプローチになっている。わたしたちが指針なしでうまく食事をとれるとは、政府はほとんど信じていないようだ。その信用のなさからすれば、人間もエディのウシたちと同じように、食事を自己調節してバランスをとるための体内機構を備えているかもしれないなんて、ありえない話のように思える。実際のところ、人間は食事を本能にまかせることができるのか？

この疑問に対する最初の信用にたる科学的な答えは、ドナルド、アール、エイブラハムという名の幼児三人の協力により、一九二八年に得られた。この三人の幼児が参加したのは、重要なのに世に知られていないことにかけては二〇世紀屈指の栄養研究だった。実施したのは、クララ・デイヴィスという名のシカゴの小児科医だ。

デイヴィスは秀でた人物だったにちがいないが、彼女自身についてはあまりよくわかっていない。一九〇一年に母校である医学校を卒業した一〇人の女性のうちのひとりで、シカゴのマウントサイナイ病院ではたらいていた一九二六年までに、子どもの食事にかんして医師が親に与える助言に懸念を抱くようになっていた。食の第二時代の全体をつうじて、あらゆる哺乳類の子は、多かれ少なかれおとなと同じものを食べてきた。余分につぶしたりやわらかくしたりすることはあっただろうし、スパイスもちょっと少なかったかもしれないが、「ベビーフード」なるものは存在しなかった——あるのは母乳と、そのあとは食べもの（フード）だけだった。

だが米国では一九二〇年代までに、子どもに食べものを与える行為が科学めいたものに変容した。「食品の組成にかんする知識をもちあわせていない幼児向けの食べものを満足に処方できる者などいない」。米国医師会が発行する『ジャーナル・オブ・ジ・アメリカン・メディカル・アソシエーション』に掲載されたある論文は、そう言い切っている。[29] 米国では、そのときどきの最新の栄養科学にもとづく食事リストが母親たちにたびたび提供されていた。ところが子どもたちのほうは、そんなデータはどうでもいいとばかりに、リストにある食品を食べたがらなかった。これは一大問題に発展した。一九二〇年代には、小児科医の診察を受ける理由の大部分が子どもの食の好き嫌いにかんするものになっていたほどである。[30] 小児科医は賢明な対応をした……子どもの腹をすかせ、「断固として」食べさせろと助言したのだ。アラン・ブラウンの一九二六年の著書『健常児の世話と食事（The Normal

Child, Its Care and Feeding)』はそれをよく表している。「食べたものを吐き出したり、わざともどしたりする子どもに対しては、力ずくでいく必要がある。少量の食べものを与え、吐きもどしたら、さらに与える。食べものを飲み下すまで、それを続ける」

デイヴィスはそうした権威主義的な潮流を好まなかった。歴史的に見て、そうしたやり方には根拠がないことを知っていたからだ。あれを食べろ、これを食べろと科学に指図されずとも、野生動物が健康を維持しているらしいことも知っていた。むしろ、医師は子どもが伝えようとしていることに耳を傾けるべきなのではないか。デイヴィスはそう感じていた。

だが、デイヴィスの懸念はそれだけではなかった。一九二〇年代当時の「現代」の食品についても、一〇〇年近くを経たいまもなお現代的と感じられる切り口で心配していた。デイヴィスはある論文のなかで、「おとなの食卓でよく見られるペストリー、ジャム類、グレービー、白パン、砂糖、缶詰を離乳食として摂取していた幼児における栄養状態の悪さ」について述べている。デイヴィスはそうした食品を「不完全かつ改変された」ものと考え、「一〇〇年前には食の大きな要素をなすものではなかった」と述べている。さらに、そうした加工度の高い食品こそが、臨床医として自分が目にしている食にまつわる多くの問題の裏にあるのではないかと疑っていた。[31]

デイヴィスは多数の母親をどうにか説得し、数カ月とおして――あるケースでは四年以上――子どもたちを実験用病棟で預かり、史上最長の食の臨床試験に参加してもらう段取りをつけた。実験の計画は単純だが、じつに革新的だった。幼児に自分で食べるものを選ばせ、当時としては最高の健康指針にしたがって「処方された」食事を与えられた幼児と同じように健康を保てるかどうかを測定する。実験開始の瞬間まで母乳だけで育てられていた子を選んだので、参加者は「食べものを経験したことがなく、食べものにかんする先入観や偏見もない」。

デイヴィスの立てた仮説は、要はこういうことだ――人間の体には、水と酸素の摂取量、心拍数、血圧、体温などの生理的な可変要素を内部調節するメカニズムがあるのだから、体組成と栄養の摂取だって同じにちがいない。

アール・ヘンダーソンは、デイヴィスが採用した最初の実験参加者だった。「授乳に適した食生活を送っていない、やせた栄養不良の若い女性」を母親とする生後九カ月のアールは、まだ短い人生のほぼすべてを屋内で過ごしてきた。実験のために入院した時点では健康状態が悪く、咽頭扁桃（アデノイド）の腫れ、粘液様の鼻汁、胸壁に並ぶ骨のでっぱり――ビタミンD欠乏症（くる病）の特徴である「肋骨念珠」と呼ばれる肋骨の変形――が見られた。にもかかわらず、この病身の九カ月児には、自分の食べるものを自由に選ぶ全権が与えられた（「この実験は、彼が食の問題を自分で解決できるか否かを問うものになるだろう」）。

アールは毎日、三四種類の食品から好きなものを選ぶ。どれも実験を実施した病棟の厨房で調理されたもので、「市場から調達してきたばかりのさまざまな動物性および植物性食品で構成される。自然なホールフードのみ。不完全食品や缶詰の食品は用いない」。

こちらがその完全なリストだ（ほぼどんな加工食品も含まれていないことに注目してほしい――チーズやバターさえない）。

・肉（筋肉の切り身）――牛肉（生および加熱）、羊肉、鶏肉
・腺器官――肝臓、腎臓、脳、胸腺
・魚介類――海水魚（モンツキダラ）
・穀物――全粒小麦（未加工）、オートミール（スコティッシュ）、大麦（全粒）、コーンミール（イエローコーン）、ライ麦（〈ライクリスプ〉）
・骨由来物――骨髄（牛および子牛）、骨ゼリー（可溶性の骨質）

・卵
・ミルク――グレードA生乳、グレードA全乳酸乳（ヨーグルトに似たもの）
・果実――リンゴ、オレンジ、バナナ、トマト、桃、パイナップル
・野菜――レタス、キャベツ、ホウレンソウ、カリフラワー、豆類、ビーツ、ニンジン、カブ、ジャガイモ
・付随品――海塩

デイヴィスのことを調べているあいだ、わたしはライラ（三歳）とサーシャ（一歳）に与えた食べものを記録した。バラエティ豊かな食事になるように努めてはいるが、一〇品目でさえ達成できることはめったにない。

食事のたびに、アールら参加者には一二品目が与えられる。それに加えて、ミルク、発酵乳、塩は毎回かならず出す。食品はひとつひとつ別の器に入っており、混ぜて出されることはない。看護師は注意深い指示を受けていた――食品を差し出してはいけない、参加者がほしいと意思表示した食品しか与えてはならない。また、賛成や不賛成のそぶりを見せてはならないこと、参加者が食べるのをやめてからトレイを下げることも指示されていた。ある食事のときに特定の食品をすべて食べ切ったら、次の食事ではその食品をさらに多く出すこととした。

クララ・デイヴィスの病棟に入院してから三日間、アールは母親による授乳だけで過ごした。そのあいだに詳細な測定がおこなわれた。身体検査、血球数検査、尿検査、カルシウム濃度とリン濃度。X線検査で骨密度も測定した。「四日目に授乳をやめ、実験を正式に開始した」

実験開始当初、アールと母親はどれほどつらい思いをしたのだろうか。それを想像するのは耐えがたい。もしかしたら、ひどくおなかをすかせていたアールは、適切な栄養を与えられる看護師が母親

と入れ替わっても気にしなかったかもしれない。そのあたりのことはなにも記録されていない。そのせいで、実験について読んでいると胸が痛んだ。

デイヴィスはアールの最初の食事を描写している。アールは「数秒間、トレイを眺め」たのち、手を「生のニンジンの皿にのばして突っこみ、片手いっぱいにつかんだ」。だが、片手いっぱいの一回ぶんではたりなかったと見える。「またその皿に手をのばし」、同じことを何度も繰り返し、「とうとうニンジンをほとんど全部食べてしまった」。

デイヴィスは喜んだ。「三日のうちに、彼はほぼすべての品目を試していた」と書いている。「彼はわたしたちの第一の疑問に答えてくれた——彼は自分の食べるものを選べるし、実際にそうする……そして、適切な量を食べるのである」

続く数年でさらに一二人の幼児が実験に参加し、どの子もアールに劣らぬ熱心さでこの方式の食事になじんだ。ほぼ全員が出された食品のすべてを少なくとも一回は試し、食欲は「みな一様に良好」だった。食事のトレイが近づいてくると、「ベッドのうえで上下にとびはねて」歓迎することも多かった。食卓につくと、一五～二〇分のあいだ休まずに一心に食べたあと、食事を中断し、「食べもので少し遊んだり、スプーンを使ってみたり、看護師に食べもののかけらを差し出したりした」。

これを読んだあとの夜、食卓でサーシャに食事をさせていたときに気づいたのだが、サーシャもデイヴィスの実験の子どもたちと同じふるまいをする。食べさせているのはこちらなのに、食べもののかたまりをわたしにちょくちょく差し出すのだ。この細部が記録に含まれていたことから察するに、デイヴィスはただ遠くから監督していたのではなく、実際にその場で観察し、世話を焼いていたにちがいない。

デイヴィスの実験で出された食品には塩味がついていなかったが、毎食ひとり一皿の塩が与えられた。子どもたちは手を塩まみれにしながらその塩を食べ、口に入れたあとはむせかえり、ときには泣くこともあったが、たいていはもっと食べようとまた手をのばし、「繰り返し、同じように手を塩まみれにした」。

実験は大成功に終わった。レタスを食べようとしなかった子はふたりだけ、ホウレンソウを試さなかった子はひとりだけだった。すべての幼児がみごとに自分の食事を統制し、最新の教科書をかたっぱしから読んでいたのではないかと思わせるほど栄養要件をきっちり満たした。平均カロリー摂取量は当時の栄養基準で定められた限度の範囲内で、いまも小児科の定番にとどまっている食事がらみのよくある問題はいっさい見られなかった。食後に疝痛（せんつう）、不快感、腹痛を示した幼児はいなかった。便秘もまったくしなかった。それどころか、二日続けて便通がなかった子はいなかった。何カ月にもわたって子ども一五人を観察してその統計値が出るのは、驚異的としか言いようがない。そして、食べものの好き嫌いも見られなかった。全員が旺盛な食欲を示した。そして全員が、デイヴィスの言葉を借りれば「よく育った」。

おそらく、体に備わる栄養調節メカニズムを裏づけるもっとも有力な論拠は、アールのくる病にかんするものだろう。アールは入院した時点でくる病の症状を呈し、骨がやわらかく、弱くなっていた。デイヴィスの論文には、入院当初に撮影したアールの小さな手のX線写真が掲載されている。骨密度が低下し、外側の硬い骨皮質が失われていることを見てとれるくらいには鮮明な写真だ。*骨端の成長板は不明瞭ではっきりせず、添付写真にうつるアールはO脚で、痛みを感じているように見える。

そんなわけで、デイヴィスは即座にアールの治療を提案した。「彼の害になることはなにもしない、もしくはなにもせずに放っておかないという約束にしたがい、本人が選べば摂取できるように、タラ

＊　ちなみに、このX線写真では、アールを支えるおとなの手の骨も見てとれる――この写真が撮影されたのがずっと昔、X線の危険が周知の事実になるまえだったことをしのばせる。

肝油の入った小さなコップを彼のトレイに置いた」。当時、タラ肝油は食物として摂取できる唯一のビタミンD供給源だった。* 実験の最初の三カ月間、アールは「不定期かつその都度異なる量で」小瓶に入った肝油を飲んだ。やがて、血中のカルシウム濃度とリン濃度が正常値に戻り、X線写真でもくる病の治癒が示された。その時点で、アールはタラ肝油をまったく飲まなくなった。手つかずのままトレイの上に残される日が二週間以上続いたあと、看護師はタラ肝油を出すのをやめた。

　ほかの子どもたちも同じパターンをたどった。実験参加当初に抱えていた問題がなんであれ、自分の摂取する栄養を自分でコントロールできるようになった途端、全員がたちまち最適な健康状態になったとデイヴィスは書いている。どの子もよく食べ、その量はさまざまだったが、予測のつかない奇妙な傾向も見られた。子どもたち全員に見られたその傾向を、食事を用意する厨房のスタッフは「なになに三昧（ざんまい）」と呼んだ——卵三昧、穀物三昧、肉三昧、といった具合だ。

　そのパターンはわたしの娘たちにも見られる。ライラは離乳期にはトマトに目がなく、ミニトマトを毎日一二個食べていた。それが何週間も続いたあとのある日、トマトを食べるのをぱたりとやめ、どういうわけか食べたがらない時期が何カ月も続いた。加熱してみたり、ほかの食べもののなかに隠したりしてみたが、ライラはいつもトマトを吐き出した。花壇にあるネコの糞やこぶしいっぱいのカーペットの毛でも喜んで食べる子だったので、そのいやがりぶりは尋常ではなかった。ライラはひたすらトマトを拒んだ——ある日、また食べはじめるまでは。一日に二〇個を。まさに乱高下である。

　実験について読みはじめたばかりのころ、わたしはデイヴィスの動機と倫理観にかんしていくつか疑問を抱いていた。なにしろ、実験に参加したのは絶望的な状況にいる貧しい母親の子どもばかりだった——それはなんらかの搾取にあたるのではないか？　だが、論文を読み進めていくと、現代の科学論文にはありえないほど色濃く、なにか個性のようなものが立ち現れてくる。わたしの印象では、デイヴィスが子どもたちを深く気にかけていたことは疑いようがない。また、彼女はのちに、実験に参加した最初の子どものうちのふたり、ドナルドとエイブラハムを養子に迎え、生涯をつうじて親しい間柄を保った。ドナルドの妻は夫の死後、義理の母が自分と夫を深く愛してくれたと回想している。[32]

さて、デイヴィスの実験の要点は、いったいどこにあるのだろうか？　それにかんしては誤解の危険がある。具体的に言えば、「子どもに好きなように食べさせろ」を結論だと思ってしまう危険だ。しかし、デイヴィスはそれを結論とすべきでないと確信していた——おとなは子どもに、たとえば中毒を避けたりするために、食べるべきものを教えなければならない。だが、そうして安全な食べものをしっかり把握したあとは、子どもたちは自分の必要に応じて食を自己調節し、脳と腸のあいだで信号をやりとりできるようにならなければならない。その点を認識するべきだとデイヴィスは考えていた。また、特定のものばかりを食べる例の「なになに三昧」についてじっくり考えたデイヴィスは、それがいわゆる「好き嫌い」の多さの根本にあるのではないかと感じ、そうした行動傾向は複雑な体内調節の結果として生じている可能性があると主張した。いわく、「各種の食物要素の供給が減少すると、結果として、それを含む食品への欲求が増加する」。そして、推論をさらに一歩進めた。「そうした解釈をすれば、食欲を司る中枢が存在することになるが、これはもっぱら理論のうえでの話である」

この最後の部分は非常に興味をそそる考え方で、デイヴィス本人もさらに詳しく説明している。「実験に参加した幼児が選択的な欲求を示し、それにより既知の栄養要件が正確に満たされたという事実は、そうした欲求が多くの自己調節活動のひとつであること、その機能が細胞の栄養摂取のために備わり、細胞のニーズに応じて調整され、栄養の知識も意識による指示も必要ないことを示唆している」

＊　わたしたちはビタミンDの大部分を日光から得ている。日光を浴びると皮膚でビタミンDがつくられる。

デイヴィスが主張していたのは、つまりはこういうことである。人間はエディ・リクソンのウシと同じように、自分の必要に応じて食事の内容を正確に変えられる――わたしたち人間もまた、栄養の知識などなくても、自分の体を構築して維持できるように食べる仕組みを備えているのだ。たんにわたしが聞き逃していただけかもしれないが、医学部にいた六年間で、その仕組みを制御するシステムが話題にされたことはなかった。

6　わたしたちの体はそもそもカロリーをどう管理しているのか

食物摂取を精密に調節する体内システムは、五億年あまりにわたる食の第二時代の遺産だ。大昔からずっと、ほかの生きものを食べる種は、適正量のエネルギーを正確に摂取すると同時に適正量の必須微量栄養素のすべてを摂取するというふたつの課題を驚くほどの精密さで同時にこなしてきた。

エネルギー摂取――ひいては体脂肪――を調節するシステムの一部は、もっとも理解が進んでいる部分だ。体重は厳密に調節され、それぞれの種の体脂肪率はかなり均一に保たれる。一年のあいだに冬眠、渡り、妊娠などによって変化するかもしれないが、あらゆる動物の体にかんするほかの要素と同じように、体内でコントロールされている。

ヒトの生来の体組成は、ほかのほとんどの陸生哺乳類よりも脂肪が多い。ゾウのオスの体脂肪率はおよそ八・五％、メスはおよそ一〇％だ。[1] チンパンジーやボノボなどの類人猿でも、体脂肪率は一〇％に満たない。[2] それに対してヒトでは、狩猟採集生活をする集団でさえ、体脂肪率は女性で二一％、男性で一四％ほどある。[3] いまも食の第二時代を生きている人間の集団では、食べものが豊富にある場合でも肥満はまれで、野生動物（こちらも食の第二時代を生きている）も肥満にはならないようだ。*

もちろん、人間の肥満は食の第二時代にも存在していた。肥満の歴史はたしかに古い。そんなわけで、先へ進むまえにこの点をきちんと整理しておきたい。およそ二万～三万年前に彫られた小像《ヴィレンドルフのヴィーナス》は、体脂肪率の高い女性の体を表現している。この小像が想像をもとにつくられたものではなく、当時の人々を描写していた可能性を示す証拠もある。[7]

紀元前三〇五〜三五年にエジプトを統治していたプトレマイオス朝の王族の何人かは、夜中に呼吸が乱れるほどの肥満体だったと伝えられている。首都アレクサンドリアの人々は、プトレマイオス八世に「大きな泡」、すなわち太鼓腹を意味する「フュスコン」のあだ名をつけていた。[8] 古代ギリシャ、エジプト、インドの書物は肥満と代謝病の存在を伝えている。さらに、旧約聖書、新約聖書、初期のキリスト教文献、タルムードも肥満に――ほぼつねに否定的に――言及している。[9] ここ数百年の肖像画や絵画でも、肥満が表現されているものはめずらしくない。一七二七年には、英国の医師トーマス・ショートが次のように書き残した。「われわれの時代ほど、肥満の事例が豊富な時代はなかったであろう」[10]

そうした事例はどれも、UPFの登場よりもまえのことだ。しかし、過体重はきわめてまれで、子どもではめったに見られなかった。食の第三時代にある現代の多くの人間社会では、大多数の人の体脂肪率が、脂肪の多さで知られる海生哺乳類に比肩する水準になっている。シロナガスクジラの体脂肪率は野生動物屈指の高さで、三五%ほどある。そして――ネタバレ注意――UPFダイエットの終了時には、わたしの体脂肪率はこの数字に近くなっていた。そんなわけで、人間の肥満が昔から存在していたのはたしかだが、本書の大部分では一九〇〇年から現在までの期間、とりわけ一九七〇年代以降に大多数の国で見られている急激な体重増加と子どもの肥満率の上昇に焦点をあてることにする。

だが、比較的最近になるまで肥満はめずらしかったという事実にもかかわらず、人間の、もっと言えばあらゆる生物の体重を調節するシステムが存在するという考え方は、わりと新しいものだ。長いあいだ、わたし自身を含めた多くの医師や科学者は、昔の人間の体脂肪率が低かったのは食物を手に入れるのが概して難しかったからだと考えていた。その考え方によれば、人間は食物を望ましい報酬と見なすように進化してきたので、できるかぎりたくさん摂取するように駆りたてられるのだという。したがって、安全でおいしい食物が豊富にある時代には体重が増えるのは必然である、というわけだ。

しかし、この説を採用し、体重は食物供給という外部要因によって調節されていると考えると、体重は数ある生理的パラメータのなかでも例外ということになる。例として、体内にある水の量を考えてみよう。これは自分で意識的に制御しているように感じるかもしれないし、実際のところ、水を一杯飲もうとか、いまはまだ飲まないとか、それを自分の意志で決めることはできる。だが生涯をつうじて見ると、体内の水の量、ひいては水にとけてあなたを構成している何十万もの化学物質の濃度は、あなたが水を飲もうが汗をかこうが排尿しようが、きわめて精密に体内制御されている。液体バラン

＊　本書執筆中、肥満のさまざまな原因を提示する論文がほうぼうの友人たちから送られてきた。そのうちのいくつかは、動物も体重増加傾向にあると報告するものだった。うち二本の論文は、デイヴィッド・アリソンによる論文「炭鉱のカナリヤ――多数の肥満流行にかんする種間分析」[4]に言及している。

じつのところ、この研究で検証されている八種の動物群は、野生の個体群を代表するものではない。また、人間における肥満の広がりがＵＰＦの台頭以外の理由で直接的に引き起こされているとする根拠も提示されていない。デイヴィッド・アリソンはアラバマ大学に所属する学者で、同大学についてはコカ・コーラとの深いつながりが広く報じられている。二〇〇八年と二〇一一年には、『ニューヨーク・タイムズ』紙とＡＢＣニュースにより、アリソンがコカ・コーラ、クラフト、ペプシコ、マクドナルド、米国飲料業協会から資金を受けていることが報じられた。[5,6]

この資金は、アリソンの論文の内容には影響していないかもしれないが、最近発表された彼の論文「フライドポテト消費量とエネルギーバランス――ランダム化比較試験」は、業界の資金援助を受けた科学研究ではしばしば出資者の利害に沿った知見が得られることを示す一例になっている。この研究は「ジャガイモ研究教育連合（ＡＰＲＥ）」の助成金を受けている。論文の結論はこうだ。「研究の結果は、フライドポテト消費量の増加と調査対象となった好ましくない健康アウトカムとの因果関係を裏づけていない」

スの意識的な制御はせいぜい一時的なもので、だいたいにおいて錯覚にすぎない。呼吸を止めようとしてみれば、それがいっそうはっきりわかる。食物摂取も、意識的な制御にかけては呼吸や水の摂取とほとんど変わらない。そのため、食物摂取を制限するのは水や酸素の摂取を制限するのと同じくらい難しい。なにを、いつ、どのように食べるのか。それを決めているのは、意識よりもずっと下のレベルで動く複雑なシステムなのだ。

＊＊＊

野生動物はいったいどのようにして、栄養バランスをとりつつ健康な体重を維持しているのか。その仕組みはめまいがするほど複雑だ。そうした複雑な仕組みの解明にかんしては、わたしたちはラットに大きな借りがある。

一八六四年、ポール・ベールという名のドイツの生理学者が二匹のラットをつなぎあわせ、血液循環を共有させることに成功した。高度な技巧が用いられたわけではない。たんに、それぞれのラットの脇腹から皮膚の一部を除去し、二匹を縫いあわせただけだ。傷が癒えていくのにあわせて、血管が自然に一匹からもう一匹へとのびていく。かくして、二匹はいわゆる「パラバイオーシス」で結合されたペアになった。

たしかに残酷だ。しかしこの手法のおかげで、血中の物質の影響を科学者がひもとけるようになった。初期のある実験では、パラバイオーシスで結合されたラットの一匹に糖を与え、もう一匹には与えなかった。どちらのラットも高血糖になった。ところが、虫歯になったのは一匹だけだった。この結果は、歯を蝕むのが血中ではなく口のなかの糖であることを示している。別の実験では、年とったマウスを若いマウスと結合したところ、年とったほうの寿命が長く、若いほうの寿命が短くなった。[*]

ほぼ一世紀後の一九五九年、Ｇ・Ｒ・ハーヴィーという名の英国の生理学者が体重管理の仕組みを解明すべく、パラバイオーシス手法を用いた一連の実験にのりだした。この研究論文を読むのはつらい。縫いあわされた九三ペアのラットのうち、実験に使えるほど長く生きられたものは三二ペアだけだった。[13]ラットを結合させたあと、頭骨に挿入した小さな電気プローブを用いて、ラットの脳のうち、視床下部と呼ばれる領域だけを損傷させた。指を鼻の穴に突っこんで、鼻の奥の骨を突き破れば、あなたも自分の視床下部に触れるはずだ。視床下部は体の恒常性（ホメオスタシス）の維持を担い、体温、水の摂取、発汗量などを制御している。

この実験の結果、視床下部の損傷したラットは摂食を制御できなくなり、多くは肥満になることがわかった。そこでハーヴィーは、パラバイオーシスで結合させた各ラットペアのうち、片方のラットだけで視床下部を損傷させる実験をはじめた。その結果は、あえて言うなら、いっそうぞっとするものだった。視床下部の損傷したほうのラットは猛烈な勢いで大量に食べ、ときには餌を喉につまらせて死ぬこともあるほどだった。体の発する「食べるのをやめろ」という合図をもはや受けとれなくなっていたのだ。それに対して、もう片方のラット――視床下部の損傷したラットと結合されていることを除けばまったく正常なラット――はやせ細りはじめた。こちらのほうは、二匹で共有する循環系をつうじて、食べるのをやめろと告げる合図をずっと受けとっていたからだ。

この結果は、体のほぼすべてのシステムと同じく、体重にもフィードバック機構があることを示す最初の強力な証拠になった。「適正な」血圧、体温、ナトリウム濃度などがあるように、動物には生理学的に「適正な」体重と体脂肪率がある。ハーヴィーの発見はそれを示唆していた。

＊　こうした実験はやがて、若者の血液を輸血して老いた億万長者の寿命を延ばすことを試みる――成功しなかったが――数々のシリコンヴァレーのスタートアップ企業の誕生につながった。[11・12]

現在では、ラットに「食べるのをやめろ」と告げる合図のひとつがレプチンと呼ばれるホルモンであることがわかっている。レプチンは脂肪組織で産生され、脳の視床下部で感知される。[14]このホルモンは、体の脂肪をめぐるわたしたちの考え方を微妙に変えるものでもある。脂肪は活性のない組織——脂の層、拡張可能な燃料タンク——と見なされがちだが、じつは精巧な内分泌器官であり、脳に作用して体重を調節させるさまざまなホルモンをつくっているのだ。

長期的な体重制御にかかわるホルモンはいくつかある。レプチンはそのうちのひとつで、体に脂肪がどれくらいあるかを脳に知らせる役割を担っている。レプチンの分泌量が減ると、それが飢餓シグナル、つまり飢餓状態であることを伝える合図となり、脳のさまざまな領域に幅広い作用をおよぼして食物摂取を促進する。一方、体脂肪率が高くなると、本来であればレプチンは脳にこう伝える——「ここには使える脂肪がたっぷりある。食物に過剰な注意を向ける必要はない」。

レプチンをはじめとするホルモンは長期的な食物摂取の制御にかかわっているが、短期的な制御を担うシステムもある。肝臓、膵臓、胃、小腸、大腸、マイクロバイオーム、脂肪組織、そのほかの多くの器官はどれも、食後の腸内や血中の糖、脂質、タンパク質などの分子を感知する。そうした器官は、神経、血管、ホルモンのネットワークをつうじて脳に信号を送って——そして脳から信号を受けとって——いる。器官どうしも会話を交わし、食べるべきもの、食べるべきとき、食べるのをやめるべきときについて、体内で絶えず情報を交換している。*

こうした長期的・短期的なシステムは、食物とエネルギー、つまり基本的な体の機能に必要な燃料と栄養の量をいわば機械的に調節するためのものだ。だが、食事のなかでも意識的な体験は、科学文献の記述では省略されることが多い。科学文献で食が快感をともなうプロセスとして説明され、「報酬」や「おいしさ」などの言葉が使われるようになったのは、ごく最近になってからのことだ。そうした言葉は、つきつめれば別のシステム——快感を司るシステムと結びついている。このシステムには、なにかを求めたり好んだり楽しんだりするようにわたしたちを駆りたてる古い回路が絡んでいる。燃料とエネルギーの調節は、快感とどのように作用しあっているのか。その仕組みをたどっていくと、意識的な世界の体験と機械としての体のはたらきとをつなぐ接点である情動の領域に行きつく。哲学と科学の境界とも言える領域だ。

このふたつのシステム――一方は快感を得られるように食を導き、他方は栄養と燃料を得られるように食を監督する――は密接に結びついており、その結びつきを生んだ一連の進化の選択圧は数億年前までさかのぼることがわかっている。われわれの遠い祖先である三億年前の原始的な魚はすでに、いまのわたしたちの行動の多くを動機づけしているものと同じような報酬系を備えていたと見られている。[15]

長いあいだ、そうしたシステムを研究する科学者でさえ、このふたつはたがいに競いあうものだと考えていた。つまり、渇望と報酬が食物摂取を増やすのに対し、満腹感は摂取を減らす、というわけだ。この考え方は容易にひとつの仮定に行きつく――食べものがじゅうぶんにおいしければ、満腹を必死に伝えようとするシステムの合図が簡単に無効になってしまうという、わたしもずっと抱いてき

＊　食べはじめるまえから、あなたの胃はグレリンと呼ばれるホルモン――「空腹ホルモン」――を分泌する。このホルモンが血中を流れて脳の視床下部まで運ばれ、食事をはじめろと伝える。グレリンは「欲求」ニューロン（神経細胞）も刺激する――これは大脳辺縁系のドーパミンにかかわるニューロンだ。食物が腸に入ると、さらに多くのホルモンが分泌される。コレシストキニンは、脊髄の上にある脳の無意識中枢に神経信号を送り、そこからさらに視床下部にメッセージが伝わり、満腹感を生み出す。さらに、ペプチドＹＹとグルカゴン様ペプチド１は血中を流れて視床下部へ運ばれ、食べる快感を減らす。そのほかにも、たいへん覚えやすい名前のついた多くのホルモンや神経伝達物質が連携しながら作用し、食物摂取を制御している。しかもそのあとには、絶食したり飢えたりしたときに分泌されるホルモンも控えている。

た仮定だ。「もうひと切れ食べたら絶対に吐く、でも食べちゃおう」問題と言ってもいい。だが、本当にそれが問題なのか？　信じられないほどおいしい食べものが？

ケヴィン・ホール――メリーランド州ベセスダ在住で、モンテイロの説を実証した彼――もかつてはわたしと同じように、おいしさが満腹感にまさってしまうにすぎないと考えていた。超加工食品は報酬としての価値が高い、もしくはクセになりやすい食品であり、それが体内の恒常性維持システムに勝っているだけなのではないか。そんなふうに疑っていた。だが、いまはもう、そう考えていない。ホールは比喩をまじえてかつての自分の見解を説明してくれた。わたしたちがＵＰＦにうまく対処できない仕組みをきれいに説明するこの見解は人の心を引きつけるが、現在のホールは正しくないと考えている。

「北カリフォルニアにある小さな家を想像してみてください。穏やかな冬に適した小さなヒーターとサーモスタットのある家です。気温は夏になると上がり、冬になると下がります」とホールは話した。「サーモスタットと暖房は連携して動き、外の気温に応じてスイッチを入れたり切ったりします。一年をつうじて、家のなかは同じ温度に保たれます」

気候に適したヒーターのあるこの家は、食の第二時代の人間の体――もっと言えば、あらゆる動物の体――のようなものだ。食物がたっぷりあるときもあれば、不足するときもある。それに応じて、システムが必要な摂取量を保つ。

「さてここで――」とホールは続けた。「この家を移動させて、カナダ中西部のエドモントンへもっていったとしましょう」。エドモントンは冬の厳しさで悪名高く、ホールにとってもとりわけ重要な意味をもつ――数年間のつらい時期をそこで過ごし、頻繁に飛行機で移動したり、いまにも倒産しそうな会社でリモート勤務をしたりしていたのだ。「エドモントンでも、暖房は完璧に機能するし、サーモスタットは快適な温度に設定されています。ところが、どうあがいても環境に対抗できません。

暖房はずっとついたままなのに、外の気温が極端に寒いせいで、どうしたって家のなかも寒くなります」

気候が寒すぎるから、家も寒くなってしまうのだ。

この比喩からすると、極端に寒い気候のなかにある家が寒くなるのと同じように、極端においしい食物に囲まれているときにはわたしたちの体重は増える、ということになる。この説明はたしかに、直観的には理にかなっている。だが、ホールはもはや納得していない。「そんなふうに機能しているとは、もう思っていません」。では現在のホールは、UPFが実際のところどんな仕組みでエネルギー摂取システムを乱すと考えているのか。あいにく、それを説明するエレガントな比喩を彼はもちあわせていなかった。「いまでは、その食物環境――つまりはUPF――がなんらかの方法でサーモスタットをリセットするか、迂回するのだと考えています。あるいはもしかしたら、たんにサーモスタットを完全に壊してしまうのかもしれません」

ホールの仮説が言わんとしているのは、UPFがおいしすぎるせいで「快楽の暴走」が生じ、満腹の苦しさを感じる以上に食べるのを楽しんでしまう、という単純な話ではない。そうではなく、過去に例のないUPF環境がわたしたちの自己調節能力をおかしくしている、と言っているのだ。

進化をつうじてつくられた体重調節の仕組みを現在のフードシステムがどのように破壊もしくは迂回しているのか、その正確なところはまだわかっていないものの、悠久の時を経たニューロンやホルモンの調節ネットワークをUPFのありとあらゆる要素が乱しているのは現実であり、それを示す研究はますます増えている。

理論物理学者としての本能に導かれ、その説に加勢しはじめたホールは、ほかの科学者たち（ケンブリッジ大学のサダフ・ファルーキやスティーヴン・オラヒリーら）とともに数々の発想や研究をまとめ、体重調節の大統一モデルと呼べそうなものを打ち立てた。いわゆるエネルギー収支バランスモデルである。二〇二二年の論文[16]のなかで、ホールは共著者とともに、脳の快楽中枢と栄養を感知する部位とのつながりを説明している。それはまさに、感情をともなう意識的な体験が体内の生理機能と出会う場所だ。

おそらく、このつながりを理解するためのもっともわかりやすい例は、わたしたちの多くが毎日のように感じている、食べるのをやめたいのにやめられないという、あの感覚だろう。食べもののなか、もしくは血中や脳の信号のなかにあるなにかが、別の領域と対立しているのだ。体が満腹を感じ、栄養の面で満たされているのに、欲求の回路を打ち負かせない。そう感じることはめずらしくない。

このプロセスに影響をおよぼしているのは、食物そのものだけではない。まだ理解されはじめたばかりだが、食べることを促すありとあらゆる外からの合図――広告、店舗の陳列棚、価格、パッケージ、におい――がわたしたちの脳と体に強く作用していることがわかっている。

ホールのモデルで強調されているのは、体の内外にある強力な合図が、意識よりもはるかに深いレベルで食物摂取とエネルギー収支バランスに影響をおよぼしていることだ。これにはサリエンス（顕著性）、欲求、モチベーション、報酬といったつかみどころのない概念も関係している。そのすべては意識の層に覆い隠されているが、食べるという行為は一見したところよりもはるかに選択の余地の小さいものなのだ。

「食べる量を減らして、もっと運動しろ！」みたいな単純なアドバイスが継続的な減量において効果を発揮しない理由はいろいろあるが、これもそのひとつだ。そうしたアドバイスは、渇きを感じている人に「水を飲む量を減らせ！」と言うのと同じくらい無茶な話なのである。

わたしたちはたんに空腹になったから食べるわけではない。太古から続く神経内分泌系のフィードバックシステムによって制御されているのだ。遺伝子を次世代に伝えるために必要なものを確実に摂取するべく進化してきたこのシステムは、複雑に入り組んでおり、ある意味ではすばらしく堅固とも言える。だが多くの人の場合、このシステムでは、まったく新しいかたちで絶えず提供されるまったく新しい食品には対処できない。わたしたちのシステムは、食の第三時代とともに到来したそうした調合物を処理するようには進化してこなかったのだ。

ここにいたってもなお、わたしはいくつかの疑いをしつこく抱いていた。ＵＰＦは本当に、肥満増加の**主たる**原因なのか？　可能性としてありそうな、しかも多くの人が自明のこととして受け入れてきたほかの原因候補は山ほどある。たとえば、個人の責任とか、座りがちのライフスタイルの増加とか。そして、言わずと知れた糖質である。わたしたちは昔よりもはるかに多く糖質を摂取するようになっている。その事実が世界的な体重増加に関係しているのは、まちがいないのではないか？

7　問題は糖質ではない……

ＵＰＦはさまざまなかたちで、体に本来備わっている体重調節システムを覆す。その仕組みについてはパート3で説明する。だが、ここ二〇年ほどは、過体重の人が増えている元凶として、別のものが責められてきた。その元凶とは、糖質〔炭水化物のうち、食物繊維を除いたもの。でんぷんや糖アルコールのほか、ブドウ糖などの糖類も糖質に含まれる〕である。この章では、砂糖や炭水化物のせいではない理由を説明しよう。

炭水化物こそが問題だとする説をあなたが知るようになったのは、おそらくゲーリー・トーベスが原因だろう。もしかしたら、ケトダイエット（高脂質、低炭水化物のケトジェニックダイエット）について耳にしたり、ことによると砂糖や炭水化物（体内ですぐに糖になるでんぷんなど）を制限しようと試みたりしたこともあるかもしれないが、それももとをたどれば、たぶんトーベスに行きつく。

彼の著作をはじめて読んだとき、医学部の学生だったわたしの目には、トーベスは栄養の世界のガリレオ——典型的な天才異端者に映った。その人生を映画にしたら、トーベス本人が自分の役を演じられるだろう。いまや五十代になっているトーベスは、物理学部の学生としてハーヴァード大学のアメフトチームに加わっていたころと同じ体型を維持している。彼はそこから航空宇宙工学——文字どおりの「ロケット科学」〔英語の rocket science は「非常に難しいこと」も意味する〕——を学ぶためにスタンフォード大学へ移った。宇宙飛行士になりたかったからだが、身長の高さと本人が言うところの「権威とうまくやっていけない性格」のせいで道を逸れ、ジャーナリズムの世界に入った。

栄養学の世界で今世紀屈指の発言力をもつ大物になった人にしては、トーベスは断然スロースターだ。四一歳になる一九九七年までに科学史をめぐる本を二冊書き、その評判も上々だったものの、当時はまだフリーランスとしてはたらき、家賃を払うのにも苦労していた。その後、公衆衛生をテーマにしはじめ、塩分と血圧にかんする一本の記事を執筆した。権威に立ち向かいたがる気質から細部とデータへの偏執的なこだわりまで、彼の性格をあますところなく活かして書かれたその記事は、従来の医学的アドバイスを支える大黒柱のひとつ――塩分は血圧に悪いとする考え方に真っ向から挑戦するものだった。トーベスはその記事で米科学著述者協会（ＮＡＳＷ）科学ジャーナリズム賞を受賞した。当時、わたしはその記事に触発され、（おおむね）好きなだけ塩を使っていた。そして、その成功に刺激を受けたトーベスは、こんどは食物脂肪に目を向けた。

トーベスが一年を費やして書いた記事は、「脂肪をめぐる定説が真っ赤な嘘だったとしたら？」と題して『ニューヨーク・タイムズ』紙に掲載され、二〇〇二年にひときわよく読まれた記事のひとつになった。この記事が世に出たのは、人々が体重にかんする新たな見方を待ちかまえている時機だったようだ。もしかしたら、いつだってそんな時機なのかもしれないが、とはいえトーベスには、ムーブメントを巻き起こすだけのカリスマ性と実績があった。肥満率は年々上昇していた。そして、過去四〇年にわたって世界中で言われてきた食のアドバイス――脂質、とくに飽和脂肪酸を避けろ――はたいして効果をあげていないように見えた。一九八〇年代の米国では過体重の子どもの数が三倍に増え、とりわけ先住民コミュニティにおいて、子どもの２型糖尿病（食習慣などに関連する糖尿病）の報告数も増加していた。

トーベスの主張はこうだ。医学界の権威は、脂肪を食べると人は太ると考えている。そして、それがどこまで本当かについては議論の余地があるものの、*その主張には直観的に納得のいくところがある。たとえば、脂質の一グラムあたりのカロリーは、タンパク質や炭水化物よりも多い。それに、肥満の人の食事には、たしかに脂質の多い食品が大量に含まれているように見える。だが、脂質が悪いとする考え方が八〇年代に広く喧伝されるようになり、食事のなかで脂質が糖質に置き換えられることが増えているにもかかわらず、いまだに人々は太りつづけている。従来の勧告はまったくの見当違いなのではないか。

トーベスはかわりになるものを提案した──本人がいまも「異端の説」と称する低炭水化物（ローカーボ）仮説である。** つまり、ロバート・アトキンスの積年の主張は正しかったというわけだ。

アトキンスの名は、あなたも耳にしたことがあるかもしれない。一九七二年に『アトキンス博士のローカーボ（低炭水化物）ダイエット』を出版し、炭水化物をほとんど含まない食事を推奨した人物だ。***

従来の説にかわるものとしてトーベスが提唱した仮説は、こんなふうに展開する。米国人（そしてほかのすべての人）の食べる量が増えているのは、以前よりも空腹を感じているからであり、以前よりも空腹を感じているのは、インスリンというホルモンのせいである。膵臓から血中に分泌されるインスリンは、血液から糖を取り除き、糖が燃料として細胞にとりこまれるようにしている。炭水化物を食べると血糖値が上がりはじめるが、インスリンがそれを通常の値まで戻してくれる。食事のあとのように、インスリン濃度が高いときには食欲が低下し、糖が脂肪に変換されてたくわえられる。しばらくなにも食べていないときのように、インスリン濃度が低くなると、体は脂肪をたくわえるかわりに燃やしはじめる。

つまりは、こういうことだ。炭水化物を大量に食べると、糖に対処するためにインスリン濃度が急激に上昇する。その急上昇により、脂肪の貯蔵が促進されるだけでなく、血糖値が食事前よりも低い水準にまで下がってしまう。すると筋肉がエネルギー不足に陥り、ひいてはわたしたちの活動量も低下する。さらに、筋肉が飢えを感じるせいで、もっと食物を摂取しろという合図が脳に送られる。また、インスリンは高濃度なら食欲を抑制するが、急上昇後に急降下すると空腹感を生む。炭水化物を避ければ、それとは反対のことが起きるとトーベスは主張する。つまり、インスリン濃度が急上昇せず、たくわえられる脂肪の量が減り、エネルギー消費量が増加し、食欲が低下するというわけだ。しかし、インスリンはそのほかにも、体のさまざまな組織で幅広い機能を担っている。そして、脂肪をたくわえるかどうかや、脂質やタンパク質や炭水化物を燃料として燃やすかどうかの決定にかかわる

＊　トーベスが従来の定説の威力を強調しすぎていると感じた人は多い。彼が主張するようなかたちで栄養にかんする勧告が出されたことがあったかどうかは、かならずしもはっきりしていない。脂質の削減を勧告した米保健省公衆衛生総監報告書の編者マリオン・ネッスルは、過去五〇年の世界の栄養学を代表する重要人物で、綿密で尊敬できる人である。ネッスルが明言しているところによれば、その報告書では、脂質を避けろとはまったく言っておらず、たんに脂質に含まれるカロリーがタンパク質や炭水化物よりも多いため、ほかのカロリー源を制限しなければ脂質は人を太らせるという事実を認めているにすぎないという。「低脂肪はよいものである」という教義が実際に正説だったかどうかはともかく、世紀の変わり目までに、臨床試験でも現実社会での試験でも、低脂肪食は概して試験参加者の長期的に見た体重に有意な影響を与えないことが広く認められており、その点ではトーベスは正しい。

＊＊　ここでもやはり、この見解が実際のところどれくらい異端なのかについては議論の余地がある。たとえば、これはトーベス本人でさえ認めていることだが、当時のハーヴァード大学公衆衛生大学院の栄養学部長で、ダイエット界の反体制派とは言いがたいウォルター・ウィレットは、三〇万人近い人を対象に、「低脂肪はよいことである」という考え方を反駁する一億ドル規模の研究を実施した。

＊＊＊　アトキンスは問題含みの人物で、その最たる理由は、『ウォール・ストリート・ジャーナル』紙の報道と検視報告書のリークによれば、少なくともいちどは心臓発作を起こした形跡があり、転倒後に死亡したときには体重が一一七キロあったことだ。

ホルモンは、インスリンのほかにもたくさんある。[1]
糖質が過体重と肥満の唯一の原因である可能性を示唆する証拠には、昔から大きな穴がいくつもあった。トーベスの説の根拠になっている見解によれば、低脂肪食が推奨されるようになって以降、だれもが糖質を多く食べるようになっただけでなく、脂肪を食べる量も減ったという。トーベスは例として低脂肪ヨーグルトを挙げている。低脂肪ヨーグルトは砂糖で甘みをつけ、炭水化物でとろみを増して口あたりをよくすることが多いからだ。トーベスは炭水化物摂取量の増加にかんして、米農務省の経済学者ジュディス・パトナムの発言を引用している。それによれば、一九八〇年から二〇〇〇年にかけて、平均的な人の穀物の年間摂取量は二七キログラム、糖類の年間摂取量は一四キログラムほど増えたという。
しかし、米国人が精製炭水化物を以前よりも多く食べるようになったことはたしかだが、脂質を食べる量が減ったわけではない。それどころか増えている。米農務省によれば、脂質の摂取量は、一九七〇年代後半からトーベスの記事が発表された二〇〇二年にかけて増加している。公益科学センターが発表したトーベスの記事にかんする報告書のなかでパトナムが述べているところによれば、トーベスにはそうしたことをすべて説明したが、引用に際して取捨選択されたという。[2]
トーベスは肥満の原因となりうるものを二者択一で提示していた。肥満か、でなければ炭水化物か。それ以外に考えられる説明――運動、産業の役割、加工、空気の質、あるいはそのすべての組みあわせ――は無視されていた。
糖質こそが食の問題であるとする考え方が事実上の正統派となるまでに、そう長くはかからなかった。そして、トーベスはその正しさを証明しようと心に決めていた。そこで考案された実験は、近年の栄養学史上屈指の影響力をもつことになる。もっとも、トーベスが期待したようなかたちの影響力ではなかったが。二〇一二年、トーベスはカナダのカリスマ医師ピーター・アティアとともに栄養科学イニシアチブ（ＮｕＳＩ）という非営利組織を立ち上げ、多額の資金を調達した。その狙いは、米国における肥満の問題を解決することにあった。ふたりは一連の実験をつうじて、糖質由来のカロリーが脂質由来のカロリーよりも体重増加を促進することを疑いの余地なく証明するつもりだった。

ふたりの名誉のために言っておくと、実験に採用されたのは、当の仮説全体に疑いをもつ優秀な科学者たちだった。そのうちのひとりがケヴィン・ホールだ。ＮｕＳＩは異なる主張を対立させて検証するという、どことなく訴訟に似たアプローチを採っていた。出資者は実験をおこなう科学者に対してそれぞれ異なる結果を期待していたが、検証手法には全員が同意した。

ホールの最初の実験は、有志の参加者一七人を対象とした予備試験だった。この試験で有意な結果が示されたら、さらに大規模な試験を引き続きおこなうことでＮｕＳＩとホールの研究チームの全員が合意していた。試験参加者はまず、高炭水化物食を四週間続ける。そのあとで超低炭水化物食に切り替え、その食事をまた四週間継続する。どちらの食事でもカロリーは同じに保たれる。参加者の体のあらゆる要素を、厳密に制御された実験室環境でモニタリングする。参加者は全員、食事内容と実験プロトコルに同意した。

低炭水化物食はすべての参加者でたしかにインスリン濃度を低下させた。これはつまり、インスリン濃度が重要だとするトーベスの仮説を検証するのに適した条件で実験がおこなわれていることを意味する。ところが、データ全体を分析すると、驚きの結果が出た——代謝における脂質もしくは糖質の影響という点では、グループ間に違いが見られなかったのだ。炭水化物から来ていようが脂質から来ていようが、カロリーはカロリーなのだ。これは小規模な試験だったが、厳密に実施されているのなら、小規模な研究であっても仮説の誤りを証明できる。ホールはこの知見を発表し[3]、『ヨーロピアン・ジャーナル・オブ・クリニカル・ニュートリション』で改めて検証した[4]。

この論文は栄養にかんするものであると同時に、科学哲学をめぐるものでもあった。ホールはみずからの物理学の経歴を活かして反証の原則を示し、一九世紀後半の科学者たちが光は「エーテル」なるもののなかを伝わる波であると提唱していたことを引きあいに出した。そのモデルは直観的には理にかなっているが、それでもまちがっていた。そして、いくつかの実験により、それが証明された。

どんな科学的モデルであれ、決定的に証明することはできない。ホールはそう繰り返した。そのかわりに、科学者はいくつもの実験を実施し、観察を積み重ねていく。そうした検証に耐えられたときにはじめて、モデルが広く認められるようになる。だが、どんなモデルや理論であれ、肝心なのは、まちがっていた場合にはそのモデルが無効になると予期しておくことだ。人はだれしも正しくありたいと思っているが、よき科学の本質は、みずからのまちがいを証明しようと試みることにある。NuSIが認めようが認めまいが、トーベスの炭水化物 - インスリンモデルの基礎となる要素は正しくないことが証明された。それがホールの見解だった。そのモデルでは単純すぎるのだ。

NuSIは傾きはじめ、二〇二一年についに閉鎖された。ことの経緯や炭水化物をめぐる議論の現状について見解を聞くために、わたしはゲーリー・トーベスに連絡をとり、ある晩、ビデオ通話で話をした。わたしにとっては遅い時間、彼にとっては早い時間だ。トーベスはウッドパネル張りの部屋でカリフォルニアのまばゆい陽光を浴びており、わたしはそれに意表を突かれた。トーベスは物静かで謙虚、かつ愉快な人だった。八時間の時差とサマータイムがらみの時間の切り替えのせいで、わたしは通話のタイミングを取り違えてしまったが、トーベスはわたしの気を楽にしてくれた。「気にしないでください。わたしの親友はハーヴァードで数学教授をしているんですが、電話をかけてくるたびに時差をまちがえるんですよ」

わたしが受けた第一印象は心温まるもので、それはいまも変わっていない。トーベスはインターネット上であれこれとひどいことを言われているが、わたしの印象では、礼儀正しい誠実な人だ。わたしたちが話をした三時間ずっと、彼はだれについても感じよく語り、とくにそうしようと努めているそぶりも見えなかった。それは本当にすごいことである。*

もう炭水化物について書くのに飽き飽きしているのではないか。そうトーベスに尋ねてみた。「妻に言わせれば、わたしは道路横断中に車に轢（ひ）かれた人を見ても、炭水化物のせいにする方法を探すそうですよ」と彼は答えた。「でも、わたしはただ、ひどい不正がまかりとおってきたと考えているだけです。告発者のような心境ですね。何億もの人がまちがった食事のアドバイスを受けているんです。それを放っておくのは難しい」

わたしたちは実験の詳細に分け入り、トーベスとホールの見解の相違についてじっくり話しあった。プロトコルと統計値については両者の意見が一致していたが、トーベスの考えでは、あれはたんなる予備試験だった。データが入ってきてはじめて、手法に欠陥があることが明らかになった。それがトーベスの言いぶんだ。

それはわたしにも理解できる。実際に実験をしてみるまでは、失敗のあらゆる可能性を予見するのは不可能だ。わたしは研究員時代に何十、場合によっては何百もの段階を踏む実験をしていたが、そのなにもかもが、たとえ顕微鏡を使ったとしても、目には見えないものだった——目に見えない分子を、目に見えないやり方で修飾するのだ。変動要因はできるかぎり説明するが、それでもなお、否定的な結果が出るのはたんにわたしたちがヘマをしたせいで、かならずしも仮説がまちがっているわけ

---

* とはいえ、批判のせいで眠れない夜もあるという。わたしはつねづね、人はなぜ午前四時に起きてしまうのか、その理由に興味を抱いている。というのも、わたし自身、その時間に目を覚まし、いらだってしまうことがよくあるからだ。「明け方には、『こんなこと、あまり真に受けるな』と自分に言い聞かせます」とトーベスは話した。「よく、こんなジョークを言うんですよ。ユダヤ人のなかには、午前四時に不安のあまり目覚めるように進化した者もいる、って。なんといっても、二〇世紀を生き延びた欧州のユダヤ人の多くは、真夜中に目を覚まし、逃げる準備を整えたそのときに、ドアがノックされるのを聞いた人たちだったはずですからね……」

ではない、ということもときどきあった。

あらゆる段階であらゆることを考慮して正しく実行しただろうかとじゅうぶんに心配しつつも、自分の実験結果を信用できないほどの心配性にはならないように、うまくバランスをとること。それがすぐれた実験科学者の一要素だ。どこかの時点で、こう言わなければならない――「わたしはこの実験をした。これが結果である。それはこれこれこういうことを意味しているとわたしは考える」。そのあとは、ほかの人たちがその結果をこてんぱんにするくらいまで有名になり、みんながそうするのは自分がまちがっているからなのか、それともたんに彼らの一世一代の研究をまちがいだと証明したからなのかを見極めなければならない。

だが問題は、ホールの予備試験が炭水化物・インスリン仮説の重要な部分と矛盾しているように見えるだけではない。その仮説と矛盾するほかの証拠にもこと欠かないのだ。この仮説はたびたび検証されてきた。そして、現実世界で暮らす人たちを対象としたもっとも長期間にわたる研究では、低炭水化物食と高炭水化物食のあいだに持続的なカロリー摂取の差は見られなかった。[5]

別の実験では、有志の参加者がランダムな順番で二種類の食事をとった――一方は炭水化物が一〇%で脂質が七五%、他方は炭水化物が七五%で脂質が一〇%の食事だ。その結果、炭水化物・インスリン仮説から予想されることとは異なり、実際には高炭水化物食をとっているときのほうが一日あたりの摂取カロリーが七〇〇キロカロリー少なくなり、体脂肪の有意な減少が報告されたのは高炭水化物食だけだった。[6,7]

現実の世界では、本当の意味での低炭水化物食を維持するのは非常に難しく、そうしたダイエットをしても結局はうまくいかないことが明らかになっているようだ。二〇〇三年に『ニューイングランド・ジャーナル・オブ・メディシン』に掲載された研究では、低炭水化物食と低脂肪食を一年にわたって直接比較した。その結果、三カ月後の減量幅は低炭水化物食のグループのほうが大きかったものの、一二カ月後には有意な差は見られなかった。どちらのグループでも血圧が下がり、糖を摂取した際のインスリン反応が向上したが、どちらの食事にしても、多くの人は食事内容をしっかり守りとおせなかった。[8]

ハーヴァード大学の研究チームが実施し、二〇一八年に発表したあるＮｕＳＩ研究では、炭水化物・インスリン仮説がたしかに裏づけられているかに見える。[9] この研究では、過体重の大学生、大学教員、大学職員一六四人に低炭水化物食をとらせたところ、代謝によい影響が見られた。そのデータ分析に大きな問題があることを最初に見つけたのが、ケヴィン・ホールだった。どうやらハーヴァード大学のチームは、もともと調べるつもりだったものとは微妙に違う結果を分析していたようなのだ。

研究を設計する際には、実際に研究をするまえに、なにを測定し、それをどう報告するかを決めなければならない。測定する対象を変更するのは、ダーツを投げてからダーツボードを動かすようなものだ。ホールはある論評のなかで、やんわりとこう述べている。「あらかじめ定められた分析計画にしたがって研究結果を報告することには、バイアスを減らす効果がある」[10]

ハーヴァードのチームが決めた当初の計画にしたがってホールがデータを分析しなおしたところ、チームの主張する影響は消えてなくなった。それどころか、脂質か炭水化物かの違いはエネルギー消費に有意な変化をもたらさないとする通説を裏づけているように見えた。

わたしもケトダイエットを試してみたことがある。おいしいものをたくさん食べられるし、満腹感があり、実際に体重も減った。でも結局、ミートソースをかけるスパゲッティ、鶏肉にあわせるライス、ステーキにあわせるフライドポテトがどうしても恋しくなって、降参した。このわたしの体験は、てんかん患者を対象にした大規模なケトジェニックダイエット研究でも裏づけられている（ケトジェニックダイエットは、とりわけ子どもにおいて、てんかん発作を抑制すると見られている）。発作を抑制するためにれっきとしたおとなが低炭水化物食をとるのなら、それは継続する強い動機になるはずだと思う人もいるかもしれない。ところが、このたぐいの研究では、標準的な投薬治療の研究に参加した人たちに比べて、脱落する人がおよそ五倍にのぼるのだ。[11] ただし、こうした研究の食事はアトキンスの提唱した標準的な食事とは異なることがあり、その違いが継続を難しくしている可能性がある点には留意すべきだろう。

　低炭水化物食に減量の効果がないとか、健康上の利点がまったくないと主張したいわけではない。インスリンは体脂肪の調節において重要な役割を担っていないと主張しているわけでもない。わたしが言いたいのは、現時点で手に入る証拠の全容を見るかぎり、同じだけのカロリーを摂取しているのなら、炭水化物制限によってインスリン濃度が低下したからといって、脂肪の貯蔵が減るわけでもエネルギー消費が増えるわけでもないらしい、ということだ。

　実際、きちんと続けられる人なら、低炭水化物食はたしかに効果があるのではないかとわたしは思っている*——それは単純に、人間は食の基礎として炭水化物を食べるように進化してきたので、炭水化物抜きの食物のほうが食べるのに苦労するからだ。タンパク質と脂質を食べると、大量のカロリーを摂取しないうちに満腹になってしまう。だが、あらゆるダイエットに共通する問題は、わたしたちは食べるものを本当の意味で選んでいるわけではない、というところにある。実際には体内のシステムに導かれているのだ。息を止められるのと同じように、炭水化物を避けることはできる。でもいずれは、ほとんどの人が降参してしまう。

　結局のところ、トーベスはガリレオではなかった。むしろ、ガリレオの友人であり庇護者でもあったローマ教皇ウルバヌス八世に近い。なんといっても、ガリレオに天動説モデルと地動説モデルを比較させたのはウルバヌス八世なのだ。ちょうど、トーベスがホールに炭水化物中心の肥満モデルを調べさせたように。どちらのケースでも、ふたを開けてみれば、依頼者が望んでいたことには沿わない結果が出た。

そんなわけで、糖質がインスリン濃度を上昇させるからといって、それが体重増加を導くわけではないらしい。だが実際のところ、人間の健康とＵＰＦの話にそれがどう絡んでいるのだろうか？

＊＊＊

人間は昔から、糖類とでんぷんとして膨大な量の炭水化物を食べてきた。食事はわたしたちを周囲の人たちと結びつける（少なくともそうあるべきだ）。そして、そうした絆は有史時代にも先史時代にも、一般にはでんぷんを多く含む少数の植物によってかたちづくられてきた。基本的にはひとつの社会につき一種類――トウモロコシ、ジャガイモ、稲、キビ、小麦などの植物だ。わたしたち人間はでんぷんと糖類（果実やサトウキビやハチミツとして）を食べることにとても長けている。そして、たとえかなりの量であったとしても、人間の体はそうした物質を処理し、楽しめるつくりになっているようだ。[12・13]

その興味深い一例がハチミツである。というのも、ハチミツは自然界でもっともエネルギー密度の高い食物であるからだ。ところが、化学的には高果糖のコーンシロップ（どちらもブドウ糖と果糖がさまざまな比率で混ざっている）やいわゆる砂糖（どちらもブドウ糖分子と果糖分子の組みあわせが結晶化したもの）とほとんど区別がつかない。[†]だが、人類は先史時代の全体をつうじて、カロリーのかなりの割合をハチミツから摂取してきた――コミュニティによっては平均一六％にもなる。コンゴ

＊　低炭水化物食により継続的にかなりの減量を達成している人の報告も存在する（大部分は体験談にすぎないが）。これはインスリン濃度の低さよりも、むしろケトダイエットではほとんどのＵＰＦが排除されるからではないかと思っている。ＵＰＦは一般に、おもに炭水化物と糖類でできている。

の森に暮らす狩猟採集民族ムブティを対象としたある研究によれば、雨季のあいだは摂取カロリーの最大八〇％がハチミツに由来するという。* そうしたコミュニティで過体重が広がっているという報告はない（そして、現代の多くの狩猟採集社会では、いまも大量のハチミツが食べられている）[16]。

さらにカルロス・モンテイロの研究でも、卓上に置かれた砂糖の存在は健康の印であることがわかった。というのも、砂糖は家庭で食事が調理されていることを示しているからだ。だからといって、砂糖がヘルシーだというわけではない。自分で砂糖を買って自家製のおやつをつくるほうが、あらかじめ糖が添加された工業生産ＵＰＦの既製品を買うよりもヘルシーだと言えるほどわたしたちの食生活がひどいという、ただそれだけの話だ。

矛盾しているように聞こえるのは承知している。砂糖は健康の印であると同時に不健康の印でもある、と言っているのだから。だが、わたしはこういうふうに理解している——糖類（ハチミツを含む）は体に悪影響を与えることもあるが、それはインスリン濃度を高めるからではなく、歯を虫歯にしたり、もっと食べたいという欲を刺激したりするからだ。

ある日の朝食で、このふたつめの考えをライラとサーシャで試してみた。** 身近に子どもや、でなければ際限なく食べる人がいるのなら、このテストはあなたにもできる。必要なものは、砂糖、牛乳、ボウル、〈ライスクリスピー〉シリアル適量。まず、ふたつのボウルに同量のシリアルを入れる——たとえば、三〇グラムずつとか。そうしたら、片方のボウルからスプーン一杯ぶんのシリアルを取り除き、かわりにスプーン一杯ぶんの砂糖を加える。最後に、牛乳をかける。

栄養という点では、砂糖で甘くしたボウルと砂糖を加えていないボウルはほとんど同じだ。それぞれのボウルに入っている炭水化物、脂質、タンパク質の量は同じで、血糖値におよぼす影響にも違いはないはずである。***

にもかかわらず、娘たちはふたつのボウルにまったく違う反応を示した。砂糖を加えたほうはボウル一杯をたいらげ、おかわりを要求した。甘くしていないボウルのほうは、いやがりはしなかったが、完食もしなかった。つまり、砂糖を加えたことで、牛乳の脂肪とタンパク質に由来するカロリー、シ

---

† メープルシロップ、アガベシロップ、砂糖、ゴールデンシロップ——人間の体は、そのすべてをだいたい同じように処理する。ブドウ糖と果糖のどちらがよいかはよく議論になるが、ハチミツと高果糖コーンシロップはきわめてよく似ており、後者で前者を薄めた製品を見破るのが難しいこともある。[14] また、商業用ハチミツの製造過程では、巣の近くに野生の花蜜がじゅうぶんにない場合にミツバチに高果糖コーンシロップを与えてきた長い歴史がある。[15] そこから、商業用ハチミツの多く——下手をしたらほとんど——は事実上、ミツバチのつくったUPFなのではないかという疑問が生じる。

* タンザニアの狩猟採集民族ハッザの研究では、ハンターは一日のカロリーの八～一六％をハチミツから摂取していた。肉の割合は三〇～四〇％、バオバブの実は三五％、塊茎は六～二二％だった。ハチミツに付随するハチの巣は、なかば消化された脂肪や、巣にいるミツバチの幼虫や卵に由来するやわらかいタンパク質も大量に含んでいる。栄養上、完璧な食品だ。

** この方法で砂糖についてわたしに説明してくれた最初の人物がジェフリー・キャノンだ。カルロス・モンテイロの友人で、長きにわたる共同研究者でもあるキャノンは、産業界の役割をめぐる解釈をＮＯＶＡ分類法に組みこむうえで大きく貢献した。

*** ライスクリスピー自体は、砂糖よりも血糖値を高める。ブドウ糖を一〇〇として血糖値の上昇度を示す指標〈グリセミック・インデックス〉では、白パンは一〇〇、ライスクリスピーは九五、ケロッグ社の〈コーンフレーク〉（米国で販売されているもの）は九二、〈アルペン〉は五五、〈スペシャルＫ〉（フランスで販売されているもの）は五四——おおむねポリッジと同じくらい——、〈スペシャルＫ〉（米国で販売されているもの）は七〇となる。〈スキットルズ〉は七〇。〈スニッカーズ〉はわずか四一だ。ニンジンは三二～九〇。砂糖は六〇くらい。グリセミック・インデックスという観点から食品を考える限界を示していることを別にすれば、こうした数値の違いをどう判断するかは難しいところである。甘いものは口に入った途端にインスリン分泌を刺激し、それにより血糖値が下がるため、甘いもののほうが血糖値への影響は小さいとも考えられる。

リアルのでんぷんに由来するカロリーの摂取量が増えたのだ。砂糖と塩は、食欲増進という点では食品添加物のツートップだ。ミックスビーンズだろうがピザだろうが、ほぼすべてのUPFに入っている理由はそこにある。したがって、糖含有量の多さは、体重増加を駆りたてるUPFの特性のひとつと言える。

糖にかんするもうひとつの明らかな問題は、歯をだめにすることだ。歯のエナメル質の硬さは鋼鉄とチタンのあいだくらいに位置するが、その頑丈さは無機成分、とりわけカルシウムから生まれている。そして、カルシウムは酸に侵食される。食事由来の酸のおもな供給源になっているのが炭酸飲料で、炭酸飲料は口のなかにいる細菌の餌になる糖も供給する。そうした細菌は歯の表面にじかに酸を排出し、エナメル質をとかす。

ほぼすべてのジュースや炭酸飲料は、歯をとかすだけの酸性度を備えている。〈オーシャン・スプレー〉クランベリージュースのpHはおよそ二・五六、〈コカ・コーラ・クラシック〉は二・三七、〈コカ・コーラ・ゼロ〉は二・九六、〈ペプシ〉は二・三九。[17]酸性の飲料を飲んだ直後は口のなかがひどく酸性になっており、すぐに歯を磨いたりすると、エナメル質の混ざった混濁物を歯ブラシで払い落してしまうはめになるほどだ。それを防ぐためには、口を徹底的にゆすぎ、少なくとも三〇分の時間を置き、pHが通常の値に戻るのを待つ必要がある。

そんなことは、だれでも知っている。にもかかわらず、虫歯はあいかわらず公衆衛生の大問題として居座っている。大規模で資金も比較的豊富な公衆衛生インフラがあり、糖分にかんする表示制度がもうけられている英国でさえ、虫歯は子どもに全身麻酔を使う最大の理由になっている。[18]ピンと来ていない人のために、もう少し説明しよう。イングランドでは、三歳児の一〇%超、五歳児の四分の一に虫歯がある。五歳未満の子どもに対して病院でおこなわれた抜歯のほぼ九〇%は、予防できたはずの虫歯に起因する。そして抜歯は、六歳から一〇歳までの子どもに対する医療処置としてはもっとも多い[19]。子どもに対しておこなわれる手術としては――トランポリンで折れた骨の固定、ヘルニア修復、虫垂切除を抑えて――虫歯に関係する手術が最多だ。米国の統計は、それよりもさらにひどい[20]。

この虫歯危機は、ほぼ完全にＵＰＦのせいである。砂糖は食事どきに少量で摂取される。実際に虫歯の原因になる糖は、食事と食事のあいだに酸とともに摂取するもの――つまり、炭酸飲料や菓子などだ。*この手のＵＰＦ製品が歯をだめにする理由は、わたしたちがひっきりなしにそれを食べていることにある。なにしろ、おやつや軽食として売りこまれているのだから。ＵＰＦこそ、虫歯が工業先

＊　虫歯の歴史は、肥満と同じく、ＵＰＦの発明以前までさかのぼる。野生の霊長類でも見られるが、発生率はきわめて低い[21]。ヒト科における最初期の虫歯の証拠は、一五〇〜一八〇万年前のアウストラロピテクス属のものだが、一カ所で発見されたおよそ一二五体の骨格のうち、虫歯のあったものは三％に満たない――これは同じ場所で見つかったホモ・エレクトスの骨格における割合よりも低い[22]。だが全体としては、農耕以前の集団では虫歯の発生率は低く、虫歯の穴も比較的浅い。それがわかっているのは、ひとつには大昔の骨格に見られる虫歯が少ないからだが、およそ一万年前の新石器時代まで歯科医術の証拠が存在しないからでもある。新石器時代に、人類は洞窟から洞窟へと移動するかわりに、恒久的な家をつくりはじめた。このころは、中東で小麦や大麦などの穀物が栽培化され、農耕がはじまった時期でもある。この時代から、ヒトの遺骨に見られる虫歯の存在が増えはじめる。歯の痛みを経験したことのある人（悲しいことに、ほとんどの人が該当する）なら、新石器時代の人間がその痛みを取り除くために極端に走らざるをえなかったかもしれない状況を理解できるだろう。九〇〇〇年前のパキスタンでは、一部の勇敢な人が――もともとは熟練のビーズ職人により開発されたノウハウを用いて――おそらくはかなり痛いであろう虫歯治療の原型として、歯を削って穿孔する最初期の試みに挑んでいた[23]。精製された発酵しやすい炭水化物や糖を食べることが増えはじめると、虫歯も急増した。四〇〇〇年前に刻まれた楔形文字の粘土板には、バビロニアの神エアに「虫をつかみ、不快な歯から引き抜いてほしい」と頼む特別な呪文が書かれていた。古い言い伝えでは、その歯の「虫」が虫歯を引き起こすとされていた。こうした思想は、中世やそれ以降の時代までに各地で個別に発祥したか、世界中に伝播したと見られる[24,25,26]。

進国の学齢期の子どもの九〇%を苦しめている理由なのだ。[27]

世界のどこにいても、どんな炭酸飲料を飲んでいても、口腔疾患のリスクや死を早めるリスクにかんする警告は、缶のどこにも見あたらない。ネスレやコカ・コーラやペプシなど、糖で甘くした飲料(もしくは大量の糖を加えたものならなんでも)を売る企業に、虫歯にかんする警告をパッケージに記載するよう義務づけるべきではないのか。そうしない理由が、わたしにはまったくわからない。

8　運動でもない……

レディングのオラクル・ショッピングセンターには、三段だけのエスカレーターがある。医学生だったころ、わたしはそこで病院実習をしたことがあり、肥満に関心をもつ医師でもあった当時の上司は、講義のたびにそのエスカレーターの話をしていた。いわく、「肥満危機のモニュメント」だ。それにかんするちょっとしたスライド集まで用意していて、そのなかには、「ものぐさにも」階段を避けようとする高体脂肪率の人がそのエスカレーターに「乗って」いるところをこっそり撮影した写真もあった。

もちろん、そうしたエスカレーターが存在するのは、その場所へのアクセス向上が目的であり――人間がなまけものだからというわけではない。だが、肥満は運動不足のせいである（拡大解釈すれば、肥満の人はものぐさである）とする認識は、肥満を治療する医師のあいだにさえ広く浸透している。

ある意味、それは意外ではない。わたしたちのカロリー消費量が昔よりも少なくなっていて、そうした活動量の少なさが体重増加のおもな原因になっているのは明らかなようにも思える。ＵＰＦが重要な一因であるとする仮説を否定する論文は、れっきとした学術誌にも数多く掲載されている。その主張によれば、体重増加の主たる要因は活動量の少なさであり、カロリー摂取量の増加はそれほど重要ではないことが研究により示されている[1,2,3,4,5,6,7,8,9,10,11,12]という。

そうした論文に繰り返し登場する著者が何人かいる。たとえば、スティーヴン・ブレア、ピーター・カツマルツィク、ジェイムズ・ヒル。ヒルによる二〇一二年の研究では、身体活動量が増えれば「大幅な食事制限の必要性は低下するだろう」[13]と述べられている――わたしのような食いしん坊には最高のニュースだ。

ブレアは二〇一四年の論文「なにが世界的な体重増加を引き起こしているのか？」の共著者のひとりで、その論文ではこう述べられている。「たいていの人は（肥満の蔓延は）食べる量が増えたせいだと考えているが、その仮説を支持する証拠は乏しい」[14]。また、身体活動量を増やすほうがカロリー摂取量を減らすよりも簡単かもしれず、「過剰な摂取を相殺」できる可能性があるとも提起されている。言いかえれば、ひどい食習慣から逃げ切れるということだ。この説を研究すべく、ブレアは〈グローバル・エナジー・バランス・ネットワーク〉という新組織を設立し、プレスリリースのなかで、体重増加をファストフードと加糖飲料のせいにすることについて、「それが実際に原因であるとする説得力のある証拠は事実上、存在しない」と述べている。

カツマルツィクが共著者となっている二〇一五年の研究では、六〇二五人の子どもを調査した結果、身体活動量の不足が児童における肥満の主要な予測因子であることがはっきり示されたという[15]。

運動は体重増加の予防と治療において重要だとする結論にいたるのは必然のように思える。なんといっても、摂取カロリーが消費カロリーを上まわれば体重が増えるのは代謝の鉄則だし、わたしだってそれを覆そうなんていう気はさらさらない。その鉄則については、複数のラボで、複数の手法により、何度も実証されている。したがって論理的に考えれば、とりわけ先進工業国では昔よりも活動量がはるかに減っているのだから、[*]活動量の少なさは――きっと――体重増加の一因となっているはずである。

実際、米国で実施されたある大規模研究では、一九六〇年から二〇〇六年にかけてのエネルギー消費量の減少で同時期の体重増加をほぼ完璧に説明できることが示されている。[19] 二〇一一年のある論文によれば、昔のほうがはるかに従事者の多かったタイプの肉体労働（採炭など）は、デスクに座ってする仕事のおよそ五倍の活動量を要するという。** それだけでなく、わたしが見つけた別の論文では、英国人の摂取カロリーは全体として昔よりも少なくなっているのだから、体重増加の原因は活動量の少なさにあるにちがいないと主張されていた。[22] カロリー摂取量が減っているのに、それでも体重が増えているのなら、昔よりもはるかに活動量が減っているとしか考えられない、というわけだ。この論文の著者クリストファー・スノードンは経済問題研究所のジャーナリスト（兼「ライフスタイル経済主幹」）で、一一章でUPFの概念そのものを嘲笑した人物でもある。論文のタイトルは、おそらくゲーリー・トーベスを意識しているのだろう、「脂肪をめぐる嘘」だ。

＊　二〇世紀に入るころの英国と米国では、労働者のおよそ半数が農業や製造業などの肉体労働を要する仕事をしていた。洗濯機、回転式乾燥機、掃除機はどれもまだ発明されていないか、広く普及していなかったので、家庭でも体を動かす家事が多かった。[16,17] それに対して、二一世紀のはじめには、英国と米国の労働者のおよそ七五％がサービス業に従事し、まだ製造業や農業の仕事に就いている人でさえ、一日あたりの肉体労働ははるかに少なくなった。これはひとつには自動化のおかげだが、製造される品物の変化（造船が減り、マイクロチップ製造が増えた、など）も一因になっている。自動車と公共交通機関のおかげで、通勤者の身体的な負担も小さくなっている。英国心臓財団の推定によれば、平均的な人が一年あたりに歩く距離は、一九七〇年代には二五〇〇マイル（約四〇〇〇キロメートル）だったが、二〇一〇年には一八〇〇マイル（約二九〇〇キロメートル）にまで縮んだという。[18]

＊＊　英シンクタンクの財政研究所は、こうしたデータにもとづくモデル化により単純な例を作成した。座りがちの仕事に従事する平均的な体格の男性が週四〇時間はたらくと、一年あたりの脂肪消費量はおよそ三〇キログラムになる。この男性が活動量の多い仕事をしていたら、脂肪消費量はほぼ七〇キログラムになったはずだ。座りがちの仕事を相殺するためには、週一〇・六時間余分にジョギングをする必要がある。これはオリンピックのマラソン選手が練習に費やしている時間と大差ない。[20,21]

スノードンは強気の姿勢をとっている。「ここ数十年、英国では糖分、塩分、脂肪、カロリーのひとりあたりの摂取量が減りつづけていることを、あらゆる証拠が示している」。それが本当なら、つまりわたしたちのカロリー摂取量が数十年間ずっと減りつづけているのなら、UPF——もっと言えばあらゆる種類の食品——が体重増加の大きな要因であるとする説が丸ごとまちがっている、ということになる。

この論文をさらに読み進めてみた。スノードンいわく、英国における肥満の蔓延は高カロリーの食品や飲料が手に入りやすくなったことが原因だとする通説には「現実的な根拠がない」。この論文の主張によれば、二〇〇二年以降、英国の成人の平均体重は二キロ増えているが、同じ時期にカロリー摂取量は四・一%、糖類の摂取量は七・四%減少したという。そして、こう結論づけられている。「肥満の増加を引き起こしているおもな要因は、家庭と職場における身体活動量の減少であり、糖類、脂質、あるいはカロリーの摂取量の増加ではない」

この論文でスノードンが用いたのは、環境・食料・農村地域省をはじめとする英国政府の情報源だ。同省は一九七四年から英国の食生活を毎年調査している。[23] わたしがそのデータをチェックしてみたところ、たしかに、ひとりあたりのカロリー摂取量は一九七四年の一日約二五〇〇キロカロリーから減りつづけ、一九九〇年にはわずか一九九〇キロカロリーになっているように見える——じつに二一%の減少である。スノードンが示したカロリー摂取量のグラフは、ウォール街大暴落の際の株価チャートさながらだ。*

米国でも英国でも食べる量が減っているのなら、わたしたちの体重を増やしている原因は、活動量の減少にちがいないということになるだろう。この知見は、スクリーンを見ている時間の増加、肉体労働の減少、子どもが屋内で過ごす時間の増加、そして三段のエスカレーターの増殖といった事象とも合致する。

この説は政治の面でも大きな意味をもつ。政府の介入がなくてもカロリー摂取量が減少しているのなら、摂取量削減を目的とした政策を実施する正当な理由はない。さらに、カロリー摂取量が二一％も減少しているのに食品業界がまだ利益をあげているというのも、わたしにとっては驚きだった。

＊＊＊

このスノードンの論文は途方もない反響を巻き起こし、チャンネル４ニュース、『サン』紙、ＢＢＣラジオ２などで特集された。現在は『サンデー・テレグラフ』紙の編集者であるアリスター・ヒースは、二〇一六年に同紙で「われわれは太りすぎているが、砂糖に罪悪税を課してもむだだ」と題した記事を書いた。

スノードンのデータからすれば、モンテイロはまちがっていることになる。加えて、ほかのおおぜいの人もまちがっていることになる。ジャイルズ・イオもそのひとりだ。国際的に知られるケンブリッジ大学の遺伝学者であるイオは、肥満の研究者でもある。わたしは過去にイオと体重について延々と話しあったことがあるが、彼がこのカロリー摂取量の減少に言及したことはいちどもなかった。とはいえ、体重増加の原因が食べものにあるとなぜ確信できるのか、と訊いてみたことはある。それに対して、イオはふたつの理由を挙げた。

＊　スノードンはこのグラフの内容について、英国全国食事栄養調査、英国生活費・食品調査、英国心臓財団などのほかの英国政府の公式な情報源のデータで裏をとっている。米国国民健康栄養調査でも同様のこと、つまり購入および摂取された平均カロリーは一九七〇年から減少していることが示されている――言いかえれば、わたしたちの食べる量が減っているということである。

第一に、量の効果が存在するという。「チョコレートバーを例にとってみましょう。これは二四〇キロカロリーくらいです」（イオは菓子類に精通している）。「わたしがその気になれば――しょっちゅうそうなりますが――チョコレートバー一本を一分以内に食べ終えられます。でも、そのカロリーを消費するためには、だいたいルームランナーで二〇分か三〇分はかかるでしょう」。カロリー摂取はあっというまだが、カロリー消費には時間がかかる。わたしたちが絶えず食べつづけていなくてもいいのは、そのおかげだ。反面、あっというまの摂取は、必要以上に食べてしまう可能性を拓くものでもある。

第二の理由は遺伝子に関係している。「肥満に関係する既知の遺伝子はどれも、摂食行動に影響を与えるものです」。言いかえれば、肥満が運動不足に起因しているのなら、肥満との関連が特定される遺伝子は「身体活動行動」や代謝のような事象と結びついているはずである。ところが、そうはなっていない。

そこで、スノードンの論文の数字を改めてよく見てみた。すると、奇妙な点に気づいた。なにかといえば、こういうことだ。英国の平均カロリー消費量は二五〇〇キロカロリーほど。ところが、スノードンが引用した調査データでは、一日の摂取カロリーは二〇〇〇キロカロリーに満たない。つまり、平均すると一日あたり五〇〇キロカロリーほど不足している。そのデータを信じるのなら、現在の英国人のカロリー摂取量は、国全体として見ると、たとえなにもしなくても体重が減っていなくてはおかしいほど少ない、ということになる。わたしたちの体重は実際に増えつづけているのに、である。そして、ここで言う「なにもしない」は、文字どおりのなにもしないを意味する。

わたしの場合、一日二〇〇〇キロカロリーでもかなりの期間生きつづけられるだろうが、体重が減るのは避けようがない。これほど少ないカロリー摂取量で体重を維持、もしくは増やすためには活動量を大きく減らす必要があり、ベッドから出てトイレにも行けなくなるだろう。それどころか、ただ寝たきりになるだけではたりない。エネルギーをたくさん使う、生命維持に必要な身体機能の一部を停止せざるをえず、腎臓機能を透析装置に委ねたり、人工呼吸器に頼って呼吸をしたりしなければならないだろう。[24]

　これはいったいどういうことなのか？　その答えを、全国食事栄養調査の付録一〇で見つけた。[25]　この付録ではサブサンプルとして、本調査に加えて「二重標識水法研究」と呼ばれるものにも参加した人たちの詳細が報告されている。

　二重標識水法は一九五〇年代に発明されたテクニックだ。水素原子と酸素原子に「標識」をつけた水を参加者に飲んでもらう。標識された原子の核は中性子が普通よりも多くなるので、それを使って原子を追跡できる。「重水」という言葉に聞きおぼえがある人もいるかもしれない――つまりはそれのことだ。体が酸素と水素を除去する速さは、カロリー消費量によってそれぞれ異なる。*　このテクニックは完璧ではないが、年ごとの差がきわめて小さく、人のエネルギー消費量を測定する最善の方法として広く認められている。

　この二重標識水法データは、一日あたりのカロリー消費量がおよそ二五〇〇キロカロリーであることを示していた。これは予想どおりだ。一日あたりの摂取量が二〇〇〇キロカロリーよりも少ないのに二五〇〇キロカロリーを消費しているのなら、国全体として体重が増えるなんてことは絶対にありえない。万人が認める物理の法則に反している。

*　重水を飲むと、体内で希釈され、尿として少しずつ排出される。標識した水素は水分損失をつうじてしか体から出ていかず、ほとんどは尿と汗として出ていく。標識した酸素はふたつの方法で体を離れる。水分損失をつうじて水素とともに出ていくか、二酸化炭素として呼吸で出ていくか、そのいずれかだ。消費カロリーが多いほど、呼吸で吐き出す二酸化炭素は多くなる。酸素と水素が体から出ていく速さの差を調べれば、カロリー消費量を推測できる。

この二重標識水法研究からわかったのは、研究参加者が自分のカロリー摂取量を三〇％以上も過小評価していたことだ。米国でおこなわれた複数の研究も、それを裏づけている。米国国民健康栄養調査の二重標識水法データと実際の調査データとの比較では、調査対象者が一貫して食べる量を過小報告し、運動量を過大報告していることが明らかになった。[26]

世の人々が昔から一貫して自分の食べる量を過小評価してきたのなら、スノードンの主張は妥当と言えるかもしれない。わたしたちがつねに摂取カロリーを過小評価するのであれば、活動量の少なさが体重増加につながる主要な問題である可能性は残される。だが実際のところ、二重標識水法研究では、食べる量の過小評価のほどは現在のほうが数十年前よりもかなり大きくなっていることが示されている。

この過小報告の理由にはいくつか説明があり、どれもしっかりした証拠で裏づけられている。第一に、肥満の人は質問票に虚偽の回答を書き、減量したら虚偽報告をやめて過去の不正確な回答を認めることが複数の研究で示されている。[27] 食事にかんする質問の回答で肥満の人が過小報告する理由は、たいした共感力がなくても想像がつく。人間は自分が恥だと思っていることを過小報告してしまうものなのだ。*

第二に、減量したいという思いが過小報告を促進することが複数の研究で示されている。そして一九九〇年代以降、ダイエット意識、ダイエットの実践、減量志向は著しく高まっている。たとえば、体重を減らしたいと望む男性の数は、二〇〇三年から二〇一三年にかけてほぼ倍増したことがわかっている。[28]

第三に、昔よりも家の外でスナックのたぐいを食べることが増えており、そうやって食べたものは忘れられやすく、把握するのが難しい。スナック業界は四〇〇〇億ドル規模の産業に成長している。[29・30]
第四に、わたしたちは調査全般に回答するのが下手になっている。この点については経済学者がおお

いに腹を立てていて、そのおかげで研究が進んできた。[31・32・33・34・35]

第五に、食品のポーションサイズは参照データベースの値よりも大きく、エネルギー量も多い。英国心臓財団によれば、一九九三年から二〇一三年までの二〇年間で、レンジ調理用シェパーズパイの一食ぶんのサイズは二倍になり、ファミリーパックのポテトチップスの量は五〇％増えたという。[36]つまり、調査対象者がレンジ調理用チキンパイひとつとかナッツ一袋を食べたと回答した場合、参照データでは摂取カロリーが過小評価される可能性があるということだ。

第六に、食品の廃棄量が減っている。二〇一二年の報告書では、家庭の食品廃棄物は二〇〇七年からおよそ二〇％減少したと推定されている。[37・38]食品廃棄量が減っているのなら、調査対象者が購入したと報告した食品のうち、腹に収まった割合は大きくなっているはずだ。

第七に、カロリー摂取量の公式な数字が減少している一方で、民間の情報源――英国の三万世帯を対象としたパネル調査結果を継続的に報告しているカンター・ワールドパネル社――のデータでは、カロリー購入量が過去一〇年で増加していることが示されている。[39]

スノードンの「脂肪をめぐる嘘」論文は、データの解釈を誤っている。カロリー摂取量は減っていない――もうずっと増えているのだ。しかし、その誤りを指摘するほかの著者の論文は、まったく世間に注目されていない。残念なことである。なにしろ、体重と食事（そして人間の苦しみ）にかんする政策は、マスコミで扱われたり記事にされたりした内容に左右されてしまうのだから。

＊＊＊

＊　たとえば、自己申告のアルコール摂取量は実際よりも四〇～六〇％少ない可能性があることが複数の比較検証によって示されている。

そんなわけで、二重標識水法研究（とほかの多くのデータ）は、わたしたちの食べる量がたしかに増えていると告げている。だが、採炭が（当然のことながら）オフィスワークと比較してはるかに多くの活動量を要するとした財政研究所のモデルについては、どう考えればいいのか？　座りがちの生活のせいで、食べる量が増えると同時に運動量が減るという二重の危険にさらされている可能性は、やはりあるはずだ。だとすれば、わたしたちの食べているものを考えるだけでは、話の半分にしかならない。

運動と活動が体重にどう影響しているかを理解するためには、数ある研究のなかでも、とりわけハーマン・ポンツァーの研究に目を向ける必要がある。デューク大学人類進化学准教授のポンツァーの研究は、食事と代謝をめぐるわたしたちの考え方に変革をもたらしている。狩猟採集民、農耕民、座りがちのオフィスワーカーにおける一日のカロリー消費量の違いを解き明かしたいと考えていたポンツァーは、そのためにタンザニア北部のサバンナ林地に暮らす狩猟採集民族ハッザと生活をともにした。ハッザは弓矢、小さな斧、地面を掘るための棒をもって徒歩で狩猟採集活動をしている。男性は獣を狩ってハチミツを集め、女性は植物を採集する。塊茎、ベリー類、小型および大型の獣、ハチミツ、バオバブの実などの野生の食物は、ハッザの摂取カロリーの九五％を占める。

ポンツァーは成人三〇人を対象に、一一日にわたって一日の総消費カロリーを測定した。[40] ポンツァーのチームが採用した手法は、二重標識水法と携帯型の呼吸計システムだ。このシステムでは、研究参加者の装着したフード型装置により、とりこんだ酸素量と吐き出した二酸化炭素量を測定する。正確な移動データを集めるために、参加者にＧＰＳ装置も渡した。

結果はあまりにも意外なものだった。まちがっているにちがいないと考えた研究チームが、さまざまな方法で、かつさまざまな因子を調整して何度も計算しなおしたほどである。というのも、予想とはまったく裏腹に、ハッザの成人のカロリー消費量は、米国や欧州の集団とほとんど同じだったのだ。授乳中や妊娠中でさえ違いはなかった。

さらに、こうした結果はほかの研究でも裏づけられている。ロヨラ大学のエイミー・ルークとカラ・エバーソールは、ナイジェリア農村部の女性集団とシカゴ郊外の女性集団の総消費カロリーに違いがないことを明らかにした[41]。それどころか、このパターンは、これまでに研究対象となったあらゆる人間の集団にもあてはまる。そして、サルや類人猿などのヒト以外の霊長類でも同じことが報告されている。檻に入れられている集団のカロリー消費量は、野生の集団と変わらなかったのだ[42・43・44・45・46・47・48・49・50・51]。

こうした知見は、体のカロリー消費の仕組みをめぐるこれまでの理解のすべてに疑問を投げかけている。どうやら、人間は一五キロメートル以上歩こうがデスクに座っていようが、毎日おなじ量のエネルギーを消費するようなのだ。その意味するところの大きさは見逃しようがない。これはつまり、たんに活動量を増やすだけでは体重を減らせないということを意味する。体脂肪率の変動は、身体活動量やエネルギー消費量とは無関係なのだ。

だったら、採炭がオフィスワークと比較してはるかに多いカロリーを消費することを示した例のデータとは、どう折りあいをつければいいのか？　じつのところ、そうした研究では、だれも炭鉱労働者を実際には測定していなかったのである。データはすべて、時間の使い方にかんする調査と仮定を根拠としていた。そうは言っても、デスクで仕事をするかわりに炭鉱ではたらいてもカロリー消費量は増えないなんて、ありえない話のように思える。いったいどうして、そんなことが起きるのか？

わたしはずっと、こんなふうに想像していた。寝転がって呼吸しながら基礎的な細胞機能を維持するだけで一日およそ二〇〇〇キロカロリーが消費され、ジョギングであれ採鉱であれ、なんらかの身体活動をすると、そのぶんが一日の総消費カロリーに上乗せされるのだ、と。だがじつは、わたしたちが活動すると、体はほかのことに費やすエネルギーを減らして埋めあわせるのだ。したがって、全体としてのエネルギー消費量は変わらない。

　数日間や数週間というもっと長い期間で見ると、さらにそれが顕著になる。ハッザの場合、休んでいるときには、本当に休んでいる。アスリートなどの活動的な人もそうだ。わたしたちは一定期間なら きわめて活動的になれるが、そのエネルギーの負債をあとで回収している。体内でほかのエネルギー使用量を減らすこの仕組みは、運動が減量につながらないとしてもやはり身体的な健康を向上させる理由を説明しているかもしれない。

　ポンツァーのモデルからすると、長時間のウォーキングやランニングをしても、必要不可欠ではない体の通常のプロセスが省かれ、免疫系、内分泌系、生殖器系、ストレス反応系に費やされるエネルギーが減るだけだと考えられる。これは悪いことに思えるかもしれないが、実際のところ、そうしたちょっとした休息時間には、システムの機能をもっと健康な水準に回復させる効果があるようだ。そして、それは進化的にもつじつまがあう。ヒト科の歴史全体をつうじて、食料が不足する時期は少なくなかっただろう。従来のエネルギー消費モデルでは、手に入る食料がもっとも少ないときに、もっとも多くのカロリーを消費することになる。なぜなら、カロリーを得るために、狩猟や採集に割く労力を大きくせざるをえないからだ。修正版のエネルギー消費モデルなら、食料を得るために遠くまで歩かなければいけないときでも、エネルギー消費量は一定に保たれる。また、食料が不足しているときに、たとえば生殖器系からエネルギーを拝借して繁殖力を低下させるのは理にかなっている。

　ポンツァーのデータによれば、デスクワークをしているときの消費カロリーは一日あたり二五〇〇キロカロリーほどで、この数字は長距離を歩いた場合の一日の消費カロリーと変わらない。そのエネルギーを歩行に費やしていないのだから、どこか別のところで使っているということになる。たとえば、ストレスに対する反応とか。ポンツァーの仮説によれば、オフィスワーカーではアドレナリン、コルチゾール、白血球が増加している可能性があるという。これはどれも、不安と炎症に関係するものだ[52・53]。座りがちの生活（これを読んでいるあなたは、おそらくそのたぐいの生活を送っているだろう――絶対ではないが）はテストステロンとエストロゲンの増加につながる。よいことではないか、と思う人もいるかもしれないが、これはがんのリスクを高める可能性がある。それに対して、ハッザ――毎日およそ二時間の中程度および活発な身体活動に従事し、英国や米国の平均的な人に比べると何倍も多い――の朝の唾液におけるテストステロン濃度は、欧米の集団の半分くらいしかない[54]。

こちらはよいことである。そして、運動がきわめて多くの慢性疾患の重要な治療法になり、うつや不安を軽減するらしい理由を説明しているかもしれない[55]。

タンザニアに引っ越して狩猟採集民になったとしても、カロリー消費量はいっさい増えない。それを理解したら、（多くの研究で示されているように）運動が減量に役立たない理由もわかるだろう。エネルギーバランスは、わたしたちが意識して変えられるものではない。そして、それは道理にかなっている。酸素量と同じように、これほど重要なものを意識によるコントロールの気まぐれさに委ねるわけにはいかないのだ。

わたしたちの摂取カロリーはかつてなく増えており、エネルギー消費量を変えようとしても体重にたいした変化は生じない。その点は証拠により明確になっている。肥満を引き起こしているのは食物摂取の増加であり、活動量の少なさではない。そして（ケヴィン・ホールやサム・ディッキンが実証したような）質の高い証拠が示すところによれば、ここで言う食物とは、ＵＰＦを意味する。

だが、この簡単に決着がつきそうな問題をめぐって、科学文献の世界がこれほど混沌としているのは、いったいなぜなのか？

クリストファー・スノードンのケースで言えば、彼は自由市場のシンクタンクである経済問題研究所から俸給をもらっている[56・57]。経済問題研究所の財務状況はおおむね不透明だが、製糖大手のテート＆ライルから出資を受けている。食物ではなく活動量の少なさが問題であるとする説が広まれば、製糖業界は得をする。そうした状況がどれだけスノードンに直接的な影響を与えたかは不明だが、別の分野を対象とした研究では、人は自分が影響を受けているとは自覚していない場合が多いことがわかっている。医師は製薬会社の資金が自分の治療や研究に影響していることをきまって否定するが、データが示すところによれば、影響はまちがいなくある。

たしかに、スノードンの論文は世に衝撃を与えた。とはいえ、専門知識のある独立した査読者のつく、厳密な意味での学術誌に掲載されたわけではない。だが、ほかの論文はどうなのだろうか？　スティーヴン・ブレア、ピーター・カツマルツィク、ジェイムズ・ヒルといった教授たちによる、活動量の少なさの役割を重視した論文は？　ファストフードと加糖飲料のせいだとする「説得力のある証拠は事実上、存在しない」とブレアは言っていたのではなかったか？　前述の著者たちの過去の論文をさかのぼって読み、利益相反はないかと調べてみたところ、申告すべき利益相反はないと明言された二〇一一年と二〇一二年の論文を見つけた[58・59・60]。

ところが二〇一五年、彼らを含めた何人かの科学者を雇用する大学に対して、当時ニューヨーク・タイムズの記者だったアナハッド・オコナーという名のジャーナリストが情報開示を請求した[61]。エネルギーバランスという考え方を喧伝する科学者たちとコカ・コーラとの関係を疑っていたカナダの医師で学者のヨニ・フリードホフから情報を得たオコナーは、その科学者のなかに州立大学に所属している者がいることから、州の情報開示請求法を利用すれば、問題の科学者の電子メールを要求できるはずだと踏んだ。開示請求の回答として得られた三万六九三一ページの文書には、問題の科学者たちが当時コカ・コーラ社の最高科学責任者だったローナ・アップルバウムと交わした電子メールが含まれていた。この開示請求とそれに続く大々的な報道と調査のおかげで、肥満と運動をめぐる論文に対するコカ・コーラの影響の深さが浮き彫りになった。

コカ・コーラは、ブレアが非営利団体〈グローバル・エナジー・バランス・ネットワーク〉を設立するのを支援した。[62] この団体は、加糖飲料と肥満の有意な関連を示す説得力のある証拠はないとする主張を広めていた。[63] コカ・コーラは、先に挙げたブレア、ヒル、カツマルツィクの論文のいずれにも資金を援助していた。[64,65] さらに、アメリカスポーツ医学会が運営する〈運動は薬(エクササイズ・イズ・メディスン)〉と呼ばれる全米プログラムにも出資していた。スティーヴン・ブレアはアメリカスポーツ医学会の副会長と会長を務めた経験がある。

二〇一五年、コカ・コーラは自社が出資した専門家とプロジェクトを記載した「透明性のある」リストを公開したが、ふたを開けてみれば、透明とは言えないものだった。同社が開示した著者ひとりにつき、開示しなかった別の著者が四人いる計算だ。[66]

オックスフォード大学とロンドン大学衛生・熱帯医学大学院のチームは、コカ・コーラの研究資金の全容を示すマップを作成した。このマップには、コカ・コーラ・ブランドの資金を受けた四六一本の科学文献にかかわった一五〇〇人近い研究者（おそらく全員が直接の資金受領者ではないと見られる）が記載されている。コカ・コーラの資金を受けた論文をもっとも多く（八九本）発表している研究者がスティーヴン・ブレアだ。ブレアの研究組織は、高度のエネルギー摂取におけるエネルギーバランスの役割を研究する資金として、総額およそ五四〇万ドルを受けとっていた。[67]

ここには問題がふたつある。

コカ・コーラがブレア、ヒル、カツマルツィクらへの出資をはじめたのは二〇一〇年だが、彼らは二〇一一年と二〇一二年に発表した論文のなかで、利益相反はないと述べている。[68] しかし、健康にかんする研究でコカ・コーラからの出資を受けていれば、それは利益相反にあたる。そして学術論文においては、利益相反の非開示は深刻な研究不正行為と見なすべきだと主張されてきた。[69,70]

だが、開示ですべてが解決するわけではない。二〇一三年ごろから、多くの論文で実際にコカ・コーラからの資金提供が開示されてきたが、にもかかわらず、同社の影響力はきわめて大きいままだった。二〇〇九年、五月を州の「〈運動は薬〉月間」とする布告に署名したジョージア州知事のソニー・パーデューは、「とりわけ、地元企業であるコカ・コーラ社の援助を受けている」ことを誇りにしていると語った。[71]

業界が研究に出資すると、どんな業界であれ、たいていは出資者に利する方向のバイアスがかかる[72・73・74・75・76・77]——単独の研究ではなく全体として見ると、このパターンは非常に一貫している。きわめて厳しく規制された環境で研究がおこなわれ、製品の販売方法に対して規制当局が絶対的な力をもち、あらゆる実験のあらゆるデータポイントを当局が検分できる製薬業界でさえそうだ。製薬業界に比べれば、本書で挙げた研究と論文を含め、食品企業が関係する研究に対する規制は存在しないに等しい。ソフトドリンクのメーカーは、この規制のゆるさをじつにうまく利用してきた。加糖飲料（コーラなど）と体重増加との関係を調べたレビューによれば、業界が出資した研究では、関連企業に利する結果が出る確率が五倍にのぼるという。[78]

コカ・コーラは公衆衛生を担う組織ではない。同社があの手この手で販売している飲料は、飲みすぎると子どもにもおとなにも害をおよぼす（ただし、どれくらいで飲みすぎと見なされるかは缶に記載されておらず、缶だけでなく、わたしが探すことのできた場所にはどこにも書かれていない）。コカ・コーラを廃業させたいわけではない。しかし、れっきとした健康関連誌にコカ・コーラが出資した研究を掲載すべきでないという主張は、煙草業界が出資した健康研究を掲載すべきでないという主張と同じくらい、議論の余地のないものではないかと思う。[79・80] どんな研究であれ、同社が出資したものは無視するべきだ。コカ・コーラは公衆衛生事業に出資すべきでないし、公衆衛生にかんする政策に影響力をもつべきでもない。コカ・コーラと健康分野の政策決定者との関係は、協力ではなく対立であるべきだ。

コカ・コーラが出資した数百本の論文が物議をかもしたおかげで、この問題は解決したと考えている人もいるかもしれない。だが、コカ・コーラは二〇二一年五月に、ラテンアメリカ栄養・健康研究に出資している。[81]この研究では、活動量の少なさが体重状態と関連していることを示す結果が発表された。そして論文の著者らは、申告すべき利益相反はないと述べている。

どんな科学分野でも、真実を見つけるのはジグソーパズルを組むようなものだ。観察所見、論文、データポイントがパズルのひとつひとつのピースにあたる。ピースをはめていくにつれてどんどん組みやすくなり、絵——真実——が浮かび上がってくる。

肥満のケースでは、ジグソーパズルが完成すると、活動量の少なさが重要な要因ではないこと、そしておもな原因は超加工された飲食物であることがあらわになる。そうした製品の売上が死活問題となる企業にとって、これは存続にかかわる脅威だ。

コカ・コーラなどのＵＰＦ企業は、ぴったりはまりそうに見えるパズルのピースを創作する戦術をとってきた。だが実際には、そのピースはパズルの一部ではまったくない。このジグソーパズルの箱には、人を惑わすピース、論文、データポイントが無数につまっていて、そのせいで完成させるのがほとんど不可能になっている。ぴったりはまらないピースが多すぎるのだ。

あなたがわたしと同じように、運動を増やしたからといって摂取カロリーを増やしていいわけではないという考え方に驚いたのなら、それはきっと、科学文献から〈運動は薬〉のような政策イニシアチブまでのありとあらゆる場所で、コカ・コーラをはじめとする企業がその反対の考え方——余分にとったカロリーを消費できるとする考え方を押し広めてきたからだろう。わたしは医学の学位をもっているが、にもかかわらず、自分の体と必要なエネルギーをめぐる認識の一部は、コカ・コーラ社に刷りこまれたものだったのだ。その事実を受け入れるには、いくらか時間がかかった。

9……意志の力でもない

運動量を増やせばエネルギーバランスを意識的に修正できるという考え方と同じように、もうひとつ、ほとんど通説になっている考え方がある。意志の力によって、食物摂取を調節する体内システムを意識的に打ち負かせる、という考え方だ。これは世間に広く浸透し、多くのスティグマとも結びついている。どういうわけか、少なくとも医学の分野では、この考え方があてはめられるのは体重増加にかぎられる。がんや循環器疾患などのほかの食事関連疾患の患者にかんして、この手の話を耳にすることはまったくない。

意志の力を行使すれば体重増加を覆せるという考え方には、また別の気がかりな考え方が結びついている――肥満の人は二種類にわけられるのではないか、という考え方である。つまり、生物学的もしくは遺伝的な事情があり、したがって責めるべきではない人と、たんに悪い選択をしただけの人だ。この考え方はマスコミで日常的に宣伝されている。* そんなわけで、ここでじっくり検証してみよう。

肥満には遺伝性のところがある。肥満の人のほぼ全員が、肥満を促進する遺伝子をもっていると見られる。おおざっぱに言うと、遺伝性の肥満にはふたつの種類がある。まず、ひとつの遺伝子だけにめずらしい欠陥があるケースだ。その場合、どんな環境であろうと、なにをどうしても体重増加を避けられない状況につながる。** だが、肥満の人の圧倒的大多数では、多くの遺伝子に、ＢＭＩの低い人とは少しだけ違うところがある。そうした違いのほとんどは、脳で作用する遺伝子と摂食行動に影響を与える遺伝子に見られる。

ジャイルズ・イオが話してくれたように、遺伝子は食べる速さや選択する食べものといった摂食行動に影響をおよぼす。それを突き止めたのが、ジェーン・ワードルとクレア・ルウェリンがＵＣＬでおこなった研究だ。このふたりは、遺伝子の違いが子どもの摂食行動に影響し、肥満の一因になっていることを明らかにしている。遺伝子が摂食行動に影響を与えうるという事実は人を混乱させる。どこか直観に反しているからだ。わたしたちは意志の力にしたがって意識的に食べるものを選んでいる――結局のところ、それが世間の認識なのだ。大食を促す遺伝子をもつ人だって、自分の食べるものを自分でコントロールできない状況に置かれることはある。そしてそれは、本人にすれば意志の力の

＊　ひとつだけ例を挙げると、二〇二一年二月、『タイムズ』紙のコラムニスト、マシュー・サイドが肥満の新薬にかんする記事を書き、ツイッターにこんなメッセージを投稿した。「ここで言っておくが、一部の肥満の人は意志の力で――運動を増やし、食べる量を減らせば、体重を減らせるだろう。ただし、甲状腺などの疾患を抱える人は明確に除外する。これが腹立ちのタネになるという事実が、わたしの言わんとしていることを浮き彫りにしている――わたしたちは自己責任の崩壊を目にしているのである」

＊＊　ひとつだけの変異は、症状を治療できることを意味する場合もある。これまでに、全世界のおよそ一〇〇の家系がレプチン（脳が体の脂肪量を感知する主要な手段と見られるホルモン）に影響を与える変異をもつことがわかっており、そうした家系の人はたいてい重度の肥満（ＢＭＩ40超）である。また、ＭＣ４Ｒ遺伝子変異のような、もっと広く見られる変異も存在する。セトメラノチドなどの新薬の開発はずっとまえから進められている。製薬会社は慎重だ（と言うよりも、各種の規制機関により、慎重になることを求められている）。まず、きわめて深刻な肥満を患う子どもで試験をはじめ、利益がリスクを上まわることがたしかめられたら、さらに多くの人での試験に移行する。

敗北のように感じられるかもしれない。かく言うわたしも、肥満の遺伝的リスク因子を多くもつ者のひとりだ。

肥満の人はほぼ例外なく遺伝的リスクを抱えていると見られるが、いわゆる「健康な体重」*の人の一部も肥満遺伝子をもっている。その点からすると、そうした人は遺伝子に対して意志の力を行使しているのだと言いたくなるかもしれない。だが、そうではない。同じ遺伝子をもちながら体重状態が異なる人の違いは、意志の力ではなく、それぞれの生活環境にある。これについても、わたしは個人的経験から知っている。

わたしの双子の兄ザンドは、まさに兄（ビッグブラザー）である。実際、ザンドは七分だけ年長だが、体重もわたしより重く、もっとも大きいときで二〇キログラムの差があった。この体重差は、英国で研究対象になった双子のものとしては最大だ。

わたしたちはひとつの遺伝暗号を共有している。** つまり、まったく同じ遺伝子をもっているということだ。そして――わたしがジャイルズ・イオの検査を受けたので――ふたりとも肥満のおもな遺伝的リスク因子の多くをもつことがわかっている。あなたが食べものに夢中になるタイプの人なら、体重に関係なく、あなたもそうした遺伝子をもっているかもしれない。

ザンドの体重が増えたのは、米国へ移住したときのことだ。米国の大学で修士号を取得するための奨学金を得たのと同じころ、ザンドはよく知らない相手が自分の子を妊娠していることを、まったく予期せぬかたちで知った。いまとなってはこのうえなく幸せな状況に収まっているが（ザンドの息子のジュリアン、その母のタマラ、その夫のケン、タマラとケンの息子のハリソンは、みんなに愛される家族だ）、当時はストレスに満ちていた。しかも、ザンドが住んでいた場所は、ボストンの食の沼地（フード・スワンプ）だった。

食の砂漠（フード・デザート）という言葉なら聞いたことがある人もいるかもしれない――生鮮食品や健康な食品を売る

店がまったくなく、ＵＰＦしか手に入らない場所のことだ。米農務省によれば、米国には六五〇〇を超えるフード・デザートがあるという。フード・デザートはおもに、貧困率が高く、人口における少数民族の割合が高い地域に見られる。[2] 英国では、自宅から公共交通機関で一五分以内の距離に生鮮食品を売る店がない環境で暮らす人が三〇〇万人を超える。[3] これはつまり、ちゃんとした食品の調達が難しいことを意味する——ちゃんとした食品の調理となれば、なおさらだ。

ともあれ、ザンドが行きついたたぐいのフード・スワンプは、フード・デザートとよく似ている。生鮮食品は手に入るかもしれないが、ＵＰＦを売るファストフード店の沼の底に沈んでいるのだ。ＢＢＣ１でＵＰＦにかんするドキュメンタリーを撮影したときに、イングランド中部のレスターを訪ね、食環境を理解するためにティーンエイジャーのグループを取材した。食べもののことになると熱中したり、怒ったり、喜んだり、しばしばそれを全部いっぺんにこなしたりする若者たちだ。彼らはフード・スワンプがどう機能しているのか、まさにその仕組みを見せてくれた。

わたしは若者たちに連れられ、レスターの時計台へ行った。ランドマークとして街の中心に立つ時計台は、若者がこぞってぶらぶらしに行く場所でもある。案内してくれた若者たちは、時計台のすぐそばにある店を次々と指さしていった——マクドナルド、ファイブガイズ〔米国を本拠とするハンバーガー・チェーン〕、バーガーキング、ケンタッキーフライドチキン、グレッグス〔英国のベーカリー・チェ

＊「健康」とはＢＭＩ18・5～24・9に相当する。「過体重」はＢＭＩ25～29・9、「肥満」はＢＭＩ30・0以上だ。この点にかんしては多くの問題がある。言うまでもなく、たったひとつの——もしかしたらなんの根拠もないかもしれない——指標にしたがってだれかを不健康だとか健康だとか決めつけるなんてばかげている。だが、科学の世界ではこの方法で論じられているので、ここでの不手際をお許しいただきたい。

＊＊ある意味、ひとつの体を共有しているとも言える。わたしたちは同一人物だと思われることもある。親子鑑定を受けたら、わたしの子どもたちはザンドの子だという結果が出るだろうし、その逆もまた同じだ。

ーン〕、ティム・ホートンズ〔カナダを本拠とするドーナッツ・チェーン〕、タコベル、またグレッグス、ピザハット、チキンの売店、コスタコーヒー、オーサム・チップス〔フライドポテトの専門店〕――そしてさらにもう一軒のグレッグスが、ちょうど見えるか見えないかのところ、サブウェイのすぐそばにある。マクドナルドは一等地を確保し、時計台のすぐ足もとに鎮座している。

レスターはフード・スワンプだ。UPFはいたるところにあるが、ちゃんとした食品は地理的にも金銭的にも手に入れるのが難しい。貧困とファストフード店の密度には明らかな相関性があり、最貧困地区には最富裕地区のほぼ二倍の数がある。イングランド北西部のある貧困地域には、一〇万人につき二三〇店のファストフード店がある。それに対して、イングランド全体の平均では一〇万人あたり九六店だ。[4]

この「沼（スワンプ）」はファストフード店の密度だけにとどまらない。マーケティングにすっかり浸されていることも意味する。前述の若者たちがバス乗車券を見せてくれた。その乗車券はマクドナルドのクーポンも兼ねている。彼らが見るソーシャルメディアのフィードにはそうしたブランドの広告がつめこまれているし、ゲームも同じ状況だ。若者たちはスポティファイのプレミアムプラン〔広告なしの有料サービス〕を利用していないので、楽曲には広告が差しはさまれる。その大部分はファストフード・チェーンの広告だ。若者たちが消費するメディアは、例外なくファストフード業界の資金提供を受けている。彼らは広告に浸されている。そして、その広告には効果があることがわかっている。

あなたもしょっちゅう耳にしているかもしれないが、広告の規制緩和を支持する人たちに言わせれば、広告が過食を助長しているわけではなく、子どもたちはもともとハンバーガーを買いたがっていて、広告はどれを買えばいいかを提案しているにすぎないという。この主張は正しくない。それを証明するデータはたくさんある。

オランダの研究グループは、いわゆる「アドバゲーム」で遊ぶ子どもたちを対象にした研究をおこなった。アドバゲームはアドバタイジング（広告）とゲームを組みあわせた新手の広告手法で、もっぱら消費促進を目的としてゲームを一から制作するというものだ。[5] そうしたゲームのひとつに、ケンタッキーフライドチキン（ＫＦＣ）の『スナック！　イン・ザ・フェイス（Snack! In the Face）』がある。オーストラリアのティーンエイジャーにおけるＫＦＣの軽食（スナック）の売上不振と認知度の低さを解消する目的で開発されたゲームだ。

このゲームはアップルとグーグルの両アプリストアでランキング一位を獲得した。しつこいほどキャッチーなテーマソングにのって、がに股の小さなカーネル・サンダースの口を狙ってチキンのかたまりを発射するというゲームだ。カーネル・サンダースがじゅうぶんな量のチキンを食べたら、本物のチキンのかたまりと交換できるクーポンをもらえる。ご想像のとおり、こうしたゲームは子どもたちが食べるチキンの量を増やすのに成功しており、オランダのチームの研究でもそれが実証された。さらに、ＵＰＦを宣伝するアドバゲームをプレイしたあとの子どもでは、栄養の乏しいスナックの摂取量が増え、果物と野菜の摂取量が減った。[6] ゲームのなかで宣伝しているのが果物でも、ＵＰＦの摂取量が増える。単純に食べるという行為を意識させるだけで、ジャンクフードが手に入る状況であれば、子どもたちはそれをもっと食べる方向へ駆りたてられるのだ。[7]

イェール大学の研究では、食品の広告かそれ以外の広告のいずれかを含むアニメを小学生に見せ、視聴中にスナックを与えた。子どもたちが食べる量は、食品の広告を見せられたときのほうが四五％多かった。[8]

食品の広告、とりわけジャンクフードの広告が子どもたちの食べる量を増やしていることを示す決定的な証拠はおそらく、食品マーケティングと小児保健を専門とするエマ・ボイランド教授の論文で提示されているものだろう。ボイランドは世界保健機関（ＷＨＯ）の依頼を受け、子どもをターゲットにした食品マーケティングの制限にかんする最新版の勧告を策定するために包括的レビューを実施した。八〇件の研究に参加したおよそ二万人から集めたデータを検証したところ、食品マーケティングは子どもによるその食品の選択、摂取、購入要求を顕著に増加させることが疑いの余地なく明らかになった。[9]

レスターで出会ったような若者たちに向けて宣伝されている製品はUPFにかぎられる。その理由は単純――UPFは専売品なので、メーカーが多額の金を稼げるからだ。消費者は製造コストに比べてはるかに高い金を〈キットカット〉に払う。キットカットはメーカーのほかにはだれも製造できない。なぜなら、製法や商標権をはじめ、わたしたちをつかんで放さないキットカット独自の特徴を生むありとあらゆるものを、メーカーであるネスレが所有しているからだ。

それに対して、牛肉や牛乳や赤ピーマンを売る企業の場合、とりわけ高価格帯の製品では、製造コストが莫大になる。そして、消費者は手に入るさまざまな種類をだいたい同じように扱う。たしかに、その赤ピーマンが有機栽培かどうかとか、牧草で育った牛の肉かどうかを気にしていると言う人はいるかもしれない。実際、スーパーマーケットに入っていくときには、人は概してそういうことを言う。ところが、その同じ買いもの客が店を出るときに袋の中身を調べると、たいていは各品目でいちばん安いものを買っているのだ。

そんなわけで、NOVA分類のグループ1～3の食品で大金を稼ぐのは、とりわけ生産が小規模な場合は、UPFよりもはるかに難しい。カーギルのような超巨大食品企業なら、規模の巨大さを武器にして牛肉で稼ぐこともできるが、それでもやはり、その牛肉の供給先をUPFメーカーに頼っている。すごい牛乳やすごい牛肉をつくるスタートアップ企業は存在しない。そうした分野では、成長はほとんど見込めない。成長とは、すなわちUPFなのだ。そして、その成長の大部分は広告から生まれる。

レスターを訪ねたときには、ファストフード業界がわたしたちの生活、とりわけ子どもたちの生活をどれほど掌握しているかもまのあたりにした。マクドナルドは事実上のコミュニティ中枢になっている。あるティーンエイジャーはこう言っていた。「そこに入り浸るしかないんですよ、ユースクラブがどこも閉鎖されてしまったので。ほかにどこへ行けばいいんですか？」

若きフードアクティビスト、クリスティーナ・アダネはサウス・ロンドンで育ち、子どものころは無料学校給食の対象者だった。二〇二〇年の夏休み期間中の無料給食継続を求める活動（英国政府は二〇二〇年三月以降、新型コロナウイルス感染症拡大にともなうロックダウン中も貧困児童の救済のために給食を継続していたが、当初は学年末の七月で終了する予定だった）の中心人物でもあり、この活動はサッカー選手マーカス・ラッシュフォードの支援を受けた。わたしたちは雨のなか、アダネが育った場所に近い公園で顔を会わせた。子どもたちを守り、たんなる食品ではなく健康な食品を手に入れられるようにする政府の責任について、アダネは熱っぽく自説を語った。彼女はわたしたちの周囲の食環境を指さした。公園に面した道路には、チキンを売る店が並んでいる。「どんな子どもにも、フード・デザートで生きてほしくありません」とアダネは話した。「若者には、健康な食べものをあたりまえに選べる環境で育つ権利があります。健康な食品が関心を引きやすく、手に入れやすく、手ごろな値段で買える場所で」

レスターで会ったティーンエイジャーたちと同じように、アダネも食品業界が自分や友人たちにおよぼしている影響の大きさを痛感している。「ジャンクフード企業が若者のカルチャーにどれほど巧みに入りこんでいるのか。それを思うと、心の底からぞっとします。行く先々、どこにでもあるんです。セレブはニューアルバムの販促のためにチキンショップでデートするし、新進気鋭の若いアーティストが登場するあらゆるイベントにエナジードリンクの広告が出ています」。放課後の時間を過ごせる場所はどこかと尋ねると、レスターで聞いたのと同じ答えが返ってきた——ファストフード企業は、雨に濡れない安全な放課後の交流場所をもたない若者たちを利用しているのだ。

「ファストフード企業はわたしたちの友だちではない。それをじゅうぶんな数の人が認識しているとは言えません」とアダネは話す。「わたしたちが生きているのは、子どもの三人に一人が一一歳までに食事関連疾患になるリスクにさらされている世界なんです。三人に一人ですよ。あの手の企業を、話がわかるとか、かっこいいとか、そんなふうに見るべきではありません」

アダネとレスターの若者たちは、彼らの置かれた「食環境」をあざやかに描いて見せてくれた。物理的・経済的・政治的・社会的・文化的な状況が、最終的に彼らの買うもの、食べるものに影響を与えている――ありとあらゆる広告もその一部だ。食環境は、意識的な選択よりもはるかに大きな力でわたしたちの食べるものを左右しているのだ。

ザンドとわたしは同じ肥満遺伝子をもっているが、ボストンで暮らしているときのザンドは、英国にいたときよりもはるかにUPF漬けになっていた。故郷から遠く離れ、大きな人生の変化をくぐりぬけていたので、ストレスも大きかった。ストレス――あらゆる原因から生じるものにあてはまるが、とりわけ貧困による慢性的なストレス――は欲求を調節するホルモンに甚大な影響をおよぼし、食欲を高める。その正確なメカニズムは明らかになっていないが、ストレスにさらされているときにはコルチゾールの分泌が増加する。それがエネルギー摂取調節システムにかかわる多くのホルモンに作用し、カロリー密度の高いUPFの摂取を促進するようだ。コルチゾールは臓器まわりの脂肪の蓄積を導く可能性もある。内臓脂肪と呼ばれるそうした脂肪は、健康アウトカムの悪化と結びついている。低所得環境における慢性的なストレスと、UPFの極端なマーケティングと入手の容易さ。その組みあわせが二重の危険を生んでいるのだ。[10・11]

ザンドとわたしの二〇キロの体重差は、わたしが意志の力を行使した結果ではない。わたしたちのどちらかをフード・スワンプに放りこんでストレスにさらせば、どちらにしても体重が増えるだろう。だが、意志の力という概念があまりにも世間に浸透しているせいで、わたしたちは規制や食品価格といった、とろうと思えばとれるはずの解決策に目を向けられずにいる。ＵＰＦだらけの新しい環境にいたときのザンドは、自分の遺伝子のせいだとは思っていなかった。むしろ、毎日のように、自分はダメな人間だと感じていた。彼を心配したわたしがみがみと小言を言いはじめたせいで、ますますそう思うようになった。ザンドは肥満を抱える多くの人と同じことを言っていた。自分が食べてしまうのは「感情のせい」、自分の置かれた状況にともなうストレスのせいのような気がする、と。これは表面的には正しい。だが、一部の人が感情面の問題を食べもので解決しようとすること――そもそもそれが、遺伝のなせるわざなのだ。

環境が違うと、同じ遺伝子でもまったく違うはたらきをする。それにかんして驚くべき発見をしたのがクレア・ルウェリンである。その発見は、ザンドとわたしの違いを説明するのに役立つ。双子を用いて肥満の遺伝率を研究しているルウェリンは、過去最大級の双子研究であるジェミニ双生児研究を率いている。

肥満にかぎらず、ヒトのさまざまな形質における生まれと育ちの影響の違いについて知られていることのほとんどは、ルウェリンが実施したものと同様の双子研究で解明された。[*] そうした研究では、

＊　この手の研究がうまくいくのは、双子にはふたつの種類があるからだ。ザンドとわたしのような一卵性双生児は、おたがいが相手の遺伝的クローンにあたり、遺伝物質の一〇〇％が共通している。二卵性双生児では、共通する遺伝物質は半分ほどしかなく、これは双子ではないきょうだいと同じくらいだ。一卵性双生児と二卵性双生児は、多少の違いはあるにしても、どちらも等しく同じ環境で育つ。そのおかげで、調べたい特性に対する遺伝子の影響を探り出せる。目の色や血液型のような遺伝率一〇〇％の特性の場合、すべての一卵性双生児がその形質を共有しているが、二卵性双生児では一部のペアしか共有していない。それに対して、右腕を骨折した経験の有無というような環境に左右されるところが大きい特性は、一卵性双生児でも二卵性双生児でも共有の程度は同じになる。双生児研究を利用すれば、特定の形質が遺伝するかどうかを解明できる。

体脂肪率は遺伝率が高く、最高で九〇%になることがわかっている。[12] だが、研究対象としたグループによっては、遺伝率が三〇%という低さになることもある。これはどういうわけなのか？

ルウェリンは九二五組の双子を対象とした二〇一八年の研究で、肥満の遺伝性は食環境に左右されることを証明した。[13] 安定した収入があり、フードセキュリティ水準の高い家庭では、体重の遺伝率は四〇%前後だった。ところが、収入が最低層で食料不安がもっとも大きい世帯では、遺伝率は八〇%超にはねあがった。肥満を引き起こす遺伝子は、高収入世帯にも低収入世帯にも等しく見られる。だが、高収入世帯に生まれれば、その遺伝子から守られる。低収入世帯に生まれたら、肥満のリスクは倍増する。つまり、貧困、とりわけ児童の貧困を軽減（もっと適切な言い方をするなら「解決」）すれば、ほかの介入策をいっさいとらなくても肥満のリスクを半減できるのだ。

低収入世帯はUPF摂取量が増える傾向にあることがわかっており、それには多くの理由があるが、たいていは筋がとおっている。UPFは安いし、すぐに準備できる。ほとんどは子どもでも簡単に食べられる。そして長もちする。さらに、日常的に入手可能で値段が手ごろな唯一の食品でもある。英国では、冷蔵庫のない人がほぼ一〇〇万人にのぼる。ほぼ二〇〇万人は料理用加熱装置をもたず、冷凍庫にいたっては三〇〇万人近くがもっていない。エネルギー価格がこれほど高騰しているいま、たとえ装置をもっていたとしても、多くの人には使うだけの余裕がない。そうした状況が、UPFをなくてはならないものにしている。その結果、わたしのように体重増加の遺伝的リスク因子をもつ人で遺伝子が効力を発揮するのを許すことになる。[14・15・16] ルウェリンの知見は、肥満の責任の大部分が意志の力よりも直接的な原因にあることを正しく示している——その責任は、貧困にあるのだ。

＊＊＊

ＵＰＦダイエットの期間が半分ほど過ぎたころ、わたしはレイチェル・バターハムとランチに出かけた。助成金申請がうまくいったことを祝うという名目だ。どこで食事をするかについては、いつもわたしが自分の意見をとおしていたが、レイチェルはどう見てもまったく気にしていなかった。食べもののことがどれくらい頭を占めるのか、その程度の大きさには遺伝子の影響がある。それがわかっていてもなお、食に無関心でいられるなんてわたしには理解しがたかった。わたしは朝食のときに夕食の計画を練る。結婚式に出ているときには、カナッペに全神経を集中させている。わたしの休日の旅行日程表は、たんなるレストランと市場のリストだ。

よく眠れない一夜を過ごしたせいで、わたしは疲労を感じていた――悪夢を見たライラに起こされ、そのあと眠りに戻れなかったのだ。たぶん、いつになくあけすけになっていたのだろう、わたしはレイチェルにこんな質問をした――あなたがわたしや担当の患者よりもやせているのは、食欲を抑える意志の力がわたしたちよりも強いからだと思うか？　レイチェルは迷わずその考え方を退けた。「わたしの患者のなかには、あなたひとりぶんの体重に相当するくらいの減量を何度もやりとげた人だっている」。レイチェルの言うとおりだ。そうした減量には途方もない意志の力が求められる（取り組むたびにいっそう大きな力が必要になる）。それでも、レイチェルのほうがさらに大きな意志の力をもっている可能性はあるのでは？　なんといっても、彼女は努力を実らせた人なのだから。

レイチェルはその考え方も却下した。「わたしがビスケットを食べないのは、意志の力がはたらいているからじゃない」とレイチェルは説明した。「おいしいだろうな、と想像するくらいはできるかもしれないけど、そもそも食べたいとは思わないから」。レイチェルはどうでもよさそうにランチをつついている。「ビスケットを食べさせてもらっても、あまりうれしいとは思わないでしょうね。たんに、食べものには刺激されない、というだけのこと。それは遺伝子のせいにすぎない」

わたしはその話を頭の半分で聞きながら、残りの半分では、レイチェルの皿に残っている料理を食べてしまってもいいかと訊けるほどわたしたちは親しいだろうかと考えていた。それもこれも、わたしの遺伝子構成が彼女とは違うからだ。旧石器時代のヴァン・トゥレケン一族がどう生き延びたのかは考えるまでもないが、食べものに刺激されないバターハム一族は、マンモスを口いっぱいにほおばる機会が減っている時期には、いったいどうしていたのだろうか? 摂食のような、数百種類の遺伝子に影響される複雑な行動にかんしては、特定の遺伝子セットが過去にどんな利点をもっていたかはわからない。言うまでもなく、特定の行動が利益になるかどうかは状況に左右されるところが大きく、その状況には周囲にいる人たちの遺伝子構成も含まれる。食べものに熱中しやすいコミュニティで暮らしていて、仲間が熱心に狩猟や採集をしている状況なら、ほかの仕事をこなすほうが、食べものに熱中しすぎるよりもコミュニティの役に立てるかもしれない。

＊＊＊

レイチェルはたぶん、米国へ引っ越したりUPF八〇%の食事に切り替えたりしても太らずにいられるタイプの人だろう（とはいえ、それ以外にも多くあるUPFの有害な影響は受けるが）。一日二〇本の煙草を六〇年吸いつづけてもがんにならずにすむ遺伝子構成をもつ人がいるのと同じことだ。レイチェルは食べものに刺激されない人もいることを示す生き証人だが、それとは反対の実体験をもつ肥満の専門家にも話を聞いてみたかった。そんなわけで、わたしは友人のシャロン・ニューソンを訪ねた。

シャロンとはドキュメンタリー撮影中に出会った。当時、シャロンの体重は一四九キログラムあり、わたしは減量にかんして、いまにして思うと自分を恥じずにはいられないアドバイスをよくしたものだった。わたしたちが親交を深めるあいだ、シャロンはわたしの無益なコメントや助言をうまくやりすごしてパーソナルトレーナーとしてはたらきはじめ、いろいろな資格を次々に取得していった。そのあと、スポーツ科学の博士号取得課程にひっそり入学し、肥満の専門家の人脈を築き、体重と自己変革の分野でわたしがこのうえなく信頼する相談相手になった。その専門知識にもかかわらず、シャロンはいまだに、太るのは自分のせいではないという考え方を受け入れるのに苦労している。遺伝と環境の要因で太りやすいのだと頭では理解しているが、現実の体験としては、ザンドと同じように、自分が悪いと思ってしまうのだ。「自分がなまけものみたいな、自分のせいのような気がする。メディアでは毎日そう言われているし。食べてしまうのは自分の感情のせい。そんな気がする」

ザンドやシャロンと同じように、多くの人が感情面の問題を食べもので解決していることは、表面的には事実かもしれない。だが、そうすること自体がひとつの「摂食行動」であり、そうした行動は遺伝子に左右されることがルウェリン（やほかの人たち）によって証明されている。とはいえ、頭で理解しているからといって、それがシャロンいわく「長年かけて内面化してきたスティグマと非難」を変える助けになるわけではない。わたしたちは社会全体として太った人を絶えずあれこれと批判し、それが頭にしみついている。「新聞のコラムニストが頭のなかにいるみたいな感じ」

シャロンは長年をかけて、太った人、とりわけ兄のザンドの体験をめぐるわたしの考え方を変えてくれた。シャロンにアドバイスしていたのと同じように、わたしは一〇年にわたってザンドにうるさく小言をいい、さらなる体重増加を駆りたてる恥、ストレス、フラストレーションのサイクルの一因になってきた。ザンドはずっと、わたしに上から目線でジャッジされていることを知っていた。「世界の反対側でバーガーを食べていても、おまえのジャッジが放射線みたいに伝わってくるのを感じていた。それに腹が立って、よけいに食べてしまうんだ」とザンドは話してくれた。

体重が増えたのはザンドだが、わたしはそれを自分のこととしてとらえていた。一〇年のあいだ、ザンドの体重をわたしの問題のように感じていた。ザンドのことを恥じていたが、その恥じる気もちをごまかし、彼の健康を心配していると見せかけるすべを身につけた。それに、本心から心配でもあった。ザンドが新型コロナウイルス感染症にかかったら、たぶん体重のせいで、わたしよりもずっと重症になるだろう。実際、彼の心臓は手術が必要になるほどのダメージを受けた。

挙げ句の果てに、ザンドにどうにか減量させるために、ある種の介入療法を受けろと迫り、アラスデア・カントという名の行動変容の専門家に会うようにすすめた。深刻な問題を抱える家庭（多くは暴力や薬物使用といった理由から、子どもたちを里親に預けざるをえなくなるリスクにさらされている）の支援に携わるソーシャルワーカーや警察官をトレーニングしている人だ。アラスデアはまず、わたしと話をしたがった。わたしはザンドに減量してほしいと思っていること、そしてその理由を洗いざらい話した。「ザンドにああしてほしい、こうしてほしいというあなたの話を聞いていると――」とアラスデアは言った。「彼のほうはどうしたいのかな、と気になります」

ザンドにどうしたいのかを訊き、あなたはザンドの問題を手放してみてはどうか。アラスデアにそう提案されたとき、長年にわたって聞かされてきた恥とスティグマをめぐるシャロンの言葉の数々がすとんと腑に落ちた。ザンドの問題は、つまるところ、おもにわたし相手の問題だった。減量しろと執拗に責めたてるネットいじめの常習者や診療所の医師やコラムニストや政府が大規模にしているのと同じことを、わたしもザンドにしていたのだ。

アラスデアは二〇分ほどでみごとに問題を片づけた。わたしがザンドを悩ませるのをやめると、当然と言うべきか、事態はずっとよくなった。とはいえ、どれだけよくなったかを認識したのは、一年後にザンドにはっきり話を聞いたときのことだ。「おまえに会うのをこわいと思わなくなった」とザンドは言った。わたしたちの関係のあらゆる面がよいほうへ変わった。「おまえに悩まされなくなったというだけじゃない。おまえが心配するのをやめたんだ、とわかったことも大きい。おかげで、自分の問題の手綱を自分でしっかり握れるようになった」

それは本当だった。わたしはザンドをしつこく悩ませるのをやめただけではなかった。それまでのような考え方でザンドのことを考えるべきではない、とアラスデアに説得されたのだ——体型や体重として考えるべきではない、と。「健康になって、まともな食事をしようとようやく決心したときも、おまえとの議論に負けてそうするわけじゃなくて」とザンドは話した。「たんに、自分で自分の人生を動かしている感じだった」

人の体重の違いは、意志の力とはなんの関係もない。遺伝子と食環境の制約が衝突した結果にすぎない。意志の力をめぐるもっとも有名な実験では、まさにそれが実証されている。

マシュマロ実験の名でとおっているもともとの実験は、スタンフォード大学のウォルター・ミシェルが一九七〇年代に考案した。発想はじつに単純だ。マシュマロがひとつ置かれた部屋に一五分間、子どもをひとりきりにする。食べるのをがまんできたら、あとでもうひとつあげると伝えておく。部屋に残された子どもには選択肢がある。いますぐおやつを楽しむか、楽しみを先延ばしにして、ごほうびとして二倍のおやつを手に入れるか。ミシェルは続く二〇年にわたり、実験に参加した九〇人を追跡した。その結果、ごちそうを先延ばしにできた子どものほうがＢＭＩが低く、学業成績もよいことがわかった。[17・18]

だがその後、もっと多くの参加者を対象にした再現実験がおこなわれた。このときは、さまざまな生い立ちをもつ子ども九一八人が参加した。[19] この新たな分析では、子どもが楽しみを先延ばしにできるか否かを予測する最大の因子は社会経済的な背景であるらしいことが示された。恵まれない世帯の子どものほうが、すぐにごほうびを楽しむ傾向が強かったのだ。

子どもの観点から見れば、これはまったく理にかなっている。貧困のなかの暮らしは不確実性を生む。したがって、手に入るときに機会をつかむのは、訪れないかもしれない未来のごほうびを待つよりもよい戦略になる。示唆に富んでいるのは、大卒ではない母親をもつ子どもにかぎって比較したところ、マシュマロを食べるのを先延ばしにしたか否かでその後の人生の成果に違いが見られなかったことだ。子どもの長期的な成功を左右するのは、マシュマロをがまんできるかどうかではなく、その子の社会経済的背景なのだ。したがって、マシュマロ実験は単純に貧困を測るテストであると言えるかもしれない。*

わたしたちの人としてのありようの大部分は、周囲の世界の構造で決まる。五億年にわたる食の第二時代がつくりあげた体重調節システムを相手に意志の力を行使することなどできない。長期的な酸素や水の摂取に意志の力を行使できないのと同じことだ。だがひとつ、「意志の力」という呪縛から逃れることを可能にするＵＰＦの扱い方があるかもしれない——ＵＰＦを依存性物質と見なせばいいのではないか。

* たいていの心理学研究の結論がそうであるように、マシュマロ実験は単純に貧困を測るテストであるとする結論も確固たるものではない。このミシェルのマシュマロ実験を再検証した研究[20]自体も別の論文で再検証され[21]、用いられた手法のいくつかに疑問が呈されている。そのさらなる証拠をわたしが解釈したかぎりで言えば、子どもの人生における一時点に実施された単純なテストを用いて個々の人生の成果を予測することにはリスクがともない、証明するには並々ならぬ証拠が求められるようだ。貧困が意思決定を合理的に変えることを示す証拠は数多くある。たとえば、極度の貧困状況では、約束されていた食べものがついに訪れないケースがときにあることは想像にかたくない。意志の力は先天的な形質であり、あるかないかのいずれかであるとする考え方についてはミシェルその人も論駁に力を注ぎ、父親のいない子どもはすぐにごほうびを食べるほうを選ぶ傾向が強いことを示した。こちらについても、やはり合理的な理由がある。さらに、二〇二〇年の追跡研究（著者のひとりはほかならぬミシェルだ）では、マシュマロの誘惑にすぐに屈した子どものその後の経済的安定、教育程度、身体的な健康が誘惑に抗った子どもとおおむね変わらないことがわかった。そんなわけで、あなたが部屋を離れたすきにわが子がお菓子を食べてしまっても、あまり心配することはない……が、お菓子はやっぱり隠しておくほうがいいだろう[22・23・24・25・26・27]。

10　UPFが脳を乗っとる仕組み

UPFダイエット二週目の週末、わたしはまだ〈モリソンズ・オール・デイ・ブレックファスト〉のような製品を楽しんでいた。その典型的な冷凍食品は三つの区画にわかれたプラスチックトレイに収まり、透明フィルムのふたがついている。ベイクドビーンズ、ハッシュドブラウン、ポークソーセージ、オムレツ、ベーコンでしめて七六八キロカロリー。オーブンに二〇分入れておけばできあがりだ。子どものころ、カナダにいるいとこを訪ねたときの長距離フライトのどうにもならない興奮を思い出す。わたしたちきょうだいはよく、キャビンアテンダントをうまく言いくるめて余分な食事をもらい、トレイをなめてきれいにしたものだった。わたしの最後の晩餐は、自分で選べるのなら、一九八六年当時のエア・カナダのマカロニチーズになるだろう。

実際のところ、最初の完全な冷凍食品は飛行機の機内食――マクソン・フード・システムズ社の〈ストラト・プレート〉だった。その名がついたのは、一九四七年に初飛行した当時の最新航空機、ストラトクルーザー（ボーイング377）の機上で温めなおせるように開発されたからだ。

一九四〇年代にはいくつかの冷凍食品が開発されたが、本格的に人気が出たのは一九五四年、スワンソン社のいわゆる「TVディナー」がきっかけだった。そのころにはもう、米国の世帯の半分以上にテレビがあった。そんなわけで、まさに完璧な釣り針だった。価格は九八セントで、二五分あれば用意できる。続く三〇年で、TVディナーはごくありふれたものになった。一九八一年の写真では、おそろいの白いシャツの上におそろいの赤いセーターを着たロナルドとナンシーのレーガン夫妻が、その服によくあう赤いカーペットの上に置かれたおそろいの赤いアームチェアに座ってTVディナーを食べている。[1]

英国は家庭用電化製品の購入――英国の世帯にテレビと冷凍庫がようやく普及したのは一九六〇年代のことだ――でもレディミール〔温めるだけですぐに食べられる調理ずみの食事〕の消費でもおくれをとった。だがいまや、欧州のほかのどの国よりも大量のレディミールを食べている。『グローサー』誌によれば、英国のレディミール業界は二〇一九年におよそ三九億ポンド規模に達したという。英国人の九〇％近くは日常的にレディミールを食べている。[2]

わたしのオール・デイ・ブレックファストがオーブンのなかにいるあいだに、ダイナとふたりで彼女と娘たちのためにサーモン、コメ、ブロッコリーを料理した。それぞれの両親から受け継いだほとんど無意識のスキルと包丁、フライパン三つ、まな板を使った、粛々と進行する二〇分の調理。そこからごちそうが生まれるのはたしかだが、洗いものの山と魚くさい手もできあがる。

みんなで食べながら、ダイナがわたしの食事の成分を読みあげた。「デキストロース、安定剤（二リン酸塩）、牛コラーゲンケーシング、トウガラシ抽出物、アスコルビン酸ナトリウム、亜硝酸ナトリウム、安定剤（キサンタンガム、二リン酸塩）、香料。あなた、どうして二リン酸塩なんて食べてるの？」

安定剤の二リン酸塩は、凍結プロセスのあいだ、すべての材料をひとつにまとめておき、水が表面で結晶化しないようにしている。とはいえ二リン酸塩は、オール・デイ・ブレックファストをこれほど楽しめるものにしている要素のひとつにすぎない。たとえば、ハッシュドブラウンにはちょっとしたかりかりの歯ごたえがあり、ちょうどよい具合に塩とコショウがきいている。

なによりも、手軽だ。ダイナがまだ二口目を噛んでいるうちに、わたしはかつて大西洋を横断する飛行機でしたように、容器をきれいになめていた。*

様相が変わりはじめたのは、ＵＰＦダイエットをはじめて三週目のことだ。わたしはサムとレイチェルと一緒に、英国内で実施する研究の設計を練っていた。英国の栄養ガイダンスにしたがいながら大量のＵＰＦを食べるのは可能なのか、それが測定可能な影響をもたらすのかを調べる研究だ。この手の研究にとりかかるまえの計画では、しなければいけないことが山ほどある。実施のための資金を見つけなければいけないし、研究設計の詳細をつめる必要もある。わたしは世界中の数十人の専門家から話を聞き、ＵＰＦの影響や有志の研究参加者で測定すべき値について質問した。

有害かもしれない物質にわが身をさらしながらその物質についていろいろと話を聞くのは、わたしにとってははじめての経験だったし、ＵＰＦダイエットをはじめるまえには成分表さえ読んだことがなかった。ＵＰＦほど、なんの調べも受けずにわたしたちの唇のあいだを通過する食品群はないだろう。

そのころのわたしは、フランスやブラジルにいる専門家との通話を終えてから、ＵＰＦの宴の席に腰を下ろすのがつねだった。電話しながら食べることもめずらしくなかった。煙草を吸いながら肺がんにかんする本を読んでいるようだった。これは「はじめに」でも紹介した、驚くほどしっかりした証拠にもとづく自己啓発本『禁煙セラピー』[3,4,5]（世界保健機関の「禁煙ツールキット」にも含まれている）[6]の基本だ。アレン・カーのメソッドを採用したおおぜいの喫煙者と同じく、わたしとＵＰＦの関係も変わりはじめていた。

その三週目になるころには、専門家に聞いたあれこれを考えずにＵＰＦを食べるのは難しくなって

＊　ＵＰＦのパッケージに入っているものは、なんであれ残されることはめったにない。わたしにしても、ポテトチップス一枚、サンドイッチひと口たりとも残したことはないはずだ。

いた。とりわけ、ふたつのコメントが繰り返し頭に浮かんだ。

最初のひとつは、ニコール・アヴィーナのコメントだ。ニューヨークのマウントサイナイ医科大学の准教授を務めるアヴィーナはプリンストン大学の客員教授でもあり、おもに食物依存症と肥満を研究している。アヴィーナが話してくれたところによれば、UPF、とりわけ特定の組みあわせで塩分、脂質、糖分、タンパク質が含まれる製品には、大昔に進化したわたしたちの「欲求」システムを刺激する力があるという。「一部の超加工食品は、アルコールとか、それどころかニコチンやモルヒネのような薬物を使ったときと同じように、脳の報酬系を活性化させる可能性があります」[7]

その神経科学上の仕組みは、まだ研究の初期段階ではあるが、納得のいくものだ。高エネルギー密度で非常においしいと感じさせる食品(超加工食品のことだが、有能なシェフもその手のものをつくれるかもしれない)は、常習性薬物の影響を受けるのと同じ脳の回路や構造の多くを刺激して変化させる。その可能性を示す脳スキャンデータは着々と増えている。[8]そうした「報酬系」をわたしたちが備えているのは、交尾相手、食物、水、味方といった必要なものを周囲の世界から確実に手に入れられるようにするためだ。この報酬系のはたらきにより、わたしたちはなにかを欲する。たいていは、過去に快い経験をしたものが対象になる。特定の食物にかんしてよい経験を何度も積み重ね、かつその食物を思い起こさせるものが周囲のいたるところにある環境にいると、ほしいという気もち、つまり渇望がほぼ絶えまなく生じる。パッケージやにおい、購入できる場所の光景など、その食物に関係するものに欲求を結びつけはじめることさえある。[9,10]

だが、アヴィーナとの会話でいちばん衝撃を受けた部分は、UPFにかんするなにげない余談だった。ポール・ハートが説明してくれたように、ほとんどのUPFは、自然食品を基本的な構成分子に分解したのち、食物と似た形状と食感になるように加工して再構築し、さらに塩味、甘さ、色、香りをたっぷりつけてつくられる。そうした添加物がなければ、舌や脳は工場生産される基本成分を食物として認識できないだろうとアヴィーナは推測した。「土を食べているみたいな感じになるでしょうね」。彼女が冗談を言っていたのかどうかはわからないが、自分が食べているものの大部分が見せかけの食品にすぎないことには、わたしも気づきはじめていた。とりわけそう感じたのが、原材料をペースト状にしたものを揚げたり焼いたり膨らませたりしてつくられたスナックやシリアルだ。

たとえば、わたしは午前中のおやつとして、グレネード社の〈カーブ・キラ〉ブランド（高タンパク質、低糖質を売りにしたスナックバーのシリーズ）のチョコチップ・ソルトキャラメル・バーをおおいに楽しむようになっていた。それなら、たんなるチョコレートバーよりも少しだけ健康によいような気がしたからだ。なんといっても、わたしがこのＵＰＦ実験をしていたのは興味をもっていたからであり、科学の名のもとでわざと自分に害をなしたいからではない。

アヴィーナと話したあと、そのスナックバーの成分を調べてみた。ほかの多くのバーと同じく、これもまさに加工炭水化物（第一の成分はマルチトールと呼ばれる加工糖で、それ自体も加工でんぷんからつくられている。砂糖よりもカロリーは低いが、同じくらい甘い）、牛乳と牛肉に由来するタンパク質分離物（カゼインカルシウム、ホエイタンパク質分離物、牛肉由来の加水分解ゼラチン）、工業加工したパーム脂から構築され、そのすべてが乳化剤でまとめあげられている。アヴィーナの言うとおり、それだけだったら、おそらくまずいだろう。だが、塩、甘味料（スクラロース）、香料のおかげでおいしいものになっている。[*] ウシの腱からつくられたそのスナックバーを食べているうちに、アヴィーナの言葉が頭に響きはじめ、以前ほどには楽しめなくなってしまった。

＊　ビスケットやスナックバーの多くは、基本的には同じ製法でつくられている。〈メリーランド〉のミニ・チョコチップクッキーは職場の休憩室の定番だ。これもまた、加工炭水化物（精製小麦粉と転化糖シロップ）に工業生産脂肪（パーム、サル〔サラソウジュの種子由来の油脂〕、シア）、さらにタンパク質（ホエイ）を加えて構成され、乳化剤の大豆レシチンによってつなぎあわされている。この混合物に塩、糖、香料を加えておいしくしている。

とりわけ強い印象を残した専門家が、カルロス・モンテイロのチームの一員でもあるフェルナンダ・ラウバーだ。彼女の研究と見解は、本書のすみずみにまでしみわたっている。ラウバーはＵＰＦパッケージのプラスチックが、とくに加熱した場合に生殖能力を大きく低下させる（さらに、一部の専門家によれば、陰茎の縮小につながる可能性もある）仕組みを詳細に説明してくれた。また、ＵＰＦに含まれる保存料と乳化剤がマイクロバイオームを乱すこと、食品から繊維を除去する加工により腸がさらにダメージを受けること、多量の脂質、塩分、糖分がそれぞれ独自の害をおよぼすことも話してくれた。そしてひとつ、なにげないものだが、頭から離れないコメントがある。わたしが自分の食べている「食物」の話をするたびに、ラウバーはわたしの言葉を訂正した。「たいていのＵＰＦは食物ではないんですよ、クリス。工業生産された食べられる物質です」

その言葉が食事のたびにわたしにつきまとうようになった。それは着色料と香料がなければほとんど食べられないというアヴィーナの見解と響きあい、その意味するところをいっそうくっきり浮かび上がらせた。

ラウバーと話をしたすぐあと、家族みんなで〈ターキー・トゥイズラー〉を食べた。フードアクティビストたちが不健康すぎると主張し、それを理由に一〇年前に英国の学校給食から締め出された悪名高い製品だ。当初のバージョンは最大四〇種類の材料でできており、七面鳥(ターキー)の肉は実際のところ、トゥイズラーひとつの三分の一を占めるにすぎなかった。新バージョンでも七面鳥の割合は三分の二未満で、メーカーはどうにか材料を削減したが、それでも三七種類ある。

製法はカーブ・キラと驚くほどよく似ている。七面鳥タンパク質のペースト、加工炭水化物（エンドウマメでんぷん、米粉、ヒヨコマメ粉、トウモロコシでんぷん、デキストロース）、工業生産油（ココナッツ油、菜種油）、乳化剤にｐＨ調整剤、酸化防止剤、塩、香料、糖を混ぜてから、螺旋形に成形する。オーブンで焼くとねじれがゆるみ、六三％が七面鳥でできたバネみたいになる。ダイナ、娘たち、わたしが全員集合し、オーブンの窓からその光景を眺めた。めったにない、家族全員が落ちついている瞬間だ。

食べているあいだ、わたしの脳内では乱闘が展開していた。わたしはあいかわらず、ラウバーいわく本当の食物ではない食物を欲していたが、その一方で、もはや楽しめなくなっていた。[*] 食事に単調さが忍びこんだ。甘かろうが塩辛かろうが、[**] すべてが同じように感じられる。飢えることはなかったが、満足することもなかった。食べものが不気味な一面を帯びはじめていた。たとえるなら、リアルさの塩梅（あんばい）がほどよくおかしいせいで死体に見える人形のような。

最後の四週目までに、ＵＰＦダイエットは目に明らかな身体的影響もおよぼしはじめていた。自分

* なにかを欲する気もちと好ましいと思う気もちは、ロイ・ワイズとケント・ベリッジがおこなったラット実験によって最初に区別された。ラットとヒトでは、脳回路の大部分、とりわけ動機づけなどにかんする領域が共通している。ワイズとベリッジは、まず薬でラットのドーパミンを抑制し、次いで神経毒でドーパミン経路を破壊した。これにより、ラットが糖から得る快楽が小さくなるだろうとベリッジらは予想していた（ベリッジはラットが感じている快楽の検出に精通している）。ところが、もはや食べようとする行動を起こさず、動機づけを失っていたにもかかわらず、舌の上に砂糖を置くと、ラットは以前と変わらずそれを好ましいと感じているようすを見せた。

** トゥイズラーのあとは、デザートに〈グー〉ブランドの〈ホット・パッド・チョコレート・メルティング・ミドル〉を食べた。低温殺菌全卵（卵、保存料［ソルビン酸カリウム］、ｐＨ調整剤［クエン酸］）、砂糖、ダークチョコレート（二〇％）（カカオマス、砂糖、低脂肪ココアパウダー、乳化剤［大豆レシチン］）、バター、小麦粉（小麦粉、炭酸カルシウム、鉄、ナイアシン、チアミン）、植物油（パーム油、菜種油）、グルコースシロップ、水、保存料（ソルビン酸カリウム）。

わたしが食べた時間は午後七時だが、グーのウェブサイトにはこう書かれている。「午前一一時にグーのデザートを食べても許されるだろうかと思ったことがある方のために言っておくと、どの一秒をとっても、どこかでだれかがグーをおなかいっぱい食べていない瞬間なんてありません」

では体重を測らなかったが、ベルトを穴ふたつぶんゆるめなければならなかった。しかも、わたしの体重が増えると同時に、家族の体重も増えていた。わたしのココポップスやピザやオーブン調理用ポテトチップスやラザニアやチョコレートを食べたがる娘たちを阻止するのは無理な相談だった。こっそり食べようとどこかへ行ったとしても、ライラに居場所を突き止められ、なんであれそのとき食べているものを要求されてしまうだろう。

普段の生活全般からUPFの影響だけをとりだすのは難しい。わたしは不安な夢をたくさん見た。たいていは、娘たちの死にかんする夢だ。それまでにその手の夢をいちども見たことがなかったわけではないが、UPFを断っていた「洗浄」期間に見た覚えはない。

塩分の摂取量が増えていたので、水を飲む量も増え、しょっちゅうトイレに行くはめになった。もしかしたら、それが悪夢の原因だろうか？　悪夢か尿意、もしくはその両方のせいで、たびたび午前三時や四時に目が覚めた。寝つけないときには、ひとえに退屈さから、キッチンへ行ってスナックを食べた。

UPFは繊維と水分が少なく、塩分が多いので、ひどい便秘にもなっていた。便秘は痔と裂肛につながった。たいていの人がこの症状を経験しているのは、たいていの人がUPFを食べているからだ。硬く乾燥した便を排出しようと力むと、肛門管のやわらかい内壁の一部が引きずられて外に出て、ピーナッツを尻につめこまれたような感じになる。その不快感がさらなる睡眠の悪化を招き、不安がいっそう高まり、仕事の生産性が低下し、それがまたさらなる不安につながる――心身への影響の渦が、わたしたち家族の生活のあらゆる面を揺さぶりはじめていた。

ほんの数週間で、一〇歳くらい老けたような気がした。わたしは痛みと疲労、みじめさと怒りを抱えていた。皮肉な話だが、たいていの場合、食べものは問題というよりも、むしろ解決策のように思えた。

権力を握れないエリートが氾濫し、反乱を起こす!

エリート過剰生産が国家を滅ぼす

ピーター・ターチン／濱野大道訳

学歴に見合うポストや報酬が得られず不満を抱いたエリートたちが反エリートに転化するとき、社会は崩壊に向かう――。数理モデルを用いて歴史にパターンを見出す「歴史動力学」の第一人者が、様々な時代・地域の分析を通じて現代社会と民主主義の行方を占う!

四六判上製　定価3300円［19日発売］（eb9月）

アリは4000万年、二枚貝は3億5000万年
長い期間のなかで進化はたまたま爆発する!

眠れる進化――世界は革新（イノベーション）に満ちている

アンドレアス・ワグナー／大田直子訳

生物進化は年中いたるところで起きており、そのうち運良く時機を得たものだけが爆発的成功を遂げる。そして、車輪が何度も発明された末にようやく広まったように、人類のイノベーションにも同様の法則が!　進化生物学が解き明かす、この世界の隠れたルール。

四六判上製　定価2970円［19日発売］（eb9月）

「超加工食品」がもたらすカロリーの過剰摂取、肥満、
栄養不良、極度の依存―そして、死

不自然な食卓――超加工食品が人体を蝕む

クリス・ヴァン・トゥレケン／梅田智世訳

菓子パン、シリアル、冷凍ピザ――幾度もの化学的処理と無数の添加物によって製造され、小売店の棚を埋め尽くす「超加工食品」。それは、本当に食品といえるのか?　成分の組成から業界をあげた規制妨害の実態まで、現代の「食」を蝕む病理のすべてを解き明かす。

四六判並製　定価3300円［19日発売］（eb9月）

UPFダイエットを続けるうちに、わたしはなにがUPFでなにがそうでないのか、そればかりを考えるようになった。身近な人もみんな同じだった。友人たちからは成分表が送られてくるようになった。「『果実濃縮物』って書いてあるけど、これはUPFってこと？」（ちなみに、そのとおりだ）

ビー・ウィルソンに会ったのは、わたしたちふたりがパネルディスカッションに参加したフードフェスティバルでのことだ。フードジャーナリストで著述家のウィルソンは、UPFについても書いている。あなたならベイクドビーンズをUPFに分類するか、とウィルソンに質問された。彼女自身の見解では、UPFではないという。「その線引きは、英国の一般市民の大多数にとって、すごく重要かもしれません」とウィルソンは言った。

白インゲンをトマトソースで煮たベイクドビーンズの缶詰はイギリス料理の定番だ。世界でいちばん健康な食品でないことは言うまでもないが、ウィルソンの言葉を借りれば、「平均的な食事に含まれるほかの多くのものを考えれば、缶詰だとしても、本物の食品と言えるものはとても多い」。これはそのとおりだ。缶詰のベイクドビーンズのほとんどは、本物のインゲンマメとトマトでできている。

じつを言うと、ウィルソンはおおもとの情報源に直接あたり、カルロス・モンテイロに同じ質問をしていた。「わたしがなにを質問しているのか、いまひとつわかっていないみたいでした。ブラジルには、これに相当するものがないから。それでも、缶詰は一般的に言って加工食品であり、超加工食品ではない、とはっきり強調していました」

これはささいな点に思えるかもしれないが、じつのところそうではない。UPFの境界ぎりぎりに位置する食品は、この概念全体をこきおろすためにUPF業界に利用されている。まず、ひとつだけ添加物が入っていて、したがって厳密に見ればUPFの定義にあてはまる無害そうな一般食品を探し出す。そのうえで、これはUPFの定義がばかげている証拠だとか、NOVA分類システムを有用と見なす人が〈スペシャルK〉やベイクドビーンズを煙草かヘロインのように扱いたがっているのだと主張するのである。

〈ハインツ〉のベイクドビーンズの例にかぎって言えば、実際のところ、NOVA3でもNOVA4でもある。ハインツのベイクドビーンズにはさまざまな種類があり、さまざまな材料が使われている。オーガニック版に含まれているのは、「インゲンマメ（五二％）、トマト（三三％）、水、砂糖、トウモロコシ粉、塩、醸造酢」――これはUPFではない。だが、オリジナル版は、加工トウモロコシ粉、スパイス抽出物、ハーブ抽出物も入っているので、UPFにあたる。栄養という点での違いはまったくないが、そうしたいくつかの材料が過剰な摂取を促進する可能性はある。そう考える根拠もあり、それについてはあとで触れる。

とはいえ多くの人にすれば、たとえ加工コーンスターチが入っていたとしても、ベイクドビーンズはヘルシーで安価で手軽なメイン料理になる。ここで、わたしたちはNOVAの限界に行きあたる。NOVAは個々の食品を評価するのではなく、むしろ食事パターンを検証することを意図したシステムだ。UPFのスペクトルが存在するのはほぼまちがいないが、あるひとつの製品がどのように害をなすか、もしくは害をなすか否かを正確に特定することはできない。なぜなら、わたしたちはひとつだけの食品ではなく、幅広い食品を食べているからだ。無人島に足どめされているのなら、チキンナゲットだけの食事のほうが、ブロッコリーだけの食事よりも長く生き延びられるだろう。なにしろ、ナゲットのほうがタンパク質もカロリーも多い。だが、地中海食の一部としてブロッコリーを含む食事パターンなら、チキンナゲットを中心とする食事パターンよりもずっと長生きできるだろう。

気分が下降しはじめ、健康への影響をめぐる不安が増していくにつれ、わたしはますます必死に「より健康な」UPFを探すようになった。通常のコーラをダイエット・コーラに切り替えた。[*] 成形肉のチキンナゲットのかわりに、オーブン調理用のラザニアを買うようになった――少なくとも、UPFだと思って買ったセインズベリーズ〔英国の大手スーパーマーケット〕のビーフラザニアに、キッチンで普通に見られる材料しか入っていないことをダイナに指摘されるまでは。その点では、テスコ、コープ、M&S、ウェイトローズ〔いずれも英国のスーパー〕のラザニアも同じだとわかった。モリソンズのものもごく控えめで、カラメル色素とタマネギ濃縮物が含まれるだけ。だが、アズダとアルディの製品がUPFであることについては、議論の余地はそれほどない。アズダのものには加工コーンスターチと着色料（パプリカ抽出物、アナトーノルビキシン）が入っており、一方のアルディの製品にはラクトース、マルトデキストリン、加工コーンスターチ、デキストロース、オリーブ抽出物、キサンタンガムが含まれている。

お気に入りのセインズベリーズのラザニアがUPFに該当するのかどうかを確認しようと、わたしは別のモンテイロの共同研究者に電話をかけた。サンパウロ大学の若き栄養疫学助教、マリア・ローラ・ダ・コスタ・ロウザダは、革命家ばりの揺るぎない熱のこもった楽観的姿勢でものごとを語り、証拠の基礎になるデータの数学的処理にどっぷり浸るのも苦にしない。ブラジルで研究をしながら国の栄養ガイドライン策定に協力したのち、ハーヴァード大学で一年を過ごしてから故郷に戻った。

例のラザニア――英国のいたるところにある、高価格帯の準UPFのようなもの――について、ダ・コスタ・ロウザダに質問してみた。自宅でつくったものとほとんど変わらないが、それでもやはりUPFのような気がする。プラスチックに包まれているし、たしかにごく普通に見られる材料ではあ

＊　最初は朝食時に缶一本を飲んでいたが、少しずつ、食事のたびに、さらには食間にもダイエット・コーラを飲みたくてたまらなくなっていった。最終的に、一日に六本くらい飲むようになった。この依存の感覚はうまく説明できない。食物依存症にかんしては、ある程度まで生理的な報酬が介在していると考えられているが、ダイエット・コーラはたんなる甘味料、酸、カフェインにすぎない。あとで見ていくように、香料とコーラ缶が依存の原因になっていたのかもしれないが、普通のコーラはダイエット・コーラほどほしくならなかった。それと同じことを多くの人が報告しているが、納得のいく説明は見つからなかった。[11]

るが、膨大な量が含まれている。

ダ・コスタ・ロウザダはこの質問をおもしろがった。「NOVAは疫学ツールであり、食事パターンが健康に与える影響を教えてくれるものです。ことフードシステムの理解にかんしては、とてもすぐれた方法です」。だが、個々の食品を理解するためには、NOVAの枠を越えて考える必要がある。「厳密に言えばUPFではなくても――」とダ・コスタ・ロウザダは説明した。「UPFと同じプラスチック、同じマーケティング手法と開発プロセスが使われ、同じ会社が製造しているものもあります。添加物は定義の一部ですが、それがUPFの唯一の問題というわけではありません」

添加物のなかには、無害なものもあれば、直接的な害をおよぼすものもある。だがどちらにしても、あとで触れるように、そうした添加物の存在は、有害な影響を引き起こすかもしれないほかの多くの特性がその製品に備わっている可能性を示している。ダ・コスタ・ロウザダによれば、セインズベリーズのラザニアは、厳密に分類するならUPFではないという。「でも、その手の食品はファンタジーのようなものです。家庭料理ではありません」

なにがUPFでなにがそうでないかをめぐる議論は、政府による介入や食品表示という点では重要になる。わたしは個人的な経験則として、こんなふうに考えている――UPFかどうかの判定に悩んでいるのなら、その食品はたぶんUPFだ。そうした食品は、たとえば乳化剤などによる特定の害がない場合でも、過剰摂取を促進するように開発されている。その理由については、このあと体への影響を詳しく見ていけば、もっと明らかになるはずだ。

とはいえ、UPFダイエットの性質上、わたしはNOVA分類を厳密に守っていた。つまりは、アルディのラザニアに切り替えたということだ。

UPFダイエットの終了時に、検査を受けるためにUCLを再訪した。検査結果は目をみはるものだった。体重は六キロ増えていた。このペースが一年続いたら、わたしの体重はほぼ二倍になるだろう。さらに、食欲に関係するホルモンがすっかり乱れていた。満腹を伝えるホルモンが大量の食事にもほとんど反応しない一方で、空腹ホルモンは食事のすぐあとに急増した。脂肪細胞から分泌されるホルモンのレプチンが五倍に増え、炎症を示すマーカーであるＣ反応性タンパクも倍増していた。ボストン時代のザンドとまったく同じように、わたしは自分のもつ肥満遺伝子を、その威力が最大限に発揮される環境にさらしていたのだ。

だが、なによりもぞっとさせられたのは、ＭＲＩスキャンの結果だった。当初は時間と資金のむだに終わるだろうと予想していた検査だ。

実験のこの部分は、共同研究者のひとりであるクローディア・ガンディーニ・ウィーラー＝キングショットが指揮した。クローディアはＵＣＬ神経学研究所の磁気共鳴物理学教授だ。わたしは同研究所で彼女と面会し、検査結果について話しあった。彼女のやわらかなイタリアのアクセントは、普通なら無味乾燥になりがちな磁気共鳴イメージングをめぐる議論に温かみを加えてくれる。ＭＲＩスキャンは複雑さで悪名高いが、それを簡単に説明することにかけてはクローディアは経験豊富だ。「博士課程時代に、イタリアにいる九〇歳の祖母が――物理学者ではないんだけど――わたしの研究を説明してほしいと言って、毎日のように電話してきたんです」

わたしがＭＲＩスキャンについて「意味がなさそうだ」と考えていたことを、読者は覚えているだろう。そのＭＲＩスキャンからクローディアが構築したマップは、わたしの脳のさまざまな領域の連結や、各領域の微細構造と生理学的特性を示していた。わたしの受けた検査のひとつに、安静時スキャンと呼ばれるものがある。スキャナーのなかに横たわったわたしが穏やかな白昼夢を見ているあいだに、数秒ごとに全部で五〇〇〇枚の脳の画像を撮影し、各領域に届く酸素と血流の量を示す画像を構築するという検査だ。たがいにつながりあっている脳の領域は同時に酸素を消費するため、スキャン上で同時に「明るく」なる。「たとえば――」とクローディアは説明した。「都市全体の電話の通話状況を記録して、どの家とどの家がつながって会話しているかを特定できる、と想像してみてください。それぞれの家の位置と、そのあいだの接続の強さをマップにする。毎日、電話している？　それとも、一カ月にいちどだけ？　それとも、まったくしない？」*

ＵＰＦダイエットのあと、いくつかの脳領域の接続が増していた。とくに顕著だったのが、ホルモンによる食物摂取の制御にかかわる領域と、欲求と報酬に関係する領域だ。その変化を解釈するのは簡単ではないが、なんとなく、わたしが体験したことを表しているような気がした。ほぼ無意識のうちに食物をほしがる脳の領域と、その害を意識的に認識している領域が取っ組みあっているような、あの感じだ。

ＵＰＦの害にかんする理解が深まるにつれ、ＵＰＦを楽しむ気もちは小さくなったが、欲求のほうは小さくならなかった。わたしのなかには、ふたつの相反する分析的思考があった――ＵＰＦと自分にもたらされている害にかんする知識がしだいに増えていき、それが実験を完遂したいという思いとぶつかっていたのだ。そしてなによりも、わたしの体は脂肪と糖質の摂取から、まごうことなき生理的報酬を得ていた。食事が待ち遠しかったが、実際に食事を楽しむのには苦労していた。クローディアはそれをこんなふうに説明した。「あなたの脳の一部、癖や無意識の行動を処理する小脳はまったくのまちがいだと言っているのに、前頭前皮質はオーケーだと言っているみたいな状態です」

わたしのＭＲＩの変化は生理学的なものであり、形態学的なものではなかった――つまり、実際の脳の配線は変化していなかったが、その配線を流れる情報が変化していたということだ。クローディアの説明によれば、時が経つうちに、そうした情報の流れの変化が構造の変化を引き起こすという。「車の往来が側道へ流れはじめたら、いずれその側道は拡張されて、主要な幹線道路になる。常設の接続が新たに育つんです」

そうした結果がすべて無関係なノイズだという可能性はないのだろうか。わたしはそうクローディアを問いつめた——結局のところ、わたしは患者のひとりにすぎない。もしかしたら、この二回目のスキャンのまえに、仕事でいつもよりもストレスを感じたり、睡眠不足だったりしたせいでは？　クローディアの答えは明快だった。「いいえ、脳の生理機能に大きな影響を与えるなにかをしないかぎり、こうした大きな変化が見られることはありません。むやみやたらに起きるようなことではないんです」。クローディアは脳幹分光分析と呼ばれる試験もおこなっていた。そちらの試験では神経伝達物質の分解産物を調べる。そのデータもすべて、ＭＲＩで見られた変化と合致していた。

この結果を飲みこみながらわたしが考えはじめたのは、ライラとサーシャのことだった。子どもや若者への影響はまちがいなく不安材料だ。子どもや若者は、わたしと変わらない量のＵＰＦを食べるだろう。わたしのケースと違うのは、それが何年も続くことくらいだ。しかも、そのあいだにも脳はまだ発達を続けている。その意味するところはわからない。たしかにわかっているのは、報酬系をむやみにいじるのはよくないということだ。なんといっても、常習性薬物はどれも、まさにそういうことをしているのだから。クローディアは説明のかわりに、重要きわまりない問いを投げかけた。「ＵＰＦは子どもたちのＩＱや社会的パフォーマンスに影響を与えるのでしょうか？　子どもの脳になにが起きるのか、そこのところはまったくわかっていないんです」

とはいえ、ＵＰＦを断つ効果については、クローディアは楽観的な見解をもっていた。それはありがたいし、やや心強くもある。クローディアによれば、ＵＰＦを断った過体重の人をスキャンすれば、いずれ脳によい変化が見られるのではないかという。「みんな、脂肪が減っていくんだろうと考えま

＊　たとえば、動きを司る脳領域は、あなたが動いていないときでも、動きを始動させる脳領域と絶えず連絡をとっている。そうした接続は「安静時ネットワーク」と呼ばれる。多発性硬化症やパーキンソン病などの神経疾患の患者では、安静時ネットワークの接続が通常と大きく異なることがわかっているが、食事がこのネットワークにおよぼす影響についてはまだそれほど理解が進んでいない。

すが――」とクローディアは言う。「実際には、脳がすごくよいほうに変化して、それが生活のほかの面に影響しているのかもしれません。集中力や記憶力も向上するのではないかと思っています。その点は、まだ証明する必要がありますが」。健康な食品は脳の配線をよいほうにつくりかえてくれるかもしれない。そう想像するのは、わたしにとっては救いになった。

この検査のあと、UPFダイエットを終えたわたしは、UPFを食べるのをすぐに、そして完全にやめた。

ラウバーがスイッチを切り替えてくれていたおかげで、わたしはいわゆる「コールドターキー」、つまりきっぱり断つことに成功した。* 依存症がらみでよく使われるコールドターキーという語をわざわざ使ったのにはわけがある。わたしはどこかUPF依存症のようになっていたし、兄のザンドもそうだったにちがいない。そんなふうに考えるようになっていたからだ。

四八時間のうちに、夜も眠れるようになり、腸が機能しはじめ、仕事をこなすのも楽になった。もちろん、人生にはそれなりに山と谷があるものだが、UPFダイエットが終わったのを別にすれば、変わったことはなにもなかったと思う。

わたしの食欲をそそらなかったUPFはたくさんあるが、特定のタイプの――おもに塩気が多く、揚げてあり、スパイシーで、グルタミン酸ナトリウム（MSG）をたっぷり含む――ものにかんしては、ときどき吐くまで食べてしまうことがあった。それを病気だと思ったことはいちどもなく、むしろ好都合だと考えていた。というのも、大量に食べすぎてしまったあとは、食べものでおなかがはちきれそうになっていないほうがまともに眠れるからだ。病気であるにせよないにせよ、UPFダイエットを終えたあと、その手のもの――以前は食べるのをやめるのに苦労していたもの――がどれもこれも、食べるに耐えないものになった。

食物依存症は科学界ではまったく人気がなく、それにはもっともな理由がある。問題点はふたつ。

まず、食物には多種多様な分子が含まれるのに、いったいどうすれば特定の組みあわせに依存性があると判断できるのか？　純粋な脂肪や純粋な糖といった個々の多量栄養素にかんするごく簡単な思考実験でも、そうした栄養素に依存性がないことが示されている。** だが、食物を依存性物質と見なすうえでの最大の問題は、この点にある——論理上、依存性物質ならその物質を断つ計画が練られるが、言うまでもなく、食物を断つことはできない。また、依存に陥ってしまった人が依存性物質をほどほどにとるなんてこともありえない。したがって、食物は依存性物質にはなりえない、というわけだ。

そうしたことから、一部の科学者は解決策のひとつとして、食物依存症は「行動嗜癖（しへき）」であると提唱している。[13] 行動嗜癖は、おおまかにわけるとふたつある依存症の分類のひとつだ。物質依存——「有害な結果をともなうにもかかわらず、薬物を繰り返し欲することを特徴とする精神神経疾患」と定義される——は煙草、アルコール、コカインなどを対象とする。一方の行動嗜癖（非物質依存）には、摂食、病的なギャンブル、インターネット依存、スマートフォン依存などがある。

この行動嗜癖という説明は、わたしの実感としてはまったく正しくない。喫煙者が煙草に依存しているように、わたしも食物そのものに——もっと具体的に言うなら、特定のタイプのＵＰＦにきわめ

＊　いや、冷めた七面鳥（コールドターキー）をやめる必要はないんじゃないの、とつっこんだダイナは、自分で自分にうけていた。

＊＊　二〇一八年発表の「食物依存症——妥当な概念か？（Food addiction: a valid concept?）」は読みやすい論文で、無料で公開されている。[12] この論文で意見を闘わせている著者のポール・フレッチャー（反対派）とポール・ケニー（賛成派）はいずれもヘビー級だ。わたしはどちらかと言えばケニーの結論寄りだが、フレッチャーのほうは主として、証拠で明確に示されている範囲を越えて見解を広げることに対して科学者たちに注意を促している。ケニーは自身が依存性物質と見なすものを次のように定義している。「高カロリーの美味な食品に含まれる多量栄養素の組みあわせのうち、自然界には存在しないが、組みあわせて摂取すると、その後の完了行動を変えるほど大きな超生理学的影響を脳の報酬系に与えうるもの」

て強く依存していると感じていた。これはほかの多くの人たちも同じだ。わたしは過去に依存性物質の定番をいくつか試したことがある——軍にいたおかしな数年に煙草、医学生時代の盛大な酒盛りでアルコール、右精巣の手術後にジアモルフィンとも呼ばれるヘロイン——が、好物の食べものと同じようにわたしを引きつけたものはなかった。そうした食べものは実際に、わたしの脳の太古から続いてきた部分、よいものも悪いものもひっくるめてさまざまな行動を促す報酬系の中枢をくすぐるのだ。

この現実と科学の膠着状態は、肥満をめぐるわたしたちの認識を混乱させる一因になっている。食物そのものが肥満の問題の、そしておそらくは多くの食事関連疾患をめぐる問題の根源であることを示す証拠が続々と得られているにもかかわらず、わたしたちは肥満の問題の所在を食べものではなく個人に置きがちだ。わたしはザンドと一緒に、精神医学のバイブルである『精神疾患の診断・統計マニュアル』の最新版に書かれた依存症の定義基準を熟読した。この定義では、一一の診断基準を用いて、依存性物質の乱用を軽度、中程度、重度に分類している。その基準のうち六つ以上にあてはまれば、重度の問題を抱えているということになる。わたしたちはふたりとも、好物の食べもの（すべてUPF）について九という高スコアを叩き出した。

この基準のポイントは、「当該物質の摂取量が増えている」（チェック）、「使用を制御しようとする試みが失敗している」（チェック）、「当該物質を手に入れるために多くの時間と労力を費やしている」（チェック）、「ほしくてたまらない状態を体験している」（チェック、チェック、チェック）などだ。

問題の核心は、九番目の基準にある。「当該物質により生じた、もしくは悪化した可能性のある持続性または再発性の身体的・精神的問題を抱えていることを知っているにもかかわらず、当該物質の使用を継続する」。過食にともなうスティグマ、羞恥、挫折感、罪悪感の心理的影響については、身体的な害を並べたてる膨大なデータが入手可能になる以前から、科学文献にこれでもかというほど記録されている。そしてザンドもわたしも、それをよく知っていたにもかかわらず食べつづけた。

では、食物を依存性物質と規定できないことと、一部の人が一部の食品に依存しているように見える事実とのあいだで、どう折りあいをつければいいのだろうか？　ラウバーの見解にならって、ＵＰＦをバナナや鶏肉のような普通の食物としてではなく、依存性のある食べられる物質という個別のカテゴリーとしてとらえればいいのだ。依存性があるのは、一般に言われる食物ではない――ＵＰＦなのだ。そして主流派の科学研究では、その考え方がますます支持されるようになっている。

依存性物質の乱用に苦しんでいる知りあいがいる人は、過食をそれにたとえることを不快に思うかもしれない。だが、それが妥当なたとえであることを示唆する論文は増えている。ミシガン大学の心理学准教授アシュリー・ギアハートは、ＵＰＦと依存性物質に見られる相似点の検証が有益かもしれないと考える著名科学者のひとりだ。ギアハートは一連の論文のなかで、その証拠の概略を述べている。[14,15,16]

第一に、ＵＰＦは一貫して、食物依存症スケールで本物の食物よりも高いスコアを出している。悩みのタネとして訴えにのぼるのは、きまってＵＰＦだ。もちろん、すべてのＵＰＦというわけではない。人によってドーナツのこともあれば、アイスクリームのこともある。わたしの場合は、安いテイクアウト料理だった。だが、摂食の制御不能と貪食という点で見れば、常用の対象となっている物質は、かならずと言っていいほどＵＰＦ製品である。[17,18,19] すべてのＵＰＦが万人を依存させるわけではないし、依存してしまう人でも、特定の範囲の製品を対象とするケースが多い。シャロン・ニューソンとわたしは、めいめいを悩ませた食品のリストを比べてみた。すべてＵＰＦだったが、それぞれがどか食いした食品は重なっていなかった。

第二に、ＵＰＦは多くの依存性薬物よりも依存性が高く、依存する人も多いと見られる。もちろん、節度をもってＵＰＦを食べられる人は多いが、それはコカイン、アルコール、煙草にも言えることだ。[20]

数字を比較してみよう。UPFに手を出したあとにやめられない状態へと移行する確率はおそろしく高い。米国の人口の四〇％は肥満で、その大多数はどこかの一年で減量を試みることがわかっている。[21]摂取を断てる確率は、ほぼゼロと言えるほど低い。ちょっと試してみたあと、健康に悪影響があるにもかかわらず（依存の定義のひとつ）、四〇％もの人が日常的に使用を継続する薬物はほかに例がない。たとえば、米国では九〇％を超える人がアルコールを摂取しているが、アルコール使用障害になるのは一四％にすぎない。[22]コカインのような違法薬物でさえ、依存症になる使用者は比較的低い割合（二〇％）にとどまっている。[23]

第三に、乱用薬物とUPFとでは、一部の生物学的特性が共通している。どちらも天然の状態のものが加工され、報酬となる物質がすばやく送達されるようにできている。送達の速さは依存しやすさと強く結びついている——煙草、鼻から吸引するコカイン、ショットで飲むアルコールはどれもその例だ。送達を遅くすると、薬物の影響が変化する。たとえば、メタンフェタミンは集中できない子ども治療薬になる。ニコチンパッチは煙草よりもはるかに依存性が低い。あとで触れるように、やわらかさと食べる速さは、本物の食品と一線を画すUPFの特徴である。

第四に、薬物依存症と食物依存症には、家族の依存症歴、トラウマ、うつ病などの共通するリスク因子がある。これは、そうしたリスクをもつ人において、UPFが薬物とおなじようにはたらいている可能性を示している。

第五に、UPFとほかの依存性物質では、同じような依存症状が報告されている。たとえば、ほしくてたまらなくなる、使用を減らす試みに繰り返し失敗する、悪影響が出ているにもかかわらず使用を継続する、といった症状がある。しかも、その悪影響は深刻だ。多くの人にとって、質の悪い食生活は、大量の喫煙よりも悪い影響をおよぼすおそれがある。

そして第六かつ最後の根拠として、食物依存症と物質依存症では、どちらも同じ報酬系の機能異常パターンが神経画像で示されている。ＵＰＦはどうやら、依存性薬物と同じようなかたちで報酬と動機づけに関係する脳領域にはたらきかけるようである。[24・25]

ＵＰＦを煙草と同等のものと見なすのは難しいと思う人もいるかもしれない。だが全世界で見ると、質の悪い食生活――高ＵＰＦ食――に関連する死亡数は煙草よりも、そして高血圧などの健康リスクよりも多く、全死亡数の二二％にのぼる。[26]リスクがこれほど大きい以上、ＵＰＦを依存性物質と見なすことには利があるのではないだろうか。＊数十年前の喫煙をめぐる運動で成功したように、肥満と過食にともなうスティグマや罪悪感、非難をいくらか軽減するのに役立つかもしれない。そうすれば、患者が個人的な失敗という自分の内面に注意を向けるかわりに、意識を外側に、つまり害を引き起こしている業界に向けられるようになる（これは依存症において効果があることがわかっている）。さらに、政策上有益な類似例にも目がいくようになる。たとえば、煙草の規制は有害な依存性物質を規制する際のひな型になる。依存性行動はわたし個人の問題であり、規制したり身を守ったりするのは難しい。しかし、金にものを言わせて依存性物質をわたしの三歳の娘に宣伝するのは、規制の失敗にほかならない。

だがなによりも、ＵＰＦを依存性物質と見なせば、対象となる物質を断つことができないという問

＊　ニコール・アヴィーナは、煙草になぞらえるのは妥当だと考えているものの、そこには違いもあると認識している。大きな違いは、「人は煙草を必要としていないが、食物は必要」であることだ。たしかに、手に入るものや買えるものがそれしかないという理由からＵＰＦを必要としている人もいるが、生理学的に見れば、人間はＵＰＦを必要としていない。アヴィーナの見解によれば、脳に対する影響という点では、多くのＵＰＦ製品が煙草と類似しているという。「多くの人にとって、煙草をやめるほうがＵＰＦをやめるよりも簡単でしょう」。また、体に対する影響も類似しているかもしれない。「その種の食品がわたしたちを殺しかねないという事実に、もっと注意を払う必要があると思います」

題を解決できる。食物を断つのは不可能だが、ＵＰＦを断つのは、少なくとも理論上は可能だ。もちろん、簡単ではないだろう。なにしろ現代の食環境は、一九五〇年代の煙草をめぐる環境と同じようなものなのだから。

こうしたことを知ったわたしは、当時、臨床的肥満の下限あたりにいた兄のザンドにもＵＰＦをやめさせなければいけないと思った。そこで、ザンドのところへ行き、改宗したての伝道者ばりの熱意をこめて話をした。それはたぶん、ザンドにすればひどく不愉快だっただろう。とはいえ、もうザンドを責めさいなむつもりはなかったので（アラスデア・カントと話をしたあとだった）、わたしと同じ八〇％ＵＰＦダイエットを少し試してみたらどうかと提案し、ザンドもそれに同意した。減量目的ではなく、（科学とは関係のない）実験としてだ。きっとおもしろいことになるだろう。ＢＢＣのポッドキャスト『食物依存（Addicted to Food）』用に記録して、どうなるか見てみるのだ。結局、八〇％ＵＰＦダイエットを一週間試してみることで話がまとまった。さらに、ザンドをケヴィン・ホール、フェルナンダ・ラウバー、ニコール・アヴィーナといった専門家のもとへ送り出した。彼らの言葉がわたしのときと同じような影響をザンドにもおよぼすのか、それをたしかめるためだ。

一方、証拠と実体験からＵＰＦは有害だと確信してはいたものの、わたしには知りたいことがあった。いったいＵＰＦはわたしの体になにをしたのか？　そして、その仕組みはどうなっているのか？

パート3

不安になったりおなかが痛くなったりするのは、そういうわけだったのか！

11　UPFはあらかじめ咀嚼されている

アンソニー・ファルデは、自身が食品「マトリックス」と呼ぶもの、つまり食品の物理的構造について考えた最初の人物ではないかもしれないが、古今東西のだれよりも深くそれについて考えてきたとは言えるかもしれない。まじめな印象の人で、ふさふさした白髪まじりの頭髪のもちぬしだ。たぶん、わたしと同じくらいの歳だろう。フランスのクレルモン・オーヴェルニュ大学の人間栄養学部に所属する科学者である彼の話すことは、なにもかもが深遠で重要に聞こえる。それはひとつには難しい単語をふんだんに使うからだが、その完璧な英語にフランスの映画スターのようなアクセントが混ざるからでもある。「わたしたちが食べるのは食物であり、栄養素ではありません。ですから、哲学的な観点から見れば、全体論と還元主義を組みあわせるのが最善でしょう。わたしは経験主義者ですが、帰納法主義者でもあります」

わたし自身も経験主義の帰納法主義者のような気がしたが、絶対確実というわけではないので、あとでたしかめようと心に刻んだ。わたしがファルデに電話をかけたのは、極度の加工が食物の物理的構造にどう影響するのか、それが翻ってわたしたちの体にどう影響するのかを質問するためだ。食品マトリックスの基本的な考え方はごく単純だ――いわく、食品は各構成要素のたんなる総和ではない。消化器系の目的は食品マトリックスを破壊することにあると説明したファルデは、リンゴを例に出した。リンゴにしゃきしゃきした歯ごたえと硬さを与えている繊維は、リンゴの重量の二・五％を占めるにすぎない。残りの九七・五％は果汁である。空洞や液体のまわりに繊維がどう配置されているか――つまりはそれがマトリックスだ。

その点を念頭に置き、一九七七年に少人数の科学者グループが実験をおこなった。果肉の含まれない（つまり繊維がない）リンゴ果汁、生のリンゴを丸ごと使ったスムージー、丸ごとのリンゴのかたまりという三種類の形態のリンゴを一〇人の参加者に与える実験だ。参加者に同じ速さで完食させてから、三種類のリンゴ形態に対する満腹感、血糖値、インスリンの反応を測定した[1]。

その結果、果汁とスムージーのどちらについても、丸ごとのリンゴを食べた場合よりも血糖値とインスリン濃度が大幅に上昇したあと、最初の時点よりも低い値まで低下することがわかった。この血糖値の急降下（シュガークラッシュ）のせいで、参加者全員が空腹を感じたままだった。一方、丸ごとのリンゴでは、血糖値がゆっくり上昇してから、また最初の水準まで戻った――クラッシュは生じず、満腹感が数時間にわたって続いた。どうやら、わたしたちの体はちょうどリンゴひとつぶんの糖の量に対応できるように進化してきたらしい。それに対して、果汁のジュースは比較的新しい発明品だ[*]。

一般に糖分が一五％ほどのリンゴ果汁は、ソフトドリンク全般とだいたい同じようにはたらく。だが、その点ではリンゴピューレも変わらない。繊維を含めたリンゴの構成要素がすべて入っていて、食べる直前につくった場合でさえそうだった。繊維は重要だが、鍵を握るのはマトリックス、つまりリンゴの構造なのだ。

ココポップスを例にとってみよう。この商品は「さくさく」と宣伝されているし、一部はたしかにさくさく感を保つ――少なくともしばらくは。だが、ひと口ひと口の大部分を占めているのは、ぬるぬると湿ったでんぷんのかたまりだ。ココポップスと牛乳が一体となって、ざらりとした液体のようなものをかたちづくる。そして、それはやわらかい。やわらかさは、ＵＰＦにほぼ共通して見られる性質としてケヴィン・ホールが挙げた特徴のひとつだ。[**] そのやわらかさは、もとをたどれば製造手法に行きつく。工業加工された植物の構成要素と機械回収肉を砕き、すりつぶし、粉にして、押出成形していくうちに、腱、靭帯、セルロース、リグニンの繊維質の触感が残らず破壊される。そのあとで残ったものを寄せ集めれば、恐竜にもアルファベットにも、プリングルズのおおげさな放物面にも仕立てあげられる。

マーケティングによる刷りこみの威力で、揚げものの衣（ころも）の最初のさくさく感、膨化米の弾ける感触、ジャガイモパウダーを加工して揚げたポテトチップスのぱりぱり感はわたしたちの印象に残るが、そうしたものはどれも、ごくごく軽く噛んだだけで屈してしまう。ところが、わたしたちの食べているものがほんの数秒でふにゃふにゃのかたまりと化すという事実は、巧妙につくられた質感——ゼリーフィリングを乾いたスポンジで囲んだり、スープに本物の野菜のかたまりを入れたり——によって覆い隠されている。

マクドナルドのハンバーガー（バーガーキングでも、ほかのＵＰＦ企業のものでもいい）も、この錯覚を表す絶好の例だ。最初のひと口では、次々に訪れる一連の食感があなたを楽しませる。甘いバ

＊　ベビーフードはおもにピューレ状にした果物で、同じ理由から糖の量がきわめて多く、高価なうえに不要なものでもある。

＊＊　もちろん、バナナやトマトやベリー類など、一部のＵＰＦと同じくらい、もしくはＵＰＦよりもやわらかい「本物の」食品も存在する。だが、そうした食品でも、加工によって破壊されてしまうであろうマトリックスは保たれている。ＵＰＦの材料——ベリーピューレやトマトパウダーなど——になるときには、もともとの状態よりもさらにやわらかくなる。ヨーグルトにバナナが丸ごと含まれていることはない。ケチャップには丸ごとのトマトは入っていない。ブルーベリーもリンゴと同様に、スムージーにするか、丸ごと食べるかによって作用が異なる。

ンズの乾いたクラストの下には、なめらかでふんわりした内層がある。パテには弾力があり、海水に劣らず塩辛い。キュウリとタマネギがぱりぱりとした歯ごたえを与え、マスタードが三叉神経をくすぐり、ケチャップの酸がそうした体験のすべてを引き立てる。「ふんわり」、「弾力」、「ぱりぱり」——だが実際のところ、それはどれも羽毛のようにやわらかい。おかげで、わたしは一分もあれば余裕でハンバーガーひとつをたいらげられる。そのあと、さらにもうひとつを食べることになる。なぜなら、まだ腹が満たされていないからだ。*

いったいどうして？　その理由は、ライラがココポップス一杯を食べたあとにもまだおなかをすかせていた理由と同じ——「食べるのをやめろ」と伝える体の信号が、これほどやわらかくて消化しやすいもの、あらかじめ咀嚼されていると言ってもいいほどやわらかいものを扱うようには進化してこなかったからだ。本来なら腸をゆっくり移動しながら消化され、それによって満腹ホルモンの分泌を刺激するはずが、UPFはあまりにもすぐに吸収されてしまうせいで、「食べるのをやめろ」の信号を脳へ送る腸の領域まで到達しないのかもしれない。

UPFダイエットの期間中、わたしはとりわけパンでこのやわらかさをはっきり意識するようになった。〈リアル・ブレッド・キャンペーン〉（食と農業の向上を求める非営利組織サステインが主導している）が長らく指摘してきたように、英国では本物のパンを見つけるのが難しく、見つかってもおそろしく高い。手づくりパンを売るベーカリーはパン市場の五％を占めるにすぎず、多くの場所ではUPFでないパンは手に入らない。サワードウブレッドの材料は水、塩、野生酵母、小麦粉だけのはずだが、サワードウブレッドとしてスーパーマーケットで売られている製品でさえ、実際にはパーム油や市販酵母など、最大一五種類の材料を含む「偽サワー（サワーフォウ）」であることもめずらしくない。[2]

ライ麦パンや本物のサワードウブレッドを見つけられ、かつ買う余裕があるのなら、スーパーマーケットで売っているパンと比べてみるといいだろう。わたしは昔から、数種類の穀物を使ったホヴィス社の食パン〈シード・センセーションズ〉を買っている。その成分はこうだ。「小麦粉、水、シードミックス（一三％）、小麦タンパク質、酵母、塩、大豆粉、大麦麦芽粉、グラニュー糖、大麦粉、保存料――E282プロピオン酸カルシウム、乳化剤――E472e（脂肪酸のモノおよびジグリセリドのモノおよびジアセチル酒石酸エステル）、焦がし砂糖、大麦繊維、粉処理剤――アスコルビン酸」

多くの場合、こうしたパンでは低タンパク質小麦粉が使われ、それとは別に小麦タンパク質があとで追加される。そうすれば、メーカーが製品の一貫性をコントロールしやすくなるからだ。そうした材料の多くは――時間短縮やパン焼き職人の削減などをつうじて――コストの削減にもなり、削減されたコストの大部分はわたしたち消費者に還元される。本物のサワードウブレッドは一斤あたり三～五ポンドくらいする。本書執筆時点で、セインズベリーズでもっとも安いパンは一斤あたり三六ペンス、ホヴィスのパンは九五ペンスだ。

しかし、各種の加工と添加物のおかげで、ホヴィスの食パン一枚は、同じグラム数で比較すれば、UPFバーガーをたいらげるよりもさらに速く食べられる。このパンは口のなかで崩れて、簡単に飲み下せるどろどろのかたまりになる。〈ダスティ・ナックル〉〔ロンドンのベーカリー&カフェ〕のポテトサワードウ（あるサプライヤーの販売価格は五・九九ポンド）一枚は、食べるのに一分よりもはるかに時間がかかるし、顎も疲れる。

だが、UPFパンでは顎は疲れない。そして、ほとんど嚙む必要がないという事実は、現代に見られる歯の問題の多くを説明しているのではないだろうか。英国と米国では、一二歳の子どもの三分の

＊　やわらかさの問題点は、UPFを食べるスピードがホールフードや最小限しか加工していない食品に比べてはるかに速いことを示す証拠によって裏づけられている。つまり、一分あたりに摂取できるカロリーが多くなるのだ。

一ほどが過蓋咬合（かがいこうごう）――顔に比して顎が小さすぎることで生じる――で、これは現代の多くの子どもが歯列矯正治療をしなければならない理由でもある。わたしも同じ理由で右下の親知らずを抜歯した。UPF関連の論文を読んでいるうちに、それが現代生活に蔓延する問題のひとつであることに気づいた。頭骨にもとづく証拠からすると、炭水化物の摂取量が増えていた産業化以前の農民は虫歯の穴と歯性膿瘍こそたくさんあったが、埋伏智歯（まいふくちし）〔親知らずが骨に埋まった状態であること〕は五％に満たなかったようだ。それに対して、現代人ではその割合は七〇％にのぼる。[3,4]

その理由は、現代人の顔、とりわけ顎が先祖よりも大幅に小さいことにある。この変化は急激に起きた。オーストラリアのアボリジナル・ピープルの多くは、一九五〇年代に突如として現代的な食生活へ移行したが、一〇〇年前の先祖と比べた場合でさえ、顎が大幅に小さくなっている。[5,6,7] 現代のフィン人の顎は、大昔の（そして遺伝的にきわめてよく似ている）祖先よりも六％小さい。[8]

このように顔が小さくなる理由は、テニス選手の利き腕の骨密度がもう片方の腕よりもずっと高くなるのと同じだ。そしてこれは、メアリー・ローズ号〔一五四五年に沈没した英国の戦艦。一九八二年に引き揚げられた〕で見つかった遺体を腕の骨の大きさと骨密度から長弓兵と特定できた理由でもある。[9] 骨は石ではない。実際には生きた組織であり、骨にかかる圧力に応じて絶えず改造、分解、構築を繰り返している。顔と顎の骨も例外ではない。ものを嚙めば、骨は成長する。

その証拠に、ギリシャの子どもたちを対象としたある研究で一日に二時間、かたい樹脂のガムを嚙ませてその効果を調べたところ、研究期間の終わりには、ガムを嚙んだ子どもは嚙む力が増していただけでなく、顎と頰骨が有意に長くなっていた。[10]

それを読んだあと、ライラの小さな顎と歯をよくよく調べてみた。上の切歯が突き出し、下の切歯に大きくかぶさっている。これは普通なのか？　ヒト本来の歯列がどうあるべきか、二一世紀の英国の歯科医はそもそも知っているのだろうか？　もう手遅れなのか？　ライラは生まれてこのかた、本当の意味ではなにも噛んだことがないのでは？　わたしはダニエル・リーバーマンという名のハーヴァード大学教授が書いた科学論文「下顎が後退した顔の咀嚼力および頭蓋顔面成長に対する食品加工の影響」をライラのかかりつけの歯科医に見せることにして、ついでにライラのおやつにニンジンを何本か買った。

多くの科学的証拠が示しているところによれば、UPFのやわらかさは、カロリー摂取という点でも問題になる可能性がある。非加工食品とUPFを比較したケヴィン・ホールの実験では、不自然なほど大きな「感覚上の魅力」がUPFにあるわけではないと参加者が評価していた。どちらの食事も等しくおいしく、満足のいくものだった。にもかかわらず、UPF食をとっていたときのほうが、摂取カロリーは一日あたり平均五〇〇キロカロリーも多くなった。

UPF食と非加工食の作用の大きな違いは、ホールの観察したところによれば、UPFのほうが食べるスピードがはるかに速くなることにある。さらに、たいていのUPFは乾いている。これはつまり、カロリー密度が高いということだ。水はあらゆるものを希釈し、エネルギーも例外ではない。肉、果物、野菜はたいてい、水分含有量がきわめて多い。

乾燥はUPFにとっては重要な要素だ。微生物の増殖を防ぐために欠かせない手段のひとつで、保存可能期間をありえないほど長くするのに一役買っている。UPFで莫大なもうけを出せるのはそのおかげだ。UPFは腐らない。マクドナルドのハンバーガーを腐らせずに何年も保存している人の話を伝える新聞記事は世にあふれている。マクドナルド・カナダはあらゆるスキャンダルの鉄則を破り、そうした記事のひとつに対して自分たちの言いぶんを主張した。「現実には、マクドナルドのハンバーガー、ポテト、チキンはあらゆる食品と同じであり、特定の条件で保存すれば腐ります」[11]

食品は腐ると訴えるこの必死の主張は、感染症専門医としてのわたしの仕事を企業のマーケティングがかわりにしてくれためずらしい事例だ。とはいえ、この主張は正しい。腐らないのは、保存料の化学的毒性よりも、UPFの乾燥具合によるところのほうがずっと大きい。

ホールの実験では、やわらかさとカロリー密度の影響により、UPFを食べているときの一分あたりの摂取カロリーは非加工食よりも平均で一七キロカロリー多くなった。[*] この結果は、食品のエネルギー密度が一日のエネルギー摂取量の抑制において重要な役割を果たしていることを示したバーバラ・ロールズの研究と一致する。[12・13・14]

ロールズらは慎重に調整した数十の実験をつうじて、エネルギー密度の高い食品や食事ほどカロリー摂取量の増加を促進し、体重を増やすことを繰り返し実証した。この影響は、おいしさや栄養素含有量とは関係なく見られる。さらに、男性にも女性にも、過体重の人にも健康な体重の人にも、子どもにもおとなにも、短期的にも長期的にもあてはまる。栄養にまつわる事実のなかでも、これほどしっかり立証されたものはそうそうない。[15・16] そして、おそらくもっとも重要な点は、食物に含まれるエネルギーの出どころが脂質でも炭水化物でも関係なさそうなことだろう――エネルギー密度のほうが、カロリー摂取を決める要素としては強力なのだ。

早食いが過食、体重増加、代謝性疾患のリスクを高めることを示した研究も数多くある。[17] 食べるスピードは、ひとつには食べるものに関係している。口のなかで処理するのに時間がかかる食品ほど、満腹感を得やすい。[18・19・20] だが、遺伝に左右される部分もある。健康アウトカムの向上をめざして子どもの成長過程を調べるシンガポールの研究（GUSTO研究）では、食べるスピードが速く、食べている時間が長い子ほど肥満になりやすいことが示された。この研究にかかわった研究者らは、それを「太りやすい食事スタイル」と表現している。[21] 双子の研究をしているUCLの科学者クレア・ルウェリンは、そうした食事スタイルが遺伝性のものであり、BMIの高さと関連していることを明らかにした。[22]「早食い」の遺伝子をもつ一部の人は、UPFのやわらかさの影響をひときわ受けやすいと見られる。

別の研究では、有志の参加者に二種類のチョコレートミルクシェイクを飲んでもらい、結果を比較した。ひとつは濃厚でどろりとしたシェイク、もうひとつは薄いシェイクだ。どちらも栄養という点ではまったく同じで、エネルギー密度とおいしさも等しい。参加者は好きなだけ飲むことができる。その結果、薄いほうのシェイクは、濃いシェイクよりも総摂取量が四七％多くなった。ところが、強制的に同じ速さで飲ませると、どちらのシェイクでも最終的に飲んだ総量は同じになった。[23]

ひと口あたりの噛む回数には、食物の摂取を遅くして減らす直接的な効果がある。ひと口ごとによく噛むのは、カロリー摂取量を減らすよい方法に思えるかもしれないが、言うまでもなく、これは原因と結果を取り違えている。食べる速さは食品と遺伝によって決まることを思い出してほしい――意識的に決められるものではないのだ。食事の相手のペースにあわせて食べるのを遅くしたり速くしたりしようとした経験のある人なら、それがいかに難しいかを知っているだろう。

このように、ＵＰＦを食べる速さが健康への影響に関係していることを示す証拠はたくさんある。だが、ここで心配なのは、だれかがそれを別種のＵＰＦをつくるチャンスと見なすのではないか、ということだ――つまり、食べるスピードを遅くする食感をもつＵＰＦである。二〇二〇年のレビューでは、英国、シンガポール、スイス、オランダの三二七食品のエネルギー摂取速度を測定した五本の公開論文のデータが分析されている。[24]その結果、非加工食品から加工食品、ＵＰＦへと進むにしたがって、一分あたりのカロリー摂取量が三六から五四、六九キロカロリーと増加していくことがわかった。研究者らはこう結論づけている。

食品の工業加工は、食環境で遭遇する形態と食感に全面的な変化をもたらす重要な機会であり、調合の見直しによるエネルギー密度の低下と組みあわせれば、食品のエネルギー摂取速度、おい

＊　もちろん、実験に用いた食物は調理などにより加工されたが、この研究では「非加工食」と称されている。

しさ、栄養素密度を広く改善するために利用できる……食品加工業者の将来の課題は、一キロカロリーあたりの満足度を最適な水準に保って消費者への訴求力を維持しつつ、エネルギーの過剰摂取を促進する可能性を低下させることである。

これには賛成できない。どこかおかしいような気がする。食品加工技術がさまざまなかたちで食品のエネルギー密度を高くし、食べるスピードを速くすることは立証されている。そして、どんな食品であれ、そのふたつの側面が肥満の促進において中心的な役割を果たしているらしいこともわかっている。それでもなお、自然食品への移行ではなく、さらなる加工を提案するというのか。この「ハイパー加工」が超加工をめぐる問題の解決策になるとは思えない。

これを「将来の課題」[25]としているのも妙な話だ。なにしろ、一九九〇年代に相次いで実施された研究からこちら、食べるスピードとカロリー摂取量の増加を関連づけるデータがあることを、食品業界は承知していたのだから。

もうひとつ、気がかりな点がある。前述の論文では「利益相反はない」ときっぱり明言されているが、著者のひとりであるキアラン・フォードは、ケリー・グループ（数十億ドル規模のUPFメーカー）の科学顧問委員会の一員で、また別の著者キース・デ・グラーフはセンサス（食品成分のイヌリンとフラクトオリゴ糖を製造する企業）の取締役会に加わっている。そして三人いる著者の全員が、食品や栄養製品を製造する企業が出資する会議での講演に対して経費の還付を受けている。UPF企業の科学顧問でありながら食品加工にかんする論文を書くのは利益相反にあたるはずだ（その顧問委員会に報酬なしで参加しているのでないかぎり）。

キアラン・G・フォードが著者に名を連ねる翌年の論文にも、「著者らは利益相反を申告していない」との記載があるが、当時、フォードはケリーの顧問だけでなく、（まさにその論文によれば！）

アボットニュートリション、ネステック（ネスレの子会社）、ダノンが研究資金を出した学術コンソーシアムにも加わっていた。

だがなによりも、もっと食べにくいＵＰＦをつくっても、うまくいく公算は小さいと思う。煙草メーカーは長年にわたり、自社の煙草を加工して危険性を低くしようと並々ならぬ力を注いできた。フィルターに小さな空気穴を開け、喫煙者の吸いこむ煙が少なくなるようにしたが、結局は喫煙者がもっと熱心に吸うようになっただけだった。わたしたちが常習性物質を摂取するのは、感覚の刺激を得るためだ。そしてどんな薬物でも、体内に届くスピードの速さは、その物質をやめられなくする重要な要素であることがわかっている。[26] 摂取の速さを阻害すれば、感覚の刺激がやや失われ、その製品はそれまでと同じようには売れなくなるにちがいない。ＵＰＦは偶然やわらかくなったわけではない。最大限の量を売るべくしてそうなったのだ。

このあと見ていくように、ＵＰＦのラベル表示は、食品業界の反発のせいで簡単にはいかないだろう。だが、やわらかさとエネルギー密度を警告するラベルを貼るだけの確固たる証拠は、すでに存在しているのだ。

12 UPFはおかしなにおいがする

わたしたちは香味（フレーバー）を実体のないものと思っているかもしれないが、こと肥満と食べすぎにかんしては、香味をつける香料こそが問題だと主張する向きもある。わたしはUPFダイエット以降、食品成分表にあるほかのどんなものよりも「香料」という語を避けている。香料は、その製品がUPFであることを伝えるシグナルだ。そして、香料を必要とするという事実は、UPFがわたしたちに害をおよぼす仕組みについて、多くを物語っている。

においにかんする科学文献は、健康や肥満の論文とは壁で隔てられ、おおむねそれ専用の学術誌のなかに閉じこめられている。におい関連の論文の著者はおもに心理学者で、哲学者やシェフが協力しているケースも多い。この分野の研究に大きく貢献している学者がバリー・スミスだ。スミスはロンドン大学感覚研究センター長を務め、さらには哲学者、ワインエキスパート、ブロードキャスター、食品科学者でもある。

ある日、わたしたちは彼のオフィスで顔を会わせた。オフィスの向かいには、大英博物館の裏口の両脇を守る二頭の巨大な石灰石のライオンが見える。室内に入った途端、壁にかかった超写実的なヴェネツィアの風景画がわたしの感覚に挑みかかってきた。この絵はパトリック・ヒューズの作品だ。建物と運河絵のまえを通りすぎると、建物の角をまわりこんで運河を下っていく光景が目に映った。建物と運河は、ピラミッド形をした土台にはられたカンバスから突き出している。どこか心を騒がす錯覚だ。絵のなかでは、鑑賞者から物理的にいちばん近いところにあるはずの部分が、いちばん遠く離れているように見える（そして鑑賞者が動くと、絵も動いているように見える）。

「リバースペクティブというやつです」とバリーは説明した。「どうしてこうなるのかは、わかりませんが」。それに続いて、輻輳性の注視、辺に対する視角、視差について、さらには奥行き知覚にかんする脳の情報とたまたま近くや遠くにあるものとのあいだで生じる緊張について話してくれた。この絵はバリーの専門知識をよく表している。わたしたちの意識の体験する世界が、実際の物理的な現実とどれほどかけはなれているのか。それがバリーの専門である。バリー本人も絶えず錯覚を生み出している。噂話らしからぬ感じで噂を話し、真顔で冗談を言い、相手の理解できないことを理解させる。そして、以前はＵＰＦを製造する企業に手を貸していた。バリーは超加工のエキスパートとして、人間の五感の相互作用（かつて思われていたほどそれぞれが独立したものではない）を最大限に利用する方法や、わたしたちが食べものを楽しむ際に五感をどう使っているかについて企業に助言していた。

ワインとチョコレート（実験に使う材料）に囲まれながら、バリーは聴覚が香味に、においが味に影響を与えると説明した。バニラは厳密に言えばにおいの分子だが、アイスクリームに加えると、砂糖を増やさなくてもアイスクリームをより甘く感じる。「においは触覚にまで影響します」とバリーは話した。「リンゴの香りがついたシャンプーを使うと、ほかのシャンプーよりも髪がつやつやになったように感じるんです」

わたしたちの意識と脳のなかでは、味、におい、香味がごちゃまぜになっている。わたしたちの食べものをつくる企業は、その事実を利用している。バリーはワイン業界を例に挙げた。

ボルドー大学ワイン醸造学部の研究チームによる二〇〇一年の論文「においの色」[1]には、五四人のワインエキスパートを対象におこなわれた実験の模様が書かれている。エキスパートひとりひとりにワインを二杯ずつ――ひとつは赤、ひとつは白――出し、そのワインを描写してもらう。エキスパートたちは白ワインではハチミツ、レモン、ライチ、白桃、柑橘類の香りを感じとったのに対し、赤ワインについてはクロフサスグリ、炭、チョコレート、シナモン、アカフサスグリ、タール、ラズベリー、プルーン、サクランボと表現した。

次に、別の一組の赤ワインと白ワインを出した。だが、だれひとり気づかなかったことがある。このときの白ワインは、そのまえに飲んだ赤ワインと同じボトルのもので、違いと言えば無臭の赤い色素を加えたことだけだったのだ。エキスパートたちは、色にもとづいて香味を表現した。赤ワインなら深紅、黒、茶色のもの、白ワインなら淡色や黄色のもの。ワインを飲む人ならだれでも、自分は白ワインと赤ワインを識別できると自信をもっているだろう。ところが、エキスパートでさえ錯覚にだまされてしまった。なぜかといえば、色のもつ影響力がワインのにおいと味の知覚よりもまさっているからだ。その原因は、わたしたちの五感が相互に作用しあっていることにある。この研究は、わたしたちが味だと思っているものを決めるうえで、においよりも色のほうが強力な役割を果たしているらしいことを示唆している。*

ワインエキスパートでさえ念入りにお膳立てされた状況ではだまされてしまうのなら、あなたやわたしだってだまされるだろう。バリーはアイスクリームに絡んだお気に入りの感覚トリックについて話してくれた。「冷凍庫から棒アイスを出したとしましょう。袋を破いて開けても、なんのにおいもしません。なぜって、冷たすぎるからです。だからどの会社も、わたしたちが破る袋のテープの部分にキャラメルの香りをつけているんです」

その香りのおかげで、袋を開けるという行為が感覚の合図となってドーパミン報酬系を反応させ、ほしいという気もちが生じる。さらに、この香りに誘導され、棒アイスのチョコレートとキャラメルの体験がいっそう強烈なものになる。この手のトリックにはなんの問題もないとバリーは考えている。「誘導と誤解を誘うことには大きな違いがあります」とバリーは言う。「凍った棒アイスの例で言えば、香りは本物のキャラメルとチョコレートを期待させるように誘導します。ところが、誤解を誘う感覚体験というものもあるんです。植物性製品についた肉の香り、合成香料、脂肪にかわるガム――それはどれも、実際には存在しない材料を期待させる。そこを境目として、問題が見られはじめます」

バリーはUPFがつく感覚の嘘のいくつかを暴きはじめた。だが、わたしがその嘘を理解するためには、まずにおい、味、香味について手ほどきをしてもらわなければならなかった。というのも、感覚そのものと同じように、そこで使われる言葉もごちゃまぜになっているからだ。食べものの全体としての知覚体験を表現するときには、「味(テイスト)」と「香味(フレーバー)(風味)」という語がだいたい同じ意味で使われる。だが科学用語として見ると、香味は味とにおいの両方を意味し、香味の分子は鼻にある受容体だけでなく、口と喉にある受容体にも感知される。したがって科学的に言えば、同量の砂糖が使われているが違う「香味」のついたふたつの飴玉は、まったく同じ味(甘い)かもしれないが、においはそれぞれ異なる。[**] わけがわからない？　だいじょうぶ、心配いらない。

まずは香味から見ていこう。なぜ香味が存在するのかという疑問には、それが存在する場所からとりかかるのが筋だろう。香味が生まれるのは、味、におい、食感の入力情報を脳がひとつにまとめた

＊　この研究チームのひとり、フレデリック・ブロシェは学術界を離れ、いまはワインをつくっている。ブロシェによる別の著名な研究では、また別のエキスパート群に標準的なボルドーワインを出した。ただし、安いテーブルワインであることを示すラベルの貼られたボトルから注いだ。翌週、同じエキスパート群に同じワインを出したが、今度は数倍の値段がつくグラン・クリュであることを示すラベルの貼られたボトルから注いだ。この実験のテイスティングノートでも、予想が実際の感覚体験を凌駕することがうかがえた。[2]

ときだ。なにかを食べるとき、わたしたちは目、耳、鼻、舌、唇から来る情報を使って香味の印象をつくりあげる。顔の骨と筋肉は、ざくざく感から来る振動や嚙みごたえを感じとる。口の受容体は唾液の化学的変化に加えて、油や粉が生む摩擦の変化も感知する。そしてもちろん、そのすべてが期待と、さらには前回食べたとき、あるいは前日にその食品の宣伝を見たときの記憶（意識的にも無意識にも）と結びつく。

　この一体となった感覚系は、生態系からエネルギーを抽出するべく一〇億年にわたって繰り広げられてきた例の軍拡競争の産物だ。

　嗅覚はつきつめれば、安全で栄養のある食べものを選びつつ、有害で危険な食べものを避けるためにある。食べても安全かどうかを判断するための警告システムとしていちはやく作動するものだ。なにしろ、なにかを味わってからでは、もう手遅れになっているかもしれない。とはいえ、口の奥のほうには苦味受容体という安全ネットもあり、これについてはまたあとで触れる。現代のスーパーマーケットからなる世界規模のサプライチェーンのおかげで、わたしたちの多くは一年をつうじて食べごろの熟した果物がある状況に慣れきっているが、熱帯雨林ではそうはいかない。毒の濃度はさまざまだし、ひとつの果実の食べられる期間がごく短いこともある。この期間はたいてい、動物に実を食べて種子を拡散してもらいたいと植物が望む時期とぴったり一致する。嗅覚に頼れば、有害なものを口に入れるという、時間を食うトラブルを避けられる——とはいえバリーが指摘しているように、嚙んでみてはじめて、なにかがおかしいと気づくこともなくはないが。

　世界に存在するほぼあらゆる物質からは、その物質独特の揮発性分子が揮発している。嗅覚とはつまり、鼻にある受容体を使ってそうした分子を感知することを意味する。そして、嗅覚はすばらしく正確だ。*** 人間は一万種類のにおいを感知できるとよく言われるが、これは正しくない——それでは少なすぎるのである。二〇一四年の研究[34]では、さまざまなにおいの発生源を用いた実験により、人間は一兆を超える化合物を区別できる可能性があると推定された。つまり、一兆の化合物のなかから適当にふたつをとりだしても、「ああ、このふたつは違うものだね」と言えるということだ。****

これほどの正確さを得るためには、たくさんの遺伝情報が必要になる。嗅覚受容体遺伝子ファミリーは哺乳類ゲノムでもっとも大きく、ほかのどんな種のどんな遺伝子ファミリーよりも大きい。わたしたちがこれほど多くの嗅覚受容体遺伝子をもつ理由の一端は、化学の基本的な問題にある。においの分子はそれぞれがまったく異なっており、まったく違う特性をもつ。味覚受容体が数種類しかない

** 食べものを口に入れて嚙むと、分子が口の奥から鼻に抜ける。この鼻後方で感知するにおいは、味のように感じられる。あなたはこの種類のにおいを「口のなか」のものとして体験するが、実際はそうではない。そして、このにおいは香味に大きく寄与している。鼻をクリップでつまむと、このふたつの飴玉は同じ味、つまり甘い味がする。だが、クリップを外すと、においが口から鼻へ抜け、それぞれ違うフルーツの香味を味わえるようになる。

*** 嗅覚の仕組みはこうだ。鼻孔から吸いこまれた、もしくは口の奥から抜けてきた空気は、長い鼻梁の骨に沿って嗅上皮へのぼっていく。嗅上皮では、骨から突き出した嗅神経――においを感じる神経――がやわらかい粘膜に覆われた皮膚のほうまでのび、吸いこんだ空気と接触する。嗅覚系は、脳がニューロン（神経細胞）を探針のように環境中へ送り出している唯一の例だ。この神経は何百種類もの受容体（小さなくぼみのあるタンパク質）に覆われている。あなたが吸いこんだ空気に含まれる臭気物質（においの分子）がそうした受容体に結合すると、情報が脳へ送られて解読される（数百の受容体を用いて一兆のにおいを感知する仕組みは、符号化の方法を問う課題のようなものだ）。各におい分子は複数の受容体と結合し、各受容体は多くのにおい分子と結合する。そして、結合の強さや結合する時間がさまざまに異なる。そのおかげで、ひとつの分子にひとつの受容体が対応している場合よりも、はるかに幅広い可能性を符号化できる。

**** 識別可能な嗅覚刺激、つまりにおいの実際の数は、一兆よりもはるかに多い可能性がある。個々の分子を識別できるだけでなく、三〇種類からなる分子の混合物も識別できる。また、混合比率がわずかに異なる同じ分子の混合物を区別することもできる。

のは、それぞれの受容体が同じような分子の同じような特性を感知しているからだ。ヒトの嗅覚の鈍さは伝説のように語り継がれているが、実際のところ——ただの伝説にすぎない。

たしかに、ヒトは視覚の向上と引き換えに嗅覚分解能の一部を犠牲にしたようだが、それでもなお、いくつかの試験ではほかの哺乳類をしのいでいる。電柱にひっかけられたイヌの尿の感知にかけてはイヌのほうがヒトよりもすぐれていることはほぼまちがいないが（これについてはヒトで試験がおこなわれたことはない）、果物と野菜の区別にかんしてはヒトのほうがすぐれていることが複数の実験で示されている。*

この嗅覚の精度のおかげで、わたしたちはチーズと靴下の分子がよく似ていても気にならない。**それどころか、糞便、母乳、腐乱死体、チーズ、熟成肉は、どれも同じ分子の特徴を共有しているが、わたしたちの嗅覚系はその区別をつけられるように進化してきた。

よいにおい、悪いにおいなんてものは（おそらく）存在しないのだろう。***においはむしろ、過去になにかを食べたときの体験となんとなく結びつけられるバーコードのように機能する。なにかに札をつけ、次の機会にそれを探し出せるように、あるいは避けられるようにするための手段としては、非常に精度の高い方法である。

人間もそれ以外の動物も、栄養という報酬と結びついたにおいのバーコードがついているものなら、ほぼどんな香味でも学習をつうじて好きになる。[5,6,7,8] それを立証したのが、一九七〇年代におこなわれた一連の実験だ。この実験では、カロリーのない香りつきの甘い液体をラットに与え、それと同時に糖もしくは水を胃にじかに流しこんだ。ラットは糖の注入と同時に飲んだ液体の香りを好むようになったが、水の注入と同時に飲んだ香りは好きにならなかった。おおざっぱに言えば、特定のにおいと味の組みあわせをもつものを食べたときに栄養面で大きな報酬を得られ、かつ気分が悪くならなかったのなら、将来もその食べものを欲するようになる、ということだ。これはほぼ全体が意識的体験より

＊　イヌに感知できる下限値が科学的に実証された臭気物質はわずか一五種類しかない。だが、そのうち五つの分子については、ヒトのほうが少量でもよく感知できる。これらの分子はいずれも果実もしくは花の臭気物質で、おそらく肉食動物にすればあまり重要ではないのだろう。とはいえ当然のことながら、イヌは獲物が体臭として放出する少量の石炭酸の感知には長けている。果実の臭気物質にかんしては、ヒトの嗅覚がイヌ、マウス、ウサギと同等、もしくはそれ以上であることが多くの科学文献で示されている。マウスは捕食者の尿に含まれる分子の感知が得意である（ただし、ヒトも悪くない）。そして、人間の血液のにおいにかんしては、ヒトはマウスよりも敏感だ。ヒトはガス漏れを知らせるためにガスに付加されるメルカプタンの悪臭を感知できるが、イヌはそのにおいをまったく嗅ぎとれない。また、ヒトはイヌのようににおいの痕跡をたどる技を身につけられるし、ちょっとした訓練をすれば嗅覚を大幅に高められる。これは、わたしたちの嗅覚がフル活用されていないことを示唆している。要は骨や筋肉と同じように、弛緩して活動力が低下しているのだ。

＊＊　鼻から空気を吸いこんだときと口から鼻へ移動するときとでは、同じ分子を異なるかたちで知覚している可能性もある。バリーはこう説明している。「鼻から入ってくるくさいチーズのにおい――オルソネーザル（たち香）――は、ときとして非常に不快で、靴下のにおいにそっくりです。ところが、そのにおいが口から鼻に抜けるときには、おいしい香味――レトロネーザル（あと香）――になるんです」

＊＊＊　わたしたちは一部のにおいを「甘い」と学習するが、これは文化に左右されるようだ。酪酸エチルのにおいが「甘い」のはおそらく、経験をつうじて果汁の甘い味とつねに結びつけられるからだろう。酪酸エチルを甘い味と組みあわせれば、甘さをいっそう強くし、酸っぱさを覆い隠すことができる。どんな香味の組みあわせでも、わたしたちがそれをどう体験するかは、過去の体験によって決まる。わたしたちは特定の味とにおいを、ひとまとまりのものとして学習する。ごく幼いころに、そうした結びつきを香味として構築するが、これは文化によって決まるところがきわめて大きい。欧州の料理では、シナモンはほぼつねに甘味のスパイスだが、モロッコではシナモンと砂糖を使ってハト肉のパイがつくられるし、ほかの多くの地域では塩をきかせた料理に広く使われている。バニラは西洋では甘い香りで、砂糖と混ぜて使われる傾向があるが、東南アジアの人たちにとってはぴりっとしたにおいで、その地域の料理では塩や魚と混ぜられることが多い。

も下のレベルで起きる。そしてこの仕組みをつうじて、わたしたちは特定の食物を好むことを学習する。フライドポテトが「よい」においなのは、体と脳がそのにおいを、あとから訪れる脂質と炭水化物の大きな栄養価と結びつけているからだ。わたしたちが学習するにおいと味、臭気物質と栄養の結びつきは強力だ。そして当然と言えば当然だが、これは簡単に乗っとれる。

　特定のにおいと味からなる香味の特徴には、自分の属する文化の食べもの――つまりは歴史をつうじて安全だとわかっている食べものを特定する効果もある。[*]この学習プロセスは生まれるまえからはじまる。モネル化学感覚研究所のジュリー・メネラは、妊娠中の食物の選択がその後の香味の好みにどう影響するかを調べる実験をおこなった。[9]この実験では、妊娠後期の参加者が一週間につき四日、大きなコップ一杯のニンジンジュースか水のどちらかを飲み、それを三週間つづけた。授乳期間中も同じようにした。その後、乳児に固形食を与えはじめる際に、ニンジンジュースとシリアルを混ぜたものに対する反応を水とシリアルに対する反応と比較した。母親が妊娠中と授乳中にニンジンジュースを飲んでいた乳児のほうが、ニンジンジュースを混ぜたシリアルを喜んで食べた。この実験以前にも、ニンニクとスターアニス（八角）の香味にかんして同じような知見が報告されている。こうした人生初期の香味体験は、数千年にわたって続く食の知識の鎖をかたちづくってきた。だが、妊娠中に手に入る食物がＵＰＦしかない人が多数派になった時点で、その鎖は途切れてしまった。

　カロリーを特定のにおいや香味のバーコードと結びつけられる体の機能は、ＵＰＦメーカーに利用される。厳重に秘された複雑な香味の特徴を、脂質と精製糖類のかたちをとった栄養上の大きな報酬と結びつければ、メーカーはブランドロイヤルティ〔特定のブランドに対する消費者の忠誠心・愛着〕を確立できる。わたしたち人間は、果実が熟すときに揮発する物質のごく小さな変化を感知するシステムを進化させた。それとまったく同じように、複数の種類のコーラの違いを感知することもできる。仮に、ＵＰＦメーカーが親をうまく説き伏せ、幼いうちから子どもに自社のコーラを与えるように仕向けたら、その子は糖とカフェインの高揚、そしてその特定の製品につけられた正確な香味のバーコードとの結びつきを学習し、生涯にわたってそのメーカーの顧客になるだろう。その子にとって、ほかのコーラはちょっと「おかしい」味になるはずだ。香味を利用すれば、メーカーは絶対的な主導権を握れる。わたしは子どものころと同じブランドのチョコレートバー、ヨーグルト、ケチャップを食べている。食物は本来、変わるべきものだ――果物や自然食品は日々変化するし、作物の味は季節や天候によって変わる。そこには、よい一群、悪い一群、おかしな食感とにおい、差異が存在する。UPFはそうではない。精密な量の香料（味とにおい）を加えることで、一貫性を完璧に保てるのだ。

マーク・シャツカーによれば、香料の使用はUPFにともなう大きな問題のひとつだという。シャツカーは香味にかんするすぐれた著書『ドリトス効果（The Dorito Effect）』を書いたことをきっかけにイェール大学の栄養学研究グループに加わり、現在ではそのグループとともに科学論文を発表し

＊　短期間だが、わたしはロシア北部のチュコトカで仕事をしていた。その初日に、滞在先の家族の一員で猟師でもあるセルゲイがセイウチを仕留め、ひれ足を切りとり、なんの説明もなく、丸太小屋の外の地面に置きっぱなしにした。冷蔵庫の温度をかろうじて超える北極圏の灰色の秋のなか、ほこりまみれのまま三週間放置したあと、ある日、セルゲイがそのひれ足をキッチンにもってきた。それは緑色の産毛のようなものに覆われ、液体がにじみだし、まとわりつくような甘い腐敗臭を発していた。セルゲイは産毛を切り落とし、脂肪のかたまりを切りとって、わたしに差し出した。「スニッカーズだよ」。発酵製品――タンパク質と脂肪を酸で分解した生成物――によくある独特なにおいがした。熟成がきわまってほとんどスパイシーになったチーズのような。わたしがチュコトカを訪れた目的は、この地域の食とそれが血液凝固に与える影響を理解することにあったので、このひれ足は定番の食事になった。ごくごく少量でさえ、吐き気をもよおさずに食べられるようになるまでに三日くらいかかった。しばらくして、ある日突然、それがほしくてたまらなくなっている自分に気づいたことを覚えている。体のなかに、なにかものすごい暖炉がつくられたような感じで――一日中それを食べていれば、暖かさを保っていられるような気がした。

ている。ケヴィン・ホールも、創造的思考と証拠の枠を越えた有益な推測でこの分野を前進させたジャーナリストとして、シャツカーの名を挙げていた。

シャツカーはこんなふうに主張している。過去半世紀ほど、動植物の産業規模での育種において大きさと外見が重視されるあまり、食肉、トマト、イチゴ、ブロッコリー、小麦、トウモロコシ――つまりはわたしたちが食べるほぼすべてのものから香味が抜け落ちてしまった。* 現在のわたしたちが大量に食べるのは、ひとつには行方不明の味と香味を探しているからだという。そしてそれは、行方不明の栄養も意味する。

シャツカーの主張によれば、香味はたんなるバーコードにとどまらず、特定の栄養素のサインでもあり、わたしたちが特定の香味を追い求めるのはそのせいだという。それにかんしてシャツカーが引用しているのが、トマトに含まれる多くの香味分子が必須脂肪酸と必須ビタミンの前駆物質であることを実証した研究だ。たとえば、トマトには「ローズノート」と呼ばれるバラの花のような香りがある――この香りはとても人気が高く、食品、飲料、煙草、香水、石鹸などに使われている。このローズノートは、必須アミノ酸（体に必要だが、体内ではつくれない分子）のひとつであるフェニルアラニンという分子から生まれる。トマトの別の香味グループは、ビタミンAなどのカロテノイドでできている。実際、わたしたち人間はカロテノイド由来の香味にはとりわけ敏感なようだ。トマト、ベリー類、リンゴ、ブドウに含まれるダマセノンなら、二pptという低濃度でも感知できる。

この説を裏づける証拠についてはまだ研究がおこなわれている最中で、いくつかの穴も存在する。果実には多くのにおいがあり、そうしたにおいは少量の必須脂肪酸に由来する。ところが、最低限必要な量の必須脂肪酸を得るためには、毎日二キログラム前後のトマトを食べなければならない。** それに対して、そうした必須脂肪酸の非常によい供給源である油分の多い魚のにおいは、万人をうっとりさせるものではない。そして、牛肉や牛乳をはじめ、人間の生存に必要とされるアミノ酸、脂肪酸、ミネラル、ビタミンをすべて含む食物の多くは、果実や野菜などと比べると、とりたてて強いにおいがするわけではない。

だが、わたしたちは行方不明の栄養素を探して香味を追い求めているのだとするシャッカーの説の核心部分については、着々と証拠がかたまりつつある。ハンガリー系アメリカ人の物理学者で、ノースイースタン大学ネットワーク科学部の教授でもあるアルバート＝ラズロ・バラバシによる論文では、食の化学的な複雑さの解明が試みられている。[10]米国農務省はニンニクの六七の栄養成分を定量化しており、これはかなりの数に思えるが、この論文の指摘によれば、それでもニンニクに含まれることが知られている二〇〇〇種類超の化学成分のごく一部にすぎないという。

バラバシは〈FooDB データベース〉（一般的な非加工食品の化学成分データをまとめているカナダのイニシアチブ）をもとに、一部の自然食品には二万六〇〇〇を超える化学物質が含まれていると推定した。そうした分子は超加工によってはぎとられてしまう。思い出してほしい。ニコール・アヴィーナとポール・ハートが指摘したように、ＵＰＦの基本構成材料は工業加工された炭水化物、脂質、タンパク質であり、その過程でほぼすべての化学的な複雑さが取り除かれる。徹底した超加工とはつまり、ビタミンが破壊され（漂白の場合は意図的に取り除かれ）、繊維が少なくなり、ポリフェノールなどの機能分子が失われることを意味する。その結果、カロリーは多くなるが、ほかの栄養はほとんどなくなってしまう。

＊　ポール・ハートの指摘によれば、英国では、とりわけバナナやエンドウマメなどにおいて、糖質の多い品種が好まれる明らかな傾向が見られるという。

＊＊　サフランのにおいが好まれるのは、ビタミンＡに由来するサフラナールのおかげだ。これは微量でも強い香りを放つが、サフランから一日の推奨量のビタミンＡを摂取するためには、二五〇〇ポンドを費やす必要がある。そんなわけで、サフランをなにかに加えれば、栄養価をほとんど変えずに香味をがらりと変えられる。

わたしたちが欠乏症になるのを防ぐために、メーカーは法の定めにしたがって、食品にいくつかのビタミンとミネラルを追加しなければならない。だが、それで問題がすべて解決するわけではない。自然食品に含まれる分子の種類は、メーカーが改めて加えるものよりもはるかに多い。そして、そうした分子の微妙な健康上の効果こそが、自然食品の利点——がん、心臓疾患、認知症、若死にの予防などで、これには確たる裏づけがある——につながっている可能性もある。

こうした無数の化学物質は健康上の利点をもたらすが、香味のもとでもある。したがって、化学物質を取り除くのなら、香料を改めて添加しなければならない。ところが、このあとづけの香味には、本来ならその香味が存在を告げるはずの失われた栄養素はいっさい含まれていない。

栄養を求めるあまり食べる量が増えるという現象は、動物ではたしかに観察されている。そのよい例をくれたのが、獣外科医のドクことリチャード・ホリデイだ。[11] ドクはミズーリ州で数頭の乳牛の世話をしていたが、季節遅れの雨のせいで冬の貯蔵飼料の栄養が不足し、乳牛が病気になったり死産したりした。ウシたちは各種のミネラルを混ぜた栄養サプリメントを大量に——最大で一日あたりそれぞれ一キログラム——食べはじめていたが、にもかかわらず栄養不足になっているようだった。なにが起きているのかを突き止めようと、ドクと酪農家たちは混合物を与えるかわりに、ミネラルを一種類ずつ入れたバケツからウシに好きなものを選ばせることにした。そのバケツのひとつを補充するために、酪農家のひとりが亜鉛の入った袋をもって納屋を歩いていたところ、ウシたちにもみくちゃにされてしまった。

ホリデイはそのときの話を著書に書いている。「突然、いつもならおとなしいウシ数頭が彼を取り囲み、その腕から亜鉛の袋を奪いとり、袋を嚙み切って、亜鉛とその袋を最後のひとかけらにいたるまで貪った。はては亜鉛がこぼれた土と泥の一部まで食べた」

続く数日のあいだ、ウシたちは亜鉛以外のミネラルをまるっきり無視していたが、やがて少しずつ、またほかの飼料を食べるようになった。つまりどういうことかと言うと、ウシたちは悪循環に陥っていたのだ。貯蔵飼料に含まれる亜鉛が不足していたせいで、ウシたちは混合飼料をますますたくさん食べるようになった。混合飼料にはたしかに少量の亜鉛が含まれているが、カルシウムも入っていた。カルシウムは亜鉛の吸収をじゃまするので、食べれば食べるほど、実際に体にとりこめる亜鉛が少なくなってしまうのだ。*

ドク・ホリデイのウシたちと同じように、わたしたち人間もまた、不足しがちになっている微量栄養素を補うために食べる量を増やしているのかもしれない。シャッカーの説は、つまりはそういうことである。超加工のプロセスでは、微量栄養素が著しく減る。そのせいで、ＵＰＦの多い現代の食生活が肥満と同時に栄養不良にもつながるほどだ[12・13・14・15]。最低限の質の食事で生きている乳児や子どものような影響を受けやすいグループでは、ＵＰＦと超加工飲料は肥満と発育阻害の両方を引き起こすおそれがある[16]**。

これは低所得国にかぎった話ではない。英国の五歳児は、肥満率が欧州屈指の高さであるだけでな

＊　この手の複雑なミネラルとビタミンの相互作用は、人間向けの栄養サプリメントでも見られる。サプリが早死になどの健康上の問題と広く結びついている理由は、そこにあるのかもしれない。大量のカルシウムを摂取すると、鉄を吸収できなくなる。大量の鉄を摂取すると、亜鉛を吸収できなくなる。ビタミンＣを摂取すると、銅の濃度が低下する。

＊＊　主要な食品の生産量を最大化し、コストを最小化することを重視した工業型農業で生産される食品の栄養分の減少については、多くの人が懸念を示している。果物、野菜、食肉でさえ、昔と比べて微量栄養素の含有量が減っている可能性を示唆する証拠が存在するが、ほとんどの人は自然食中心の食事からあまりにも遠ざかっていることから、わたしはその点にはあまり重きを置いていない。とはいえ、どんな食品生産システムでも、良好な栄養素含有量を追求する動機がなければ、良好な健康という結果は訪れないだろう。

く、身長も最低の部類に入る。高身長の国とはかなりの差があり、デンマークとオランダの同じ年の子どもたちよりも五センチメートル以上低い。ちなみに、デンマークとオランダは肥満率がもっとも低い国でもある。[17・18] 一八世紀には、米国の男性の身長はオランダの男性よりも五〜八センチ高かった。現在では、二歳以降はオランダ人のほうが一貫して高い。おとなになるころには、オランダの男性は平均一八二・五センチ、オランダの女性は平均一六八・七センチになる。米国の成人はそれよりもそれぞれ五・一センチ、五・二センチ低い。[19・20]

各種の抗酸化物質、ビタミン、ミネラルの濃度が体重に直接影響をおよぼすことを示す証拠もある。そうした物質の濃度によってホルモンの一種であるレプチンの濃度が変わり、それが食欲と体重調節に影響を与えるのだ。肥満でビタミンD不足の子が減量したところ、ビタミンDの濃度が改善された。一方、カルシウムの摂取量を増やすと、体重増加が抑えられるようだ――ただし、これはきわめて限定的な研究なので、カルシウムの過剰摂取に走ってはいけない。カルシウムは減量薬ではないし、例のウシたちのように、ほかのものが不足する結果になる。[21]

サプリメントでもこの問題は解決できない。微量栄養素は、サプリメントの形態でとるよりも、食品マトリックスに組みこまれているときのほうがはるかに効率が高く、大きな恩恵をもたらす。ファイトケミカル〔カロテノイドやフラボノイドなどの植物由来の化合物〕でも、ビタミンEやAなどの脂溶性ビタミンでも、ヘム鉄やメチル葉酸でも、自然な形態のほうがずっとうまく利用できるのだ。カルロス・モンテイロに大きな影響を与えたジェイコブスとタプセルの論文を覚えているだろうか？　あの論文では、食事パターンには健康上の効果があるのに、その効果を生む分子を抽出できた者はいまだかつていないことが指摘されていた。魚は健康によいが――魚油のカプセルはそれほどではないのである。

香料、つまり食品の味とにおいに影響を与える分子は、微量栄養素の含有量の低さを示す代理指標と言える。ＵＰＦが肥満をはじめ、疫学データに見られる数々の健康上の影響をもたらす理由の一端は、ここにあるのかもしれない。しかも、この点が重要なのだが、香料が「天然」か合成かは関係ない。

マーク・シャツカーの説が正しいのなら、本来の状況から切り離された香味は、栄養素と食物を正しく結びつける体の機能を引っかきまわすおそれがある。正しく結びつけるためには、嘘いつわりのない、食物そのものに由来する香味でなければいけないのだ。

13　ＵＰＦは妙な味がする

香味（フレーバー）は実際のところにおい——鼻で感知される分子——だが、調味料（フレーバーエンハンサー）は実際のところ味である。こちらは口で感知され、塩、砂糖、グルタミン酸ナトリウム（ＭＳＧ）などの分子が含まれる。

その全容を理解するために、わたしは友人のアンドレア・セラと一緒にザンドの家へ行き、みんなでプリングルズを食べた。イタリア出身のアンドレアはＵＣＬの化学教授だ。背が高く、博識なおもしろい人で、おそろしく頭の切れる人にありがちな風変わりさも備えている。いったいなぜプリングルズにうま味調味料——グルタミン酸塩、グアニル酸塩、イノシン酸塩——が含まれているのか、その理由をアンドレアに説明してもらうつもりだった。

アンドレアを急かすことはできないし、急かしたいとも思わないだろう。アンドレアの回答は野菜だしのリゾットの欠点からはじまり、そこから一八世紀に幕を開けた調理の化学史へと流れるように移り変わり、やがて母親のリゾットのレシピに戻ってきた。「ウシの骨と腱を使うと、野菜だしのものとはまったく違うレベルのリゾットができるんだよ。野菜だしには……」。そこでアンドレアはうんざりしたようすで、ぴったりくる言葉を探した。「……コクがない」

このコクのなさは、だいたいにおいて、プリングルズの成分表でわたしの目にとまったいくつかの分子を欠いているせいだ。グルタミン酸塩、グアニル酸塩、イノシン酸塩。多くの成分表に登場するこうした物質は、リボヌクレオチドとも記載される。

ヒトはこれらの分子を口内で感知する非常に高度なシステムを進化させてきた。その理由は、そうした分子が消化しやすいタンパク質――生肉のタンパク質ではなく、ちょうどよく熟成され、加熱された肉のタンパク質の存在を伝えていることにある。これらの分子は発酵した魚や植物、濃厚な肉のだし汁、ビンテージもののチーズの特徴だ。この種の分子を含む食品がものすごくおいしい理由はそこにある。そうした食品の一例が、アンドレアの母親のリゾットだ。グルタミン酸塩などの分子が口のなかにある受容体を刺激し、本物の栄養の訪れを予告する。リゾットをひと口飲みこんだときには、腸は豊かな肉の恵み、遊離アミノ酸を処理する態勢を整えている。だが、プリングルズでは話が違ってくる。

リゾットの講釈を締めくくったアンドレアは、芝居っけたっぷりにプリングルズを舌にのせた。アンドレアとそのプリングルズにこれから起きようとしていること、そしてプリングルズを食べはじめたらとまらなくなる理由を理解するためには、味覚というものをきちんと理解する必要がある。まずは舌からだ。

口のなかの表面に比べれば、月の表面のほうがまだ正確に地図化されているし、ややこしい地形も少ない。自分の舌を調べてみると、小さな蕾（つぼみ）のようなものが見えるはずだ。これは味蕾（みらい）ではない。じつは舌乳頭（ぜつにゅうとう）と呼ばれるものだ。味蕾は目に見えないくらい小さく、蕾には似ていない（それよりも穴に近い）。味蕾は舌乳頭にあり、その数は舌乳頭ひとつにつき数百個にのぼる。ひとつひとつの味蕾には、特殊な受容体をもつ一〇〇前後の特殊な細胞がある。この細胞が食物に含まれる分子を感知し、信号に変換して脳に伝えている。味は口全体で感知されるが、喉の奥でも多少の味を感じる。そして、世間で広く信じられていることとは裏腹に、それぞれの味を感じる特定の領域があるわけではないよ[1,2]うだ。[3,4]

じつを言うと、味覚受容体は喉頭、睾丸、腸など、体じゅうに存在する。肺には苦味受容体、脳と心臓と腎臓と膀胱には甘味受容体がある。*

わたしたちが感じる味の正確な数については、まだ議論が続いている。生理学者が「味」と言うとき、それは実際のところ、こういう意味になる。「この特定の分子を感知する特定の受容体は存在するのか?」かなり確実なのは、人間の口のなかには少なくとも五種類の受容体があり、五種類の味を感知していることだ。すなわち、甘味、うま味、酸味、塩味、苦味である。** 水、でんぷん、マルトデキストリン、カルシウム、そのほか各種の金属や脂肪酸を感知する味覚も存在する可能性があるが、感知している対象が本当に味なのかをたしかめるのはおそろしく難しい。口は嚙むときの抵抗、糊(のり)のような感触、ねばっこさ、ゼラチンのような感触なども評価している。脂肪の味は実際のところ、口と歯に触れる舌の摩擦の変化として感じとられているのかもしれない。というのも、油脂のすべりやすさには、唾液とは違う特徴があるからだ。

甘味の味覚は、わたしたちがエネルギーとして利用できるすべての単糖類に刺激される。自然界にある炭水化物のうち、もっとも甘いものが果糖だ――これは不快と言ってもいいほど甘い。ブドウ糖の甘さ体験はもっと穏やかだ。マルトデキストリンと同じような、でんぷんの分解からできる糖も感知できると見られている。厳密には甘さと感じるわけではないが、そうした糖は報酬に関係する脳領域を活性化するようである。

塩味はナトリウム塩などのいくつかの化合物から生じる。高血圧の人がよく買う「減塩」製品では、塩化カリウムが使われている。塩化カリウムに塩味があるのはたしかだが、まったく申しぶんのない塩味というわけではない。塩を感知する特殊なナトリウムチャンネルが口の皮膚に存在することは、かなり確実にわかっている。全身の皮膚様の組織に見られるそうしたナトリウムチャンネルは、ナトリウムイオンをあちらこちらへ移動させている。ただし、そうしたチャンネルが塩分濃度を感知し、

その情報を脳へ伝える仕組みはまだよくわかっていない。[6・7]
うま味は、UPFの成分表でおなじみの三つの分子――イノシン酸塩、グアニル酸塩、グルタミン酸塩に由来する。グルタミン酸塩は母乳、海藻、トマト、ホタテガイ、アンチョビ、チーズ、醤油、燻製ハムなど、多くの食品に含まれる。イノシン酸塩はおもに、かつお節や干しイワシなどの魚製品に含まれる。魚が死ぬとすぐにつくられはじめ、およそ一〇時間後に最大量に達する。おもに干しシイタケなどのキノコに含まれるグアニル酸塩は、細胞が死んでDNAが分解されるとできる。
酸味は酸から生じる。この味の受容体の候補として挙げられているものはたくさんあるが、わたしたちが酢やアスコルビン酸（ビタミンC）をどのように感知しているのか、その根本的なところはわかっていない。ヒト以外のほぼすべての動物は酸味を嫌う――ヒト以外の霊長類を対象とした実験では、酸っぱい食べものを吐き出すことが示されている。[8]だが人間では、酸味が役に立っている可能性がある。酸っぱさはせんじつめれば、腐敗ではなく発酵していることを伝えるサインだ。細菌が食物を発酵させると酸が生じ、それが食物を腐敗から守る。ミルク中のラクトバチルス菌が乳糖を乳酸に分解してできるヨーグルトは、ミルクより最大一〇倍も長もちする。わたしたちヒトが酸味の感知能

＊　人工甘味料のサッカリンは、ラットの膀胱を収縮させる。ブドウ糖は本来なら尿のなかに存在すべきものではないので、おそらく尿中のブドウ糖の感知は重要なのだろう。膀胱がブドウ糖の存在に反応し、膵臓に信号を送ってインスリン分泌を刺激するシステムがあるとも想像できるが、これについてはまだ研究されていない。膀胱や、そこからほかの場所へ伝わる信号における甘味料の影響についても同様である。[5]

＊＊　意見の一致を見ている五つの味でさえ、確実なものは甘味、苦味、うま味だけと言えるかもしれない。現生人類に存在することが（本書執筆時点で）確認されている受容体は、甘味受容体、苦味（毒物）受容体、うま味受容体だけだ。そのほかの受容体もたしかに存在している――遺伝子の特徴として確認できる――が、現時点での知識はマウスやハエの研究から得られたものだ。

力をもつそもそもの理由は、ビタミンCにあるのかもしれない。というのも、ビタミンCは事実上、栄養という点で重要な唯一の酸味であるからだ。ほかの多くの動物とは違って、人間はビタミンCを体内でつくれない。そして、わざわざそれ目あてに探さないかぎり、じゅうぶんな量のビタミンCを確実に摂取できるだけの新鮮な生ものを食べるのは難しい。甘味と酸味の組みあわせは、ビタミンCたっぷりの熟した果実を表している——わたしたちがその組みあわせに引きつけられるのは、それが理由かもしれない。

ここまでに挙げた四つの味——甘味、塩味、酸味、うま味——はおそらく、基本的には四つの受容体によって処理されているものと思われる。ところが苦味となると、まったく話が変わってくる。苦味は「毒の可能性」を伝えるものだ。そして、苦味のある化学構造は膨大な数にのぼる。ヒトが苦味を感知するためには二五種類の遺伝子を必要とし、その遺伝子が、毒を感知するすぐれた能力をわたしたちに授けている。だが、わたしたちは学習をつうじて苦味を好むようになることもある。子どもは苦いコーヒーに喉をつまらせて吐き気をもよおすが、経験をつうじてその苦味とカフェインの高揚が結びつくと、おとなとしての生活を耐えるうえでなくてはならないものになる。食べられる植物に含まれる毒は、栄養素とわかちがたく結びついている。そうした毒は、腸から来るすべての血液を処理する肝臓のはたらきで破壊されることが多い。だが、複数の苦味化合物を少量ずつ含む食物であっても、強烈な苦みとして感知される——わたしたちの口は、それぞれの毒の合計量を把握し、そのすべてを肝臓で処理できるかどうかを見極めるという、ものすごい仕事をこなしているのだ。[9]

味覚は雑食性動物にとって重要であるのに対し、特定のものだけを食べる傾向にある動物は味覚を失っている。ネコは甘味受容体を手放した。パンダはうま味受容体を失った。アシカにはごくわずかな味覚しかないようだ——ほとんどの獲物は丸のみにされる——が、それでもにおいは感知できる。それに対して、クジラとイルカは嗅覚を完全に失っていると見られる。動物は進化上もはや役に立たなくなったものを取り除く。わたしたちがこれほど精巧な感覚器官と、そこから来る情報を処理する神経組織を維持しているのは、つまりは味とにおいがヒトにとってきわめて重要であるからなのだ。*

そうした味はどれも、たがいに影響しあってもいる。ショ糖、MSG、塩化ナトリウム、クエン酸、キニーネ硫酸塩を混ぜたカクテルをつくって飲んだら、甘味、うま味、塩味、酸味、苦味を同時に感じるはずだ。個々の成分を解きほぐすことはできるが、各成分を楽しめるかどうかは、ほかの成分の影響を受ける。わたしたちがうま味を楽しめるのは、塩か糖が背景にある場合にかぎられる――MSGだけでは、おいしくないのだ。ゴリラは糖分が多ければ苦い植物タンニンを我慢できる。同じことは、人間の子どもやほぼすべての食べものにも言える。同様に、キニーネは苦味の極みだが、キニーネを含むトニックウォーターに砂糖を混ぜれば楽しめるようになる。

ここで重要なのは、UPFメーカーが自社製品を消費者に食べさせるために、そうした味の相互作用を乗っとれることだ。それにはいくつかの方法がある。第一の方法は、偉大な料理人が何世紀もまえから使ってきたトリック、つまり香味の引き立て（フレーバーエンハンスメント）だ。特定の濃度、特定の組みあわせの甘味、酸味、塩味、うま味は、いずれも香味を「引き立て」、食べものをおいしくする。多くの文化の代表的な伝統料理では、酸っぱい酢、甘い砂糖やハチミツ、うま味の香り、たっぷりの塩が使われる。イタリアのパスタ料理を思い浮かべてみてほしい。トマトと酢の酸、トマトの糖分に塩を加え、グルタミン酸豊富なパルメザンチーズを削る。原則としては同じだが、UPF企業はそれを別次元へと進めている。

＊　鳥は甘味の味覚を失ったが、ハチドリは花蜜を飲むことから、うま味受容体を甘味に転用した。バリー・スミスはこれについておおいに考えをめぐらせている。「五感の哲学者としては当然、花蜜がハチドリにとって甘味なのかうま味なのか、知りたいと思っていますよ」。ハチドリは人工甘味料のアスパルテームを忌み嫌うが、砂糖水は好む。オオハシが果実を好む理由はだれにもわからない。バリーにさえ。

コカ・コーラを例にとってみよう。ここでコカ・コーラをもちだしたのはもっとも人気のあるコーラだからだが、実際にはどのコーラでもかまわない。コカ・コーラの開発時の狙いは、飲んだ人の気分を高めることにあり、当初の調合にはコカの葉の抽出物——少量のコカインと思われるが、確認するのは難しい*——とカフェインが含まれていた。コカインとカフェインはどちらもすごく苦いので、コカ・コーラ社はそれを覆い隠すために大量の糖を加えた。だが、そのそもそもの苦味が実際には強みになった。極端に苦いおかげで、その苦味がなければ飲めないであろうほど大量の糖を加えることができたのだ。

「飲めないであろう」というのは、人間は生来、過剰な糖を嫌うようにできているからだ。わたしたちはスプーン山盛りのハチミツや手のひらいっぱいの砂糖を食べることはできない。甘すぎて、文字どおり気分が悪くなってしまう。その理由はおそらく、至極単純な話だろう——体にしてみれば、血液から糖を取り除く能力を上まわる速さで糖を吸収したくはないのだ。高血糖の甘い血液は、さまざまなかたちで害をもたらす。たとえば、糖は細菌の食べものになるし、血中に大量の糖が存在すると、細胞から血液へ移動する水も多くなる。そうなると、血液量が増え、腎臓が尿をつくり、脱水症につながる——頻尿が糖尿病の最初の徴候のひとつになるのは、これが理由だ。

現在のコカ・コーラにもカフェインの苦味があり、それがリン酸添加物から来る極端な酸味によって引き立てられている。この苦味と酸味のおかげで、大量の糖が舌をすりぬけられる。**だが、それだけではない。コカ・コーラのしゅわしゅわした泡も一因だし、キンキンに冷やして飲めと推奨されていることも一役買っている。どうしてそうなるのか、その仕組みの全貌はまだ解明されていないが、冷たくして発泡させると甘さを抑えられるのだ。自宅でできる実験でも、それが実証されている。生ぬるい気の抜けたコーラは、苦味と酸味があってもなお、ほとんど飲めないくらいに甘い。

すぐれた料理人はさまざまな組みあわせによって香りと味を引き立てられるが、ＵＰＦはむしろ栄養界のスピードボールだと思う。違法薬物の世界では、スピードボールといえば、ヘロインなどの鎮静作用のあるドラッグにクラック・コカインなどの興奮作用のあるドラッグを混ぜたものを指す。一方はあなたを眠らせ（オピオイド系薬物の過剰摂取は呼吸停止による死を招く）、他方はあなたを覚醒させる（クラックの過剰摂取は、脳卒中を起こすほどの血圧の急激な上昇による死を招く）。このふたつを混ぜれば、使用者は両方をもっとたくさん摂取できる。もう少し穏やかに（それでも死にいたることはめずらしくないが）、カフェインとアルコールの組みあわせで同じことをする人もいる。エスプレッソ・マティーニやレッドブル・ウォッカは初心者向けのスピードボールだ。このケースでは、刺激物であるカフェインがアルコールの鎮静作用を打ち消す。このおとぎの国のまやかしのような薬物使用のアプローチは、ＵＰＦの味のテーマでもある。

推奨されているとおりに飲むときのコカ・コーラは、各種の味をうまく利用し、スピードボールに似た感覚の混乱を生み出すと考えてほしい。酸味、苦味、冷たさ、炭酸の泡のおかげで、多国籍飲料企業は人間が本来摂取できる量をはるかに超える糖を覆い隠し、あなたの子どもの味覚をすりぬけさせることができるのだ――その量は缶一本あたり砂糖スプーン九杯にのぼる。試しに生ぬるい気の抜けたコーラをライラに出してみたら、ふた口を飲むのがやっとだった（ちなみに、ライラはチャンスさえあれば、喜んで砂糖を容器からスプーンですくって食べると思う）。

＊　コカ・コーラ社はかつての調合にコカインが含まれていたことを否定しておらず、「コカインをコカ・コーラの成分として添加したことはありません」というやや曖昧な言い方をしている。[10]

＊＊　ちなみに、食品に添加されるリン酸は果実や野菜から抽出されたものではない。アーク炉でリンを含む岩石を石炭とともに燃やしてつくられる。リン酸は半導体加工や道路用アスファルトの調整にも使われる。コーラはもともとはリン酸ソーダと呼ばれていて、これは初期のＵＰＦでもある。リン酸は虫歯につながるだけでなく、糖を覆い隠す。骨から無機物を浸出させる可能性もある。[11]

だが、コカ・コーラ社はいったいどうして、これほどの糖をわたしたちに飲ませたがるのか。カロリーと結びついた香味を好むようになったラットの研究をご記憶だろうか？　じつは、あれは人間にもあてはまる。イェール大学の神経科学者ダナ・スモールが人間を対象としておこなった一連の実験の示すところによれば、わたしたちが特定の香味を欲するようになるかどうかは、それを摂取したときの血糖値の変化の大きさに左右されるようだ。[12] この研究では、無作為に香味をつけた飲料を有志の参加者に与えた。何度か飲んだあと、参加者は無味の炭水化物マルトデキストリンと組みあわせていた香味を欲するようになった。血糖値の上昇が大きいほど、その香味に対する欲求も強くなった。つまり、炭酸の泡、冷たさ、酸、カフェインを利用して大量の糖――ひいては膨大なカロリーと血糖値の急上昇――を消費者に与えれば、コーラの製造企業は消費者が自社製品をますます欲しがるように仕向けられるということだ。

価格設定に見られるある奇妙な現象も、それで説明がつくかもしれない。この現象が最初に見られたのは中央アメリカだが、現在は世界中の低所得国に広がっている。甘い炭酸飲料の値段がボトル入りの水とほとんど同じか、場合によってはそれよりも安いのだ。言うまでもなく、コーラをつくるほうが水よりも費用がかかる。だが、消費者はコーラを一本買うと、もっと買うようになる。水は製造費ならコーラよりも安いが、消費者に大量に飲ませるのは難しい。メキシコのサン・クリストバル・デ・ラス・カサスでは、コーラ生産活動が水不足を引き起こしているとして住民がコカ・コーラ社を非難したが、そのあいだもずっと、コカ・コーラの売上は増加していた。そうした住民の訴えは不当な誹謗中傷だと主張する同社は、一日あたり数十万リットルの水を使っているのはたしかだが、自社の井戸は地元住民に水を供給している地表の水源よりもはるかに深いところにあると『ニューヨーク・タイムズ』紙に語り、急速な都市化や政府による投資の欠如といったほかの要因があると指摘した。[13]

複数の味と感覚を混ぜるスピードボール効果により、ＵＰＦは本来処理できる量をはるかに上まわるカロリーをわたしたちに摂取させることができる。それが途方もなく大きな神経学的報酬を生み出すばかりに、わたしたちはもっとほしいと買いつづけてしまう。これは由々しきことだが、唯一の問題とはとうてい言えない。カロリーゼロの人工甘味料の懸念もある。口のなかで感じる味がカロリーとまったく一致しないと、なにが起きるのだろうか？

＊＊＊

二〇一二年一〇月一四日、未来の米国大統領ドナルド・トランプがダイエット・コーラをめぐる見解をツイートした。「ダイエット・コーラを飲んでいる人で、やせている人を見たことがない」。翌日、その続きとして、疑問らしきものを投稿した。「ダイエット・コーラやダイエット・ペプシみたいなものを飲むほど、体重が増えるのでは？」一〇月一六日までに、この問題について自分なりに決意をかためたようだ。「コカ・コーラ社はわたしを気に入っていない――別にかまわない、それでもあのゴミを飲みつづけるつもりだ」

その一週間後、おそらく自分でなんらかの実験をしたのだろう、トランプはこの飲料の心理的効果にかんする結論を出した。「みんな、ダイエット・コーラ（ソーダ）にかんするわたしのコメントに大騒ぎしている。直視しよう――あれにはぜんぜん効き目がない。腹が減るだけだ」

最後のツイート以来、低カロリー甘味料にかんする数々の研究が実施されてきたが、一〇年を経てもなお、このコメントは最先端科学の要約として妥当と言える。トランプは多くの医師や栄養科学者がつかみそこねていたなにかに気づいたのだ――口のなかで感じる甘味が、ちょっとした喜びを生むだけにとどまらない影響を体におよぼす、ということに。

人工甘味料にはカロリーがないのだから、当然、肥満につながるはずはないと思うかもしれない。

だが、カロリーゼロの飲料が体重増加と代謝性疾患を招きうる理由を理解すれば、UPFが引き起こす健康問題の基本的な経路のひとつと見られる仕組みもわかるはずだ。

食品に人工甘味料が含まれていると、定義上、その食品はUPFになる。以前なら、人工甘味料の使用は、小さな袋入りの甘味料かダイエット・ソフトドリンクにかぎられていた。それがいまや、あらゆるものに入っている。パン、シリアル、グラノーラバー、「低カロリー」ヨーグルト、砂糖無添加のアイスクリーム、フレーバーミルク。糖質オフのケチャップ、無糖ジャム、無糖パンケーキシロップなどのソース類にも添加されている。薬剤、マルチビタミン、練り歯みがきやマウスウォッシュなどの衛生用品にまで入っている。とりわけよく使われているものがチクロ（サイクラミン酸）とサッカリン——もっとも安く、もっとも歴史が古い——で、世界市場は年間およそ二二億ドル規模にのぼる。

人工甘味料がわたしたちの健康にどう影響するのか、その正確なところはわかっていないが、どうやらよい影響ではなさそうだ。企業に絡む利益相反が比較的少ない英国医学研究会議や米国立衛生研究所などの機関が出資した研究では、人工甘味料と体重増加および糖尿病の関連が示されている[14・15・16・17]。甘味料は健康にとりたてて大きな影響をおよぼさない、あるいは健康上の利点があるかもしれないと示唆する研究も存在するが、多くの場合、そうした研究の著者はアボット、ダノン、ケロッグなどの食品会社とのかかわりを申告している[18・19]。

『アメリカン・ジャーナル・オブ・クリニカル・ニュートリション』で発表された大規模なデータ分析[20]では、低カロリー甘味料と体重増加の関連は見られなかったとされているが、この論文には次のような利益相反にかんする申告が含まれている。「国際生命科学研究所の低カロリー甘味料委員会からフィードバック、研究プロトコルおよび原稿のレビューを受けたことを申告する」。論文では言及されていないが、この委員会にはペプシ、コカ・コーラなどの複数の大手食品会社が出資している。*

業界が実施した統計分析でさえ低カロリー甘味料にはたいした利点が見られていないことを考えれば、この論文は警戒してしかるべきだろう。わたしがデータを解釈したかぎりでは、低カロリー甘味料を含む飲料と肥満および2型糖尿病の関連は、加糖飲料よりもわずかに強い程度だった。だが、忘れてはいけない。砂糖で甘くした飲料も、肥満や2型糖尿病ときわめて強く結びついている——加糖飲料と同程度にすぎなくても、ひどいことに変わりはないのだ。

だが、食品から砂糖を取り除いても健康が改善されないのは、どういうわけなのか？　ジョージ・ワシントン大学ミルケン研究所公衆衛生学部のアリソン・シルヴェツキー准教授による米国の子どもを対象とした研究では、低カロリーのソフトドリンクまたは加糖ソフトドリンク、もしくはその両方を飲むと、水を飲む場合よりもカロリーと砂糖の総摂取量が増えることがわかった。この知見は、低カロリーのソフトドリンクが全体的な過剰摂取を促進する可能性があることを示している。[22]

つまり、トランプは正しかったのだ（とはいえ、彼が大統領になっても規制にはいっさいつながらなかったが）。甘味料を摂取したときに少量でも糖があると、インスリン濃度が大きく上昇すると見られる。これが血糖値の低下につながり、空腹を引き起こし、それに駆りたてられて摂取量が増えるのかもしれない（これもトランプのツイートどおりである）。これはＵＰＦのミスマッチ、バリーが説明した嘘のひとつだ。口のなかで甘みを感じると、体は糖の到来に備える。それが来なかったときに問題が起きるのだ。

＊　同じ雑誌に掲載された別の研究[21]では、カロリーのある飲料をダイエット飲料または水に置き換えた場合の減量効果を検証している。著者のひとりは、ネスレウォーターズから助成金を受けていた。論文の末尾には利益相反はないと記載されているが、これは正しくない。水製造会社（人工甘味料入りの飲料も製造している）の資金援助を受けながら、水と人工甘味料入りの飲料にかんする試験を実施するのなら、それはまさしく利益相反である。だからと言って、この研究がまちがっているというわけではない。だが、利益相反であることはたしかだ。

砂糖に人工甘味料が混ざっていると、さらに大きな問題が生じる可能性がある。ダナ・スモールによる別の一連の実験では、甘さ（さまざまな量の人工甘味料スクラロースを使用）とカロリー（無味のマルトデキストリンを使用）がそれぞれ異なる飲料を有志の参加者に与えた。これらの飲料のなかには、カロリーは高いが甘くないものもあれば、甘いがカロリーのない飲料もある。この論文はものすごく読みやすいというわけではない――たとえば、「食べはじめる」は「完了行動の開始」と表現されている。また、研究室で得られた結論を簡単に現実の世界に引っぱり出すわけにもいかない。とはいえ、スモールの知見には興味をそそられる。この研究では、人が特定の香味を欲するようになる程度は飲料中のカロリーに左右されるだけでなく、甘さとカロリーが一致しているか否かも関係していることが示されているのである。[23]

それに劣らず気がかりなのが、スモールのまた別の研究だ。スクラロース、砂糖、もしくはその両方をさまざまな量で含む飲料を健康な有志の参加者に与えたこちらの研究では、甘味料と砂糖の混合物を摂取すると、2型糖尿病と同じ具合にインスリンへの体の反応が低下するらしいことが示唆されている。[*]

こうした知見はどれも、砂糖と人工甘味料を一緒に摂取すると（現実の世界ではよくあることだ）、代謝面の健康に悪影響が生じることを示している。ペプシやコカ・コーラでじかに砂糖と人工甘味料が混ざっていなくても、おそらく購入者はほかのＵＰＦも同時に食べるだろう。

糖代謝、インスリン、依存の可能性を脇においても、甘味料の入った飲料を摂取すると、ほかの甘い食品を好む傾向が強まることを示す証拠もある。[25・26] ある小規模研究では、あらゆる人工甘味料を二週間断ったあとに、糖に対する欲求の低下が見られた。さらに、スクラロースとマルトデキストリンを含むある特定の人工甘味料――〈スプレンダ〉――は、ラットにおいて食物摂取の制御、肥満、エネルギー制御にかかわる脳領域の活性を変化させ、さらには腸そのものにも影響をおよぼすようである。[27・28]

人工甘味料がマイクロバイオームを乱す可能性もある。マイクロバイオームとは、体内や体の表面にすむ微生物群集のことで、わたしたちの消化器系や免疫系において重要な役割を担っている。この影響については、『ネイチャー』誌で公開されて大きな注目を集めた論文をきっかけに広く報道された。[29]複数の動物研究から得られた証拠では、規制当局に承認された量で摂取した場合でさえ、そして人間がよく摂取する量ならまちがいなく、スクラロースが腸内マイクロバイオームを乱すことが示されている。**

そんなわけで、低カロリー甘味料は、2型糖尿病などの代謝性疾患の世界的な増加の一因になっている可能性がある。まだ証明されてはいないが、関連する研究の結果を見るかぎり、少なくとも理にかなったメカニズムが存在することがうかがえる。

これはひどく気がかりである。というのも、砂糖にかわる低カロリー甘味料の使用は、英国政府の政策でもソフトドリンク業界でも頼みの綱になっているからだ。そしてソフトドリンク業界は、低カロリー甘味料が公衆衛生に利益をもたらすと主張できるようになることを望んでいる。

ここまで来れば、そろそろあなたにも、ダイエット飲料の缶の側面にある四つの緑の「信号機」がちょっと的外れだとわかったはずだ。

多くの国の政府は砂糖税を提案している。その手の提案は賢明に思えるし、実際に砂糖の摂取を減

＊　この研究の知見は、齧歯類で実施された複数の研究の知見と一致している。[24]

＊＊　ほかの甘味料はマイクロバイオームを乱さないかもしれないが、口で感じる味をつうじた代謝への影響は同様に生じる可能性がある。口で感じる甘味の予告する糖が実際には訪れないという状況は、どんな低カロリー甘味料でも問題になると考えられる。一部の人工甘味料については、それ以外にも安全上の深刻な懸念がある。たとえば二〇一九年の論文の著者らは、欧州食品安全機関がアスパルテームの有害な影響を示す研究を評価するにあたり、厳密さを欠く寛大な基準が適用されたと指摘している。

らす効果があるが、調合を変更して低カロリー甘味料を入れる流れにもつながっている。英国は二〇一八年、ティーンエイジャーが年間およそバスタブ一杯ぶんのソフトドリンクを摂取している状況を受けて砂糖税を導入した。[30]* この砂糖税は四四・三％という加糖飲料の大幅な売上減少につながり、二〇一五年から二〇一九年にかけて摂取された砂糖は四〇〇〇万キログラム以上減った。これは砂糖税の正しさを証明しているように見えるだろう。だが、砂糖摂取量が世帯あたり一〇％少なくなっているにもかかわらず、ソフトドリンクの摂取量は変わっていなかった。[31] 加糖飲料のかわりに、人工甘味料入りの飲料をもっと飲むようになったのだ。

　慈善団体〈ファースト・ステップス・ニュートリション・トラスト〉によれば、幼児の六五％は一日あたり平均一缶の人工甘味料入り飲料を摂取しているという。[32] これを公衆衛生の勝利と見なすのはひどく難しい。なにしろ、英国の現行の規則では、乳幼児向けとして宣伝される食品への人工甘味料の添加が禁止されているのだ。また、人工甘味料は直接的には歯を損なわないとはいえ、砂糖を人工甘味料にかえたダイエット飲料の多くもやはり酸性度が高く、子どもの歯のエナメル質に大きなダメージをおよぼすおそれがある。

　砂糖のかわりに甘味料を添加すれば、多くの超加工製品について、健康上の効果があると主張できるようになる。その結果、「グッド・チョイス・チェンジ4ライフ」（人生を変えるよい選択）の親指を立てた絵のロゴがいまや多くの製品についている。チェンジ4ライフはイングランド公衆衛生庁が実施したソーシャルマーケティング・キャンペーンで、その狙いのひとつは、食品に含まれる糖に対する意識を高め、低糖製品への切り替えを消費者に促すことにある。それで健康が改善されるという証拠はいっさいなく、害をめぐるきわめて現実的な懸念があることからすれば、このキャンペーンは常軌を逸している。**

　害の可能性と利点の少なさを示す気がかりなデータにもかかわらず、人工甘味料入り飲料の消費は続いている。***政治や政策決定の界隈には、どんな規則であれ、ヘルシーそうなものに転換するのは難しく、それができたのなら勝利だという意識がある。わたしはかならずしもそれに納得していない。政策立案に挑戦しないといけない立場ではないが、個人的な意見を言わせてもらえば、子どもが食事関連疾患になるのを防ぎたいのなら、二歳児が人工甘味料入りの炭酸飲料を毎日ひと缶丸ごと飲むことを奨励するような政策を打ち出すのがよい方法とは思えない。そうした飲料はヘルシーだというメッセージを伝え、それを売る業界の責任を見過ごすことになってしまう。

ダナ・スモールの論文を読んでいて、ふと気づいたことがある。そこで述べられている味と栄養のミスマッチは、ＵＰＦのいたるところに見られるのだ。ポール・ハートが話してくれたガムとペーストは、口のなかで脂肪の感覚を生み出す。脂肪ゼロのヨーグルトや低脂肪のマヨネーズでそれをした

＊　砂糖税による税収は年間数億ポンドと見込まれ、学校のスポーツ施設拡充を支援するための基金にあてられる。砂糖税をスポーツ支援の資金増と結びつけるのは気がかりだ。ソフトドリンク摂取の健康上の影響を身体活動でともかくも相殺できると主張しているような印象を受ける。

＊＊　ファースト・ステップス・ニュートリションの指摘によれば、ほかにも不合理な点がある。チェンジ4ライフのロゴは、合成着色料を含む製品にもときどき表示されている。合成着色料は子どもの活発さや注意力に悪影響をおよぼすおそれがあることから、合成着色料を含む製品ではラベルに警告を記載しなければならない。つまり、警告と推奨のラベルが両方ついた製品もあるのだ。保護者がこれを解釈するのは容易ではない。もうひとつ指摘しておくべき点は、英国のチェンジ4ライフ肥満抑制キャンペーンには、次の民間パートナーが名を連ねていることだ――テスコ、アズダ、ペプシコ、ケロッグ、コーポレーティブ・グループ、フィットネス産業協会、広告協会、スパー、コストカッター、ニサ、プレミア、ミルズ・グループ。

＊＊＊　英国清涼飲料協会の最近の報告によれば、二〇一八年には、ソフトドリンクの全購入数の六五％がゼロカロリーまたは低カロリーの製品だった。希釈タイプ飲料の販売総数のじつに八八％も、ゼロカロリーまたは低カロリーの製品だった[33]。

ら、わたしたちの体内の生理機能にどんな影響がおよぶのか？　それはだれにもわからない。そして、アンドレアが舌にのせたあのプリングルズの調味料がいったいなにをしでかすのか、その正確なところもだれにもわからない。

　だが、こんなことが起きるのではないかとわたしは疑っている（そして、わたしの疑いはものすごくたくさんのデータで裏づけられている）[34]。

　プリングルズの鞍（くら）のような形、ちゃんとした用語で言えば双曲放物面と呼ばれるあの形状は、舌のカーブとほぼぴったり合致する。つまり、アンドレアの口にあるすべての味蕾がプリングルズと接触するということだ。次いでそのプリングルズを噛むと、二重曲率のせいで不均等に割れる。エンジニアが破局的破損と呼ぶ現象だ。アンドレアは口をもぐもぐさせながら、自分のうま味受容体が母親お手製のリゾットみたいなものの到来を体内の生理機能に予告し、その備えをさせているのだと説明した。「ところが」と、ここでアンドレアは口のなかのものを飲みこんだ。「来るものといえば、ジャガイモのでんぷんでできた、みじめったらしい小さなかたまりだけ」

　そして、意識的体験の表面にはほとんど浮上しない生理機能の混乱を抱えたまま、わたしたちは知らず知らずのうちにもう一枚に手をのばす――けっして訪れない、予告された栄養を求めて。プリングルズを邪悪な技術の真髄、肥満工作のために意図的に設計された製品と見なすのは簡単だ。しかし、この製品がつくられたのは一九六〇年代のことで、消費者を依存症にしてやろうとだれかが企んでいたわけではないだろう。*だが、店に並ぶ製品の軍拡競争のなかでは、依存性のあるものこそが生き残るのだ。

　このように、味に影響を与える添加物を利用し、複数の感覚体験を組みあわせることで、ＵＰＦはわたしたちが本来耐えられるよりも多くの報酬（糖など）を舌のさらに先へとすりぬけさせている。その結果、わたしたちは手づくりの料理ではありえないほど強くＵＰＦを欲するようになる。そして、口のなかの感覚と腸のなかの栄養のミスマッチを生み出すことで、ＵＰＦ企業は摂取量の増加を導く手段を（たんなる偶然だったとしても）手に入れた。だが、ＵＰＦか否かの判定に使えそうなほかの添加物——大量にある——はどうだろう。そうした添加物も、わたしたちの健康に特定の影響をおよぼしているのだろうか？

＊ わたしの弁護士の助言によれば、特定の製品に依存性があるかどうかの見解を述べるのは避けるほうがいいらしい。だが、プリングルズのケースでは、当のマーケティングチームもそうした含みを好んで使っているように見受けられる。「食べはじめたら止まらない」。法的にはグレーの領域だが、にもかかわらず、二〇〇九年五月には、プリングルズを「ボール紙の筒に入ったクラック」と表現した『ガーディアン』紙の記事がおとがめなしで逃げおおせた。

14 添加物をめぐる不安

わたしが勤める病院では、だれもが〈プレット〉〔サンドイッチなどを販売する英国のファストフード・チェーン〈プレタ・マンジェ〉の通称〕を食べている。病院から見えるところに三店舗あり、徒歩五分圏内にさらに二店舗ある。もちろん、それはよいことだろう？　プレット・ブランドは徹底して自然で、倫理的で、ヘルシーなのだから。

UPFダイエットの最終週のある日、わたしがプレットを訪れたのは、それが理由だった――UPFをちょっとだけ休みたかったのだ。わたしはレッド・タイ・スープを買ったが、すぐにおなじみの味に気づいた。四九種類（！）の成分が並ぶ成分表をざっと読むと、マルトデキストリンとスパイス抽出物が目にとまった。サンドイッチのパンの成分も調べてみた。長年プレットを食べていながら、それまでいちどとしてしなかったことだ。そこには、こう書かれていた――脂肪酸のモノおよびジグリセリドのモノおよびジアセチル酒石酸エステル。

わたしはプレットをよく知っていると思っていた。そして、このブランドにはそうした成分はそぐわないような気がした。二〇一六年にプレットがネット上に掲げた声明を見るといい。「プレットは一九八六年にロンドンで開業し……ちゃんとしたサンドイッチをつくり、市場にあふれる『できあい』食品や『ファスト』フードに共通するよくわからない化学物質、添加物、保存料の使用を避けています」

しかも、そのウェブページでは「自然」または「自然に」という語が六回も使われている。リアル・ブレッド・キャンペーンはプレタ・マンジェに書簡を送り、その主張を調べるように求めた。さらに、プレットの製品には前述したもののほか、Ｅ９２０（Ｌ-システイン塩酸塩）、Ｅ４７２ｅ（モノおよびジグリセリドのジアセチル酒石酸エステル）、Ｅ４７１（脂肪酸のモノおよびジグリセリド）、Ｅ４２２（グリセロール）、Ｅ３３０（クエン酸）、Ｅ３００（アスコルビン酸）など、「さまざまな添加物」が含まれていることも突き止めた。リアル・ブレッド・キャンペーンは当時のプレットのＣＥＯだったクライヴ・シュレーに、添加物を入れるのをやめるか「自然」を謳うマーケティングをやめるか、どちらかにしろと迫った。シュレーはどちらも拒否した。そこで、リアル・ブレッド・キャンペーンは広告基準協議会に訴え、同協議会は「自然につくられた」と謳う宣伝の中止をプレットに命じた。プレットの広報担当者は、この件をどうにか丸く収めようとした。「当社はなんとかして解決策を見つけたいと考えており、食品開発チームが乳化剤を使わない製法の試験に取り組んでいますが、お客さまの期待する水準を満たす製法はまだ見つかっていません」[1,2]

乳化剤の使われていない添加物フリーのパンがもっと広く世に出まわっていれば、わたしたち「お客さま」の期待は違うものになっていたかもしれない。だが、プレットを所有するＪＡＢホールディングス社の視点からこの問題を考えてみよう。同社はルクセンブルクを拠点とする株式非公開のコングロマリットで、二〇二〇年時点の総評価額は一二〇〇億ドルを超える。[3,4,5,6,7] 添加物を使わずにパンをつくると、使う場合よりもずっと高くつく。そして購入者は現在のところ、プレットに添加物が使われていることにさえ、あまり気づいていないようだ。

しかし、それは本当に心配すべきことなのか？　だって、そうした添加物は、膨大な数の安全性試験を要求する規制上の面倒な手続きを経て、最終的に問題ないと判断されているのだろう？　わたしはそれまで、特定の技術上の目的で食品に加えられる物質を総称するいわゆる「添加物」については、たんにUPFを示すものにすぎず、害をもたらすほかのさまざまな加工のサインではあるが、それ自体は安全で必要だと考えていた。さらに、どんなものであれ、添加物をめぐる不安にどっぷりはまりこむのも気が進まなかった。そうした不安は、漠然とした反科学の意図とセットになっていることが多いからだ。

添加物をめぐる不安が最初に浮上したのは、意外性には欠けるが一九七〇年代のカリフォルニア州で、合成香料と合成着色料はADHDを引き起こす可能性があると小児科医のベン・ファインゴールドが主張したときのことである。ファインゴールドは医学界にこきおろされた。当時その場にいたら、わたしも彼の主張を一蹴していたと思う。食べものは、つきつめれば化学物質でできている。わたしたちも化学物質でできている。合成化学物質が毒性をもつこともあるが、それは自然にできる化学物質にしても同じだ。

ところが、UPFの専門家の話を聞くうちに、そうした添加物が想像以上に大きな影響をわたしたちの体におよぼしている可能性があることがわかってきた。甘味料と調味料は味と栄養のミスマッチを生み、それが害をもたらすのではないか。わたしはそんなふうに考えはじめていた。さらに、ファインゴールドの死から二五年後の二〇〇七年に発表された、ある研究を見つけた。

英国食品基準庁が出資するその研究は、三〇〇人ほどの子どもを対象としたものだ。[8] 六種類の着色料――すべてE番号〔食品添加物に付与される分類番号で、おもに欧州連合で用いられる〕のついたもの――と保存料を混ぜた飲料、もしくはプラセボのいずれかを子どもに与えた。添加物を入れた飲料を飲んだ子は、プラセボを飲んだ子よりも多動性スコアが高かった。この研究は『ランセット』誌で発表され、現在の英国では、これら六種類の合成着色料のいずれかを含む食品と飲料はパッケージにこんな警告を記載しなければならない――「子どもの活動と注意力に悪影響をおよぼすおそれがあります」[*]。着色料についてそう言えるのなら、ほかの食品添加物を心配するもっともな理由もあるのではないか？

わたしたちの食べている添加物がどれくらいの量になるのか、それどころか何種類あるのかさえ、はっきりしたところはわからない。欧州では、使用が許可されているものは二〇〇〇種類以上ある。米国では、その数は（おそろしいことに）不明だが、一万を超えると見られている。[9] 製造が全自動化され、コンピューター制御されたロボットが野菜を切り、肉を挽き、パン種を混ぜ、生地を押し出し、完成品を包装するようになるのにともない、そのプロセスに食品が耐えられるようにするために、多くの添加物が必要になっている。ロボットの手荒な扱いのせいで食品から色や香りが失われてしまうのなら、すでに見たように、化学の力でもとに戻せばいい、というわけだ。

添加物はとにかくたくさんあるので、主要なカテゴリーのものでさえ、ここですべてをとりあげることはできない。香料、調味料、着色料、乳化剤、人工甘味料、増粘剤、保湿剤、安定剤、pH調整剤、保存料、酸化防止剤、発泡剤、発泡防止剤、増量剤、炭酸化剤、ゲル化剤、光沢剤、キレート剤、漂白剤、膨張剤、清澄剤などなど。そうした添加物がわたしたちの体にどんな影響をおよぼし、どのように規制されているのか（もしくはされていないのか）を理解するために、ここではそのうちのほんのいくつかに注目しようと思う。

添加物の一大カテゴリーが、パンに入っている乳化剤だ。もっと言えば、乳化剤はほぼどんなUPFでも見られる。

乳化剤は、DNAにひけをとらないくらい生命に欠かせない分子だ。** 脂肪を好む部分と水を好む部

＊　これは最高の研究というわけではない。米食品医薬品局（FDA）と欧州食品安全機関はそれぞれ個別に同研究を検証し、添加物と行動への影響の関連を裏づけてはいないと結論づけた。とはいえ、この研究が添加物のいくつかの害について、しっかりした考察の道を開いたことはたしかだ。

分でできているので、水と油という混ざりあわないふたつの物質をくっつけられる。人間の体は、そうした乳化剤に満ちている。そして、乳化剤は自然界のいたるところでも、伝統的な食物でも見つかる。マヨネーズの卵黄やサラダドレッシングのマスタードには乳化剤としての役割もあり、そのおかげで水性の酢と脂性の油が混ざりあう。

成分表でとくによく目にする乳化剤のひとつがレシチンだ。レシチンは卵や大豆などの原材料に由来する。天然の乳化剤に分類されるが、たいていの場合、自然に存在する化学物質をものすごく不自然に混合し、さらにそれを化学的に加工してつくられている。そのほかによく見られるものとしては、ポリソルベート80、カルボキシメチルセルロース、それに英国のパンでしょっちゅう目にするタイプの乳化剤、モノおよびジグリセリドのジアセチル酒石酸エステルがある――最後のひとつはＥ４７２ｅ、もしくはＤＡＴＥＭとも呼ばれる。

ＤＡＴＥＭは、動物または植物の脂肪（トリグリセリド）を加工してつくられる。自然には生じないが、レシチンと同じく、生体分子と似ている。そして、その類似性が危険を招くおそれがある。細胞を使った研究室内での実験では、ＤＡＴＥＭは細胞膜に入りこめるらしいことが示されている。これはＤＡＴＥＭが腸にダメージを与えるという知見の一部を説明しているかもしれない[10,11]。それについては、このあとすぐ触れるつもりだ。ＤＡＴＥＭが食品中でどのようにはたらくのかについても、正確な仕組みはまだ完全には解明されていない。ＤＡＴＥＭはパンを崩れにくく、かつやわらかくし、パンに含まれるタンパク質、水分、炭水化物の相互作用を変化させる。市販されている多くの超加工パンに見られるしっとりとした弾力と長い保存可能期間にも寄与している。

米国の化学製品会社デュポンは、さまざまな乳化剤を製造している。同社のＤＡＴＥＭには〈パノダン〉というブランド名がついている[12]。さらに、低脂肪製品のクリーミーさを増す別の乳化剤も製造している。こちらはチューインガムやポリ塩化ビニル（ＰＶＣ）でも広く使われている。また別の乳化剤は、ケーキ生地の質やクラム〔パンの内側のやわらかい部分〕の構造を改良できるが、プラスチックの「くもり止め」剤としても効果を発揮する。

だが、デュポンの開発した乳化剤に類する物質のうち、もっとも有名なものといえばペルフルオロオクタン酸（ＰＦＯＡ）である。この物質は、テフロンコーティングが製造中に凝集するのを防ぐために使われていた。いわゆる「永遠の化学物質（フォーエバーケミカル）」のひとつで、たまたまそれをとりこんでしまった生物の体内で蓄積する。環境保護庁の二〇一六年の報告書によれば、ＰＦＯＡには高コレステロール、肝臓酵素の増加、ワクチン反応の低下、出生異常、妊娠高血圧症候群、精巣がん、腎臓がんとの関連があるという。[13]

ＰＦＯＡが使われはじめた一九五〇年代から数十年間、デュポンがオハイオ川と「分解池」に廃棄した重量にして数十万ポンドのＰＦＯＡは、そこから周辺の地下水に入りこみ、やがてウェストヴァージニア州にあるワシントン・ワークス工場近隣の一〇万人超の飲料水に行きついた。[14] ＰＦＯＡの廃棄と並行して、デュポンはそこから生じる可能性のある害にかんする医学研究も実施していた。その結果、動物においてがんと出生異常を引き起こすことがわかった。さらに、同社従業員の一部の子どもにも出生異常が見られることがわかった。集団訴訟を起こした環境弁護士ロバート・ビロットはこう語っている。「デュポンは何十年ものあいだ、自分たちの行動を積極的に隠蔽しようとしてきた。この物質が有害であることを知っていたのに、かまわず水に垂れ流していた。ひどい話だ」[15]

＊＊　すべての生物の細胞は、水滴を包む脂肪性の膜に頼って細胞どうしを区切っている。この膜をかたちづくる分子は、水を好む頭部と、水を嫌うが脂肪を好む尾部をもつ――つまりは乳化剤だ。そして、この分子は自然に整列し、水滴を包む膜をつくる。これが細胞である。この膜は生物を外の世界から隔てている。「あなた」と「あなたではないもの」との境界線、文字どおり生物の際（きわ）だ。

まったく、ひどい話だ。ほかならぬデュポンの社内基準では、飲料水中の安全な上限濃度は一ppbとされていた。近隣の飲料水にはその三倍の濃度が含まれていたが、デュポンはその知見をおおやけにしなかった。これまでのところ、デュポンを相手どった複数の訴訟が公判前に和解しており、同社の和解費用は総額四億ドルにのぼる。[16] 現在も複数の訴訟が起こされているが、そのすべての張本人であるデュポンは、見方によってはもはや存在しないと言えるかもしれない。

NBCニュースが二〇二〇年に報じたところによれば、デュポンは浄化と補償にかんして負っていた義務を小規模な複数の企業に引き継がせたが、そうした企業には支払いにあてるだけの資金がないという。自社の責任を転嫁する目的でスピンオフ企業をつくったことをデュポンは否定したが、そのために興したのではないとデュポンが主張する企業のひとつは目下、デュポンを提訴し、デュポンが責任を放棄した際にその範囲を意図的に隠蔽したと主張している。[17]

PFOAは食品乳化剤ではないし、一部のUPFで使われている乳化剤とはまったく違う機序、まったく違う量で害を引き起こす。だがこの話は、ふたつの理由から有益な情報だと思う。

第一に、ひとりの活動家としての意識をもって買いものをすれば、環境に大きな害をおよぼしかねない企業を避けられるかもしれない（とはいえ、UPFのサプライチェーンは複雑に絡まりあっているので、ひとつの製品の製造にかかわるさまざまな会社の名前はおろか、会社の数でさえ、把握するのは不可能に近いことは認めざるをえない。あなたの食べるパンに入っているDATEMをつくった企業を特定するのはほぼ不可能だ）。

第二に、食品添加物の規制についてはのちほど詳しく触れるが、現行の制度では、消費者はデュポンのような企業がきちんと自己申告し、みずからをしっかり管理すると信頼する以外にどうしようもない。PFOAをめぐる話は、あなたがそうした企業に寄せる信頼のほどを左右するかもしれない。だが、法的に物議をかもした過去をもつ企業が製造にかかわっている事実のほかに、UPFに使われる乳化剤を有害だとする証拠はあるのか？　じつを言えば、ある。そして、どうやらその害の大部分は、わたしたちのマイクロバイオームに生じる変化に起因しているようだ。

＊＊＊

ドーナツを表す方程式とあなたやわたしを表す方程式は、基本的には変わらない。わたしたちはみな、二重の壁をもつ円筒と言える。中央を走る管は腸だ。管はいくつかに分枝して耳や肺などの場所へのび、そのすべてが粘液、つまり水、タンパク質、糖タンパク質からなる複雑な混合物に包まれている。粘液は脂肪質やゼラチン状ではないが、おもしろいほどねばねばしていて、非常に変わりやすい。その生きた層を満たす抗体と免疫細胞は、腸にいるほかの住民と平和に共存するのを助けている。その住民が——マイクロバイオームである。

マイクロバイオームにかんする文献は大量にあるが、この分野の知識はまだ比較的少ない。とはいえ、マイクロバイオームをめぐる基本的な科学の一部については足場がかたまりはじめている。もっとも、その意味するところは、まださだかではないが。

新たにこの世に生まれ出たヒトには、誕生時とその後の数日や数週間のあいだに、一〇兆から一〇〇兆の微生物が定着する。[*]人生最初の数カ月で、乳児の免疫系とできたてのマイクロバイオームは、

＊　この初期の定着の一部は糞便から来るものだが、大部分は膣の微生物叢に由来する。そうした微生物種は先駆者と言える。そして、重要な存在でもある。一九七七年から二〇一二年のあいだに生まれた子ども二〇〇万人を対象としたデンマークのレビューでは、帝王切開で生まれた子どもでは喘息、全身性結合組織障害、若年性関節炎、炎症性腸疾患、免疫不全、白血病のリスクが有意に上昇することが示されている。[18]

まだ実態のよくわかっていない複雑なダンスをつうじて、たがいを試しあい、たがいをかたちづくっていく。母乳を飲む乳児は、母親のマイクロバイオームに加えて、母乳に含まれる特殊な抗体も受けとり、それが有益な細菌の増殖を後押しする。人生最初の数年間は目まぐるしいやりとりが繰り広げられるが、やがて子どもと数百種の微生物がともに落ちつきを身につけ、マイクロバイオームは人体ではたらく最大級の免疫器官のひとつになる。わたしたちは温かく湿った粘液でできた栄養たっぷりのすみかを微生物に提供し、微生物はそこでバイオフィルムを形成する。このぬるぬるとしたシートが、わたしたちとマイクロバイオームを攻撃する有害な微生物の力を抑えてくれる。マイクロバイオームはひとつの共同体、ひとつの連合として、侵入者や入植者になりそうなものを阻む防壁をかためているのだ。

一部の推計によれば、あなたの細胞ひとつひとつにつき、一〇〇個の別の生物があなたの一部として生きているという。ウイルス、バクテリオファージ、細菌、原虫、古細菌、真菌。蠕虫（ぜんちゅう）やダニのようないくつかの動物までいる。あなたの体には二万個のヒト遺伝子があるが、細菌遺伝子は数百万個にのぼる。[*] 生物数がもっとも多いのは腸、具体的には小腸の終点（食べものが消化される場所）と、水が吸収されて繊維が発酵する大腸全体（結腸）だ。ヒトの結腸にいる細菌の密度は、熱帯雨林の土壌を含め、地球上のどんな環境にも負けないほど高い。だが、実際の数よりも重要なのは、その多様性である。細菌だけにしぼっても、あなたの体のなかと表面には五〇〇〜一〇〇〇種がすんでいる。種の組みあわせは人それぞれ異なり、時とともに変わる。正確な理由はわかっていないが、わたしたちの体を構成する生物群集（コミュニティ）を世話することは、よい健康状態と密接に結びついている——そしてその世話とは、よい食事を意味する。[**]

わたしたちの腸内のマイクロバイオームは、適応力のある消化エンジンだ。ビタミンを合成し、人間には消化できない食物を分解し、わたしたちの心臓や脳によい作用をおよぼす分子に変えている。

食物繊維が体によいのは、そのおかげだ。おおまかに言えば、食物繊維とは、人間のもつ酵素では分解できない炭水化物を指す。炭水化物を分解する酵素は、ヒトゲノムにはごく少数しかコードされていないが、それを細菌が補ってくれる。結腸にいる細菌は繊維を発酵させ、自分のためにエネルギーをつくっている。その活動の排泄物として、揮発性短鎖脂肪酸と呼ばれる分子ができる。わたしたちはその脂肪酸をエネルギーとしてだけでなく、ほかのありとあらゆる目的で使っている——脂肪酸は炎症の抑制や免疫系の調節を助け、心臓と脳の特殊燃料にもなる。つまり、エディ・リクソンのウシと同じように、わたしたち人間も、ある程度までは腸内にいる細菌の排泄物に頼って生きているのだ。

だが、そうしたマイクロバイオームとの関係には、厳重に引かれた境界線がある。結腸の微生物は結腸にとどめておかなければいけない。友好的な生物でも、まちがった場所に行きついたら、たちまち敵対的になりかねない。たとえば、尿路感染症のほとんどは、糞便にいる細菌が泌尿器系に行きつくことで引き起こされる。泌尿器系は糞便内の細菌には対処できないのだ。

腸の内壁が食物や抗生物質、あるいは侵入者によって傷つくと、マイクロバイオームの群集が変化する——平和条約を結んでいない新たな種が入りこむのだ。そうした種は、人間の利益を気にかける責務を負わずに進化してきた。彼らにとって、わたしたちは開拓すべきニッチにすぎない。そして、新たに来た入植者が往々にしてそうであるように、その地にもともとあった文化と生態系を意図的にも偶発的にも破壊する。これはディスバイオシスと呼ばれる。このディスバイオシスが炎症性腸疾患

＊　これは事実上、あなたの遺伝子と言える。あなたが臓器を自分から切り離せないように、マイクロバイオームも切り離せない。その途切れることのない鎖は、あなたの祖先が原始的な魚だった時代よりもはるか昔までさかのぼる。

＊＊　わたしの見解では、科学的な証拠では、プロバイオティクスというかたちで細菌を大量に食べる効果は裏づけられていない。

（クローン病と潰瘍性大腸炎）、早産児の壊死性腸炎（腸が壊死し、しばしば死にいたる疾患）、重度の炎症性疾患（リウマチ性関節炎など）、自己免疫疾患（多発性硬化症や1型糖尿病など）、アレルギー性疾患（アトピー性皮膚炎や喘息）、代謝性疾患（肥満や2型糖尿病）、さらにはがんや重度の精神疾患にも関連していることが着々と裏づけられている。[19・20・21・22＊] 腸と脳のコミュニケーションについてはまだあまり解明されていないが、原虫、真菌、古細菌、細菌の多様な群集は、なにもせずにただそこにいるわけではない――どうやら、わたしたちが腸に送りこむものや、わたしたちの生活の送り方にかんして発言権をもっているらしい。マイクロバイオームがわたしたちの思考、感情、決断に影響を与えていることは、疑いの余地のない事実になりつつあるようだ。

ディスバイオシスがこれらの症状を引き起こしているのか、それとも症状のほうがディスバイオシスを引き起こすのかという疑問をはじめ、多くの点はまだ明らかになっていない。とはいえ、マイクロバイオームに対する免疫系の活性増加が症状のそもそもの原因になっている可能性はある。

そうしたことが起こりうるのは、わたしたちの食事の変化が微生物群集の変化を誘発し、それにより腸管バリアが損なわれたときだ。このバリアは細胞、粘液、免疫細胞の密な結びつきからなり、それぞれが協力してマイクロバイオームの手綱をしっかり握っている。このバリアが損傷すると、腸から微生物やその排泄物が漏れはじめ、体のほかの部分に入りこむ。わたしたちが食べるもののうち、マイクロバイオームの群集と腸壁の完全無欠な状態を変化させうるものはたくさんある。たとえば、脂肪、繊維、そして――とりわけ――乳化剤だ。

もっともありふれている、したがってもっともよく研究されている乳化剤が、カルボキシメチルセルロースとポリソルベート80のふたつだ。ポリソルベート80はオレイン酸ポリオキシエチレンソルビタン（E433）とも呼ばれ、完全に人工の乳化剤である。多くのコーシャ・ピクルス、アイスクリーム、スプレータイプのホイップクリーム、練り歯みがき、保湿クリーム、シャンプー、染髪剤で見られる。カルボキシメチルセルロース——一般にはセルロースガム（Ｅ４６６）としても知られる——は第一次世界大戦中に発明された。この物質は一種のポリマーで、クロロ酢酸を用いた化学プロセスによりアルカリ化した植物由来の糖質からつくられる。濃厚でどろっとしたＵＰＦ製品を調べれば、たいていこれが入っている——材料が分離するのを防いでいるのだ。たとえば、テスコのブラウニー風味のミルクやコスタのキャラメル・ラテ、ミュラーのクッキードウ・フレーバーのミルクシェイクなどの製品。さらに、〈レクソーナ〉というブランドのロールオンタイプのデオドラント、点眼剤、はては〈ノーガラックス〉というマイクロエネマのブランドでも見られる。分子ガストロノミーや下痢に興味がある人のために言っておくと、セルロースガムは大袋でオンライン購入できる。

そんなわけで、ここでもうひとつ、新しい考え方を追加しておこう。ＵＰＦなのかどうかの判断に

＊　マイクロバイオームはマウスの行動に大きな影響を与えている。無菌マウスは微生物の「乗客」がいるマウスに比べて社会性が低く、リスク行動のパターンが著しく変わることも示されている。生後早い時期にマウスに抗生物質を投与した場合も、不安と社会的行動に変化が見られる。離乳期ごろから無菌環境で育てられたマウスにマイクロバイオータを移植すると正常な行動が回復し、これにはおそらく身を守るための不安のレベルが関係している。二〇一九年の研究では、乳化剤の影響がみごとに示されている。[23] カルボキシメチルセルロースまたはポリソルベート80を飲み水に混ぜて与えたところ、マウスは炎症を起こし、体重が増えた。だが、もっとも重要な点は、不安様行動がそれまでよりもはるかに増えはじめたことだ。興味のある人のために説明しておくと、この研究では、マウスの不安を測定する手段として、動物心理学で広く採用されているオープンフィールド試験が用いられた。この試験では、マウスの側も人間の側も、特別なトレーニングをおこなわずに結果を得られる。これまでに、ウシ、ブタ、ウサギ、霊長類、ミツバチ、ロブスターでも用いられている。試験をするには、片側が高くなった、ふたのない白い箱さえあればいい。動物は箱の中央では無防備さを感じ、たいていは側面近くで時間を過ごす。オープンなスペースで過ごす時間の長さや、排便した糞の個数などを測定できる。乳化剤を与えたマウスでは、不安がはるかに大きくなった。

迷ったときには、これがよい経験則になるかもしれない——成分のいずれかが愛用のデオドラントやエネマにも含まれているのなら、おそらくそれはＵＰＦである。

二〇一五年、カルボキシメチルセルロースとポリソルベート80にかんする一連のみごとな実験を、米国とイスラエルの合同チームが権威ある学術誌『ネイチャー』で発表した[24]（だからといって、『ネイチャー』誌に掲載された論文に絶対まちがいがないというわけではないが、この論文は同様のことを証明する数々の論文の先駆けになった）。この研究のマウス実験では、わたしたちがごく普通に摂取しているものよりも低い濃度のポリソルベート80とカルボキシメチルセルロースが用いられた[*]。

わずか一二週間で劇的な変化が起きた。粘液のバリアがひどく損傷したのである。健康なマウスの腸内細菌は、腸の内側を覆う細胞から離れた粘液層を漂っているが、乳化剤を与えられたマウスでは、細菌が細胞にほとんど接触していた。やがて腸がひどく漏れはじめ、腸内にいた細菌を血流中で検出できるまでになった。マイクロバイオームを構成する微生物の種類も影響を受け、バクテロイデス目菌——一般に健康と結びついた細菌群——が減少し、粘液を分解して炎症を引き起こす細菌が増えていた。人間においてがんや潰瘍を引き起こすことが知られているヘリコバクター・ピロリのような細菌が栄えはじめた。全体的には、マイクロバイオームの多様性が低下していた。マイクロバイオームの多様性は、健康であることを示す特徴のひとつだ。

顕微鏡で観察すると、マウスの腸はひどい炎症を起こしており、大腸炎を発症しかけているように見えるほどだった。この炎症は全身に広がった。また、食べる量が増え、体重も増えはじめた。乳化剤がブドウ糖への対応力を妨げたせいで、一部のマウスは食事と関連する2型糖尿病に近づいた。

マイクロバイオームがこれらの影響を媒介していることをたしかめるために、無菌マウス（腸内に細菌がいない状態で生まれ、育てられたマウス）で同じ実験を再現したところ、そうした影響は見られなかった。次に、乳化剤を与えたマウスの糞便を無菌マウスの結腸に移植すると、無菌マウスで同じ問題がことごとく生じた。全体として見ると、この研究の知見は、これらふたつの一般的な乳化剤にかんしては、マイクロバイオームに生じるダメージが有害な影響を引き起こしていることを示す強力な証拠になる。**

この『ネイチャー』誌の論文の結論によれば、食品中の乳化剤は「二〇世紀なかば以降の炎症性腸疾患、メタボリック・シンドローム、そしておそらくはその他の慢性炎症性疾患の増加の一因となってきた可能性がある」という。

過剰な食物摂取の原因は、マイクロバイオームを変化させ、腸の炎症を引き起こす食品添加物にあるのかもしれない。もちろん、マウスは人間ではないが、ＵＰＦのさまざまな材料が繊細な腸の内壁に影響をおよぼし、その結果としてわたしたちの脳に影響が生じることがしだいに明らかになっている。

＊＊＊

だが、わたしたちのマイクロバイオームに影響を与えるＵＰＦの添加物は、乳化剤だけではない。マルトデキストリン***は人工的に合成した糖分子の鎖で、ＵＰＦでよく見られる。歯ごたえなどの食感を生み、保存可能期間を長くするだけでなく、ほとんどなんの味もしないにもかかわらず、わたしたた

＊　この研究で用いられた濃度は一％で、多くの食品における保存料の濃度よりも低い。影響の出る最小量を調べるために、研究チームは濃度を〇・五％と〇・一％まで下げたが、影響は継続した。ポリソルベート80にかんしては、〇・一％という低さでも低度の炎症と脂肪増加の証拠が得られた。

＊＊　この結果を人間にあてはめるためには、人間の食事に少なくとも平均〇・一％の濃度で含まれていると想定する必要があるが、一部の人、それどころかおそらくほとんどの人にとって、この値はごく普通のものである。

ちが食物から得る報酬を増やすはたらきもあるようだ（食物への欲求を学習する仕組みにかんするダナ・スモールの実験で使われていたことを思い出してほしい）。

一見すると、マルトデキストリンはまったく無害のように思えるかもしれない。だが実験では、細胞ストレス、デリケートな粘液層の損傷、腸の炎症、細菌に対する免疫反応の低下を引き起こすようである。また、クローン病や2型糖尿病などの慢性炎症性疾患の増加にも関連している可能性がある。マウスの研究では、マルトデキストリンがサルモネラ菌と大腸菌によるバイオフィルム形成と体の粘液への侵入を促進することが示されている[25・26・27・28]。研究により得られた証拠からすると、乳化剤は万人で炎症を引き起こすわけではなく、どちらかと言えば、炎症性腸疾患の遺伝的リスクをもっている（自分ではそれにまったく気づいていない可能性もあるが）とマルトデキストリンや乳化剤によってそのリスクが顕在化するのかもしれない。

さらに、数々のガムも存在する。わたしたちがひっきりなしに摂取しているガムのひとつに、キサンタンガムがある。これは微生物が菌体の外でつくる菌体外多糖のひとつで、野菜の黒腐病を引き起こすキサントモナス・キャンペストリスという細菌が分泌する糖でできたねばねばの物質だ。

ガムは増粘剤として使われるが、特筆すべき特性がひとつある。振ったり噴出させたりすると一時的に粘度が低くなるので、簡単に注げるのだ。動かさないでおくと、また粘度があがってくっつくようになる。練り歯みがきや嚥下（えんげ）障害のある人向けの飲料に使われるほか、石油業界では掘削泥水にとろみをつける目的で用いられている。固形物を泥（サラダドレッシングでも同様）のなかに懸濁したままにして、油井からポンプで排出しやすくするためだ。

以前のわたしは、キサンタンガムは不快ではあっても無害だと思っていた。だが、ミシガン大学微生物・免疫学科のマシュー・オストロフスキーという研究者が、キサンタンガムの体内でのはたらきをもっとつぶさに検証した[29]。その結果、キサンタンガムがじつは新種の細菌の食べものになっていることがわかった。各種の集団のデータを見るかぎり、キサンタンガムはこの細菌が数十億人の体に入りこむのを導いたようだ。キサンタンガムを食べていない集団では、この細菌はまったく見られなかった――オーストロフスキーに見つけられたかぎりでは、そうした集団は奥地で暮らす狩猟採集民のグループだけだった。さらに、この細菌種をすまわせている人の腸には、この細菌がつくった分解産物を食べる別の新しい種もいる可能性がある。そうした細菌のはたらきはまだ解明されていないが、キサンタンガムが人間の腸内で食物連鎖を生み出していることはまちがいない。そして、キサンタンガムを食べる細菌が生後まもない乳児に定着できることからすると、免疫系の発達に大きな影響をおよぼしている可能性もある。

また別の添加物によるマイクロバイオームへの影響をめぐる論文も着々と集まりつつある。二〇〇〇年に米国で安全と見なされて認可された添加糖のトレハロースは、多くの薬剤に耐性をもつクロストリジオイデス（旧クロストリジウム）・ディフィシルの出現と関連づけられている。ステアリン酸グリセロール、ソルビタンモノステアレート、カラギナンなど、広く使われている多くの乳化剤についても、腸内マイクロバイオータにおける有益な細菌の全体量を変化させることが、人間を対象とした研究で示されている[30・31・32・33・34・35・36・37]。

ここまでの話を聞けば、食品会社だってそんな物質を使おうとはしないだろうとあなたは思うかもしれない。

しかし、それほど悪いものなら、そもそもどうしてわたしたちの食品に入りこんでしまったのか？

＊＊＊　マルトデキストリンは一八一二年に発明され、いったん失われたあと、フレッド・Ｃ・アームブラスターという名の工業化学者に再発見された。アームブラスターの趣味は動物の捕獲で、有害生物抑制会社のフレッズ・ワイルドライフ・ニューサンス・コントロールの経営者も兼ねていた。

パート4　でも、もうお金を払っちゃったから！

15 制御不全の組織

二〇一七年六月、アイオワ州を拠点とするコーンオイル・ワンという企業――当時の社名はコパック・ストラテジーズ――が、〈COZコーンオイル〉という製品を販売するつもりだとFDAに自主的に通知した。[1]

ＦＤＡは食品添加物や医薬品を規制する米国の政府機関なので、その通知をする相手としては適切だ。世界にはＦＤＡをはじめ、「厳格」とされる医薬品規制機関がいくつか存在し、あなたが過去に摂取した医薬品は例外なく、そのうちの少なくとも一機関の承認を得ている。医薬品の承認を得るためには、動物と人間を対象とした大量の試験データを提出するだけでなく、すべての研究・製造場所を規制当局とその専門家が自由に訪ねられるようにしなければならない。そんなわけで、医薬品の承認を得るには多額の金がかかる――きちんとした試験をしようと思ったら、費用総額が数億ポンドになることもある。*

＊ こうしたもろもろの監督とお役所的手続きが設けられているのはどうしてかと言えば、しっかり監視していないと、製薬業界はデータを巧妙に操作して害の印象を最小に、利点の印象を最大にするおそろしいまでの能力を発揮することが証明されているからである。[2]

米国の食品添加物も同様の承認手順を経ているのだろうとわたしは思っていた。なんといっても、同じ連邦政府機関が管理しているのだから。また、製薬関連の規制当局による心強いほど長々としたお役所仕事になじんできたおかげで、添加物についても承認プロセスの要点を理解できるだろうと踏んでいた。ところが、いざFDAのウェブサイトで説明を読みはじめてみたら、試験やデータ提出にかんする要件のどれをとってもまったく理解できなかったのだ。FDAの定める添加物の定義さえ理解できなかった。それはつまり、FDAが複雑で丹念なアプローチをとっているあかしのような気がした。それでも念のため、食品添加物規制の専門家に説明してもらったほうがいいだろうと思った。

マリセル・マフィーニとトム・ネルトナーは、二〇一一年に発表された二七ページの論文を書いた著者のうちのふたりだ。論文のタイトルは「米国の食品添加物規制プログラムをたどる」[3]。このふたりの名前は一貫して著名学術誌に登場し、米国の食品規制システムの(ネタバレ注意)大きな穴を扱う論文の筆頭に並んできた[4,5]。わたしはそれぞれ別々に話を聞いたが、このふたりはダイナミックなコンビだ。マフィーニは生化学者かつ生理学者、一方のネルトナーは化学エンジニアと弁護士を兼ねている。

ふたりはCOZコーンオイルを例に、食品添加物規制のプロセスを説明してくれた。

わたしと同じように、あなたも不思議に思っているかもしれない。なぜこの会社は、コーンオイルのような害のないものにかんしてFDAにおうかがいを立てたのだろうか。コーンオイルは米国ではごく一般的な調理油で、トウモロコシの実を搾ってつくられる。だがこのコーンオイルは、目新しい方法でつくられていた。

このオイルは、自動車用のエタノールバイオ燃料製造に使われるトウモロコシ、いわゆる「マッシュ」から抽出したものだ。マッシュには抗生物質などの添加物が含まれ、そこから抽出できる「蒸留コーンオイル」は、以前は家畜飼料にかぎって使用が認められていた。コーンオイル・ワンはこの油をさらに加工して人間の食べものにし、自社の収支決算を底上げしたいと考えていた。

加工を追加して人間の食用にするのだから、このオイルは新たな食品添加物と見なすべきものである。それをどうやって市場に出すかについては、コーンオイル・ワンには三つの選択肢があった。

第一の、もっとも厳しい選択肢は、ＦＤＡに申請して新コーンオイルにかんして正規の審査を受け、食品添加物として正式に登録してもらうことだ。だからといって新薬と同レベルの精査を受けるわけではないが、それでも大量のデータをＦＤＡに提出することになる。このプロセスは、場合によっては数年を要する。

新たな成分を食品添加物として正式に承認するための要件は、一九五〇年代に整えられた。当時の米国では、工業生産された何百もの新しい化学物質が食品の生産、包装、加工、輸送を変えつつあり、連邦議会はそうした化学物質の安全性に対する懸念を深めていた。当時の報告書では、食品に使われている化学物質は七〇〇種類を超え、うち安全性が確認されているものは四〇〇種類ほどにすぎないと見積もられていた。報告書にはこう書かれている。「こんにちの食品に添加されている化学物質の多くについては、毒性がないこと、食品での使用に適していることがじゅうぶんに立証されておらず、著名な薬理学者、毒物学者、生理学者、栄養学者が懸念を示している」[6]

この報告書は、きのう書かれたものと言ってもおかしくない内容だ。一九五〇年代の科学者は、すぐに害が出る毒についてはあまり心配していなかった。そうした毒物は比較的簡単に試験できるからだ。科学者たちが心配していたのは、「数カ月、もしくは数年にわたって使用したあとにはじめて有害な影響が出る可能性のある物質」である。

特定の分子ががんや出生異常を引き起こすか、あるいは急性毒性があるかについては、かなりよい試験方法が存在するが、もっととらえにくい長期的な害の評価となると、当時は——いまも同じだが——はるかに難しかった。長年の曝露のあとにはじめて目につくようになる問題——うつ、十代の自殺増加、若年成人の体重増加、生殖能力の低下、炎症性疾患、2型糖尿病などの代謝性疾患――を特定の添加物が引き起こすかどうかを見極めるのは簡単ではない。

一九五〇年代の連邦政府は、前述のような疾患と食品添加物とのあいだに関連がある可能性についても、それを証明することの難しさについても認識していた。そこで、そうした化学物質の「累積的影響」を考慮するようFDAに指示を出した。ここでの重要なキーワードは「累積的」だ。

甲状腺機能を例に考えてみよう。食品に添加される、もしくは農薬や包装材から食品に入りこむ多くの低用量化学物質が甲状腺に害をもたらすことはすでにわかっている。ポリ臭化ジフェニルエーテル、過塩素酸塩、有機リン系農薬、ペルフルオロアルキルおよびポリフルオロアルキル化合物（PFAS）、ビスフェノールA、硝酸塩、オルソフタル酸塩はいずれも、甲状腺ホルモン系のさまざまな要素を攪乱（かくらん）する。どれかひとつだけを少量摂取したのなら無害かもしれないが、そのすべてが少量ずつ食品中に存在し、長期にわたって摂取されていたら、どうなるのだろうか？

そうした懸念から、一九五八年に連邦食品・医薬品・化粧品法の食品添加物にかんする条項が改正された。これにより、食品添加物の安全性を確保すべく、そうした添加物を厳しく規制し、徹底的な試験を求める権限がFDAに与えられたかに見えた。この条項の狙いは、被害を受ける可能性のある人を守ることにあった。つまりは米国で食品を食べる、もしくは過去に食べたことのある人全員だが、とりわけ子どもは特有の理由から、食べものに含まれる毒性物質の影響を受けやすい。ひとつにはまだ発達途中にいるからだが、最初に摂取した時点ですでに人生なかばにさしかかっていた成人よりも摂取期間が長くなる可能性があることや、体の大きさに対する割合という点で成人よりも摂取量が多くなることも関係している。

しかし――そしてこれは重要な「しかし」である――この改正条項は「食品添加物」という語にひとつの例外を認めていた。一部の物質は「一般に安全と認められる（Generally Recognized As

Safe)」、略してＧＲＡＳと見なされる。この分類の目的は、酢や食卓塩のような広く使われている材料のメーカーが自社製品を加工食品に添加する場合に、ＦＤＡの長々とした安全審査プロセスを迂回できるようにすることにあった。

だが、この抜け穴はほぼ即座に、企業がＦＤＡを完全にすっとばすための手段になった。何百もの化学物質がすぐにＧＲＡＳリストに追加された。なかには、どうやってリスト入りしたのかさだかではないものもある。というのも、関連書類の多くは最初に申請を出した企業が保持している一方で、ＦＤＡに提出された書類とデータも公開されていないからだ。

新たな添加物をＧＲＡＳとして登録する。まさにそれが、ＦＤＡの提供する第二の選択肢であり、コーンオイル・ワンが選んだ道でもあった。大量にデータを要求してイノベーションを抑えつける面倒な手続きを避けたいのなら、自主的にＧＲＡＳ通知書を出せばいいのだ。ＦＤＡに多少のデータを送れば、（うまくいけば）それ以上の質問はないと告げる書簡が送り返されてくる。やったね！

コーンオイル・ワンがＦＤＡに提出した八〇ページの書類をネルトナーが送ってくれた。[7]未公開の研究二件と同社が招集した専門家四人の意見をもとに、このコーンオイルは安全だと主張する内容だ。くまなく読んでみたところ、コーンオイルの分子構造を示した図に目がとまった。その図が入っているのはおかしな話だった。それにはいくつかの理由があるが、最大の理由はコーンオイルには分子構造などないことである――コーンオイルはさまざまな種類の分子からできている。また、その図には妙に見覚えがあった。わたしは薬理学の教科書を掘り起こした。コーンオイル・ワンは油の構造のかわりに、ロピナビルというＨＩＶ感染症治療薬の分子式を載せていたのだ。おそらくはうっかりミスだろう。だが、まちがった分子構造が掲載されているという事実は、食品添加物の安全性を判断するときにはこうあってほしいとわたしたちが望むような徹底したきめ細かいアプローチをとる会社ではないかもしれないことを暗に伝えている。

ＦＤＡも不安を覚えたようだ。さらに、コーンオイルをＧＲＡＳとした同社の判断にかんして、別の大きな欠陥も見つかった。たとえば、同社はデュポンが製造するファーマシュアＸＬ（二酸化塩素）という加工助剤を使用していた。トム・ネルトナーのブログとデュポンのオンラインプレゼンテーションによれば、この物質はＦＤＡが二〇一一年にＧＲＡＳ申請を却下したにもかかわらず、ＧＲＡＳとして売りこまれていた。[8・9*]

この時点で、ＦＤＡは製薬会社に対してそうするように、現場の査察を求めることができるだろう。あなたはそんなふうに考えているかもしれないが、実際問題として、コーンオイル・ワンが選択可能な第三の道を選んだ場合、ＦＤＡにはそれができないのである。第三の道とは、ＦＤＡに当該添加物の評価の中止を求めることだ。提出した証拠に対してＦＤＡから疑義を呈されたコーンオイル・ワンが選んだのも、その道だった。ところが、同社がＦＤＡにコーンオイルの評価中止を求めたからといって、食品にそれを添加するという考えを放棄しなければいけないわけではないのである。そうなったのは、多くの企業によって本来のＧＲＡＳ改正条項の解釈が改められてきたからだ。

一九六〇年代、七〇年代、八〇年代に未処理のＧＲＡＳ通知が山積みになったせいで、企業はＦＤＡに通知せずに、こっそり自己流の安全判断を下すことにした。ＦＤＡは一九九七年、そうした改正条項の解釈はまったく問題ないと言い出し、二〇一六年にその判断を確定した。つまり、法的にうしろ暗いところはないということである。[10・11・12]このプロセスは「自己判断」として知られる。肯定的で前向きな響きではないか？　なにしろ、自社製品が安全かどうか、それを食品に添加するかどうかを自分で判断できるのだから。

これは医薬品の規制のあり方とはあまりにもかけはなれているので、わたしが理解するには、マフィーニとネルトナーに何度か説明してもらわなければならなかった。ある材料を使って金を稼ぎたいと思っている企業が、それに対してＦＤＡから示された懸念に同意せず、いや、自社製品はＧＲＡＳ

だと考えるのなら、ＦＤＡに出した申請を引っこめ、いずれにしてもその分子を食品に添加できるのである。

ＣＯＺコーンオイルがこれまでに食品に添加されたかどうかは不明だが、コーンオイル・ワンの科学者たち（コーンオイルの分子構造とＨＩＶ薬をまちがえたのと同じ科学者）のお墨つきがあるかぎり、同社がＣＯＺを安全だと宣伝するのを阻むものはなにもない。ネルトナーによれば、ＦＤＡは調査のために製造施設や本社に立ち入ることもできるが、それを実施したという証拠はないという。あなたの家のキッチンカウンターやあなたのランチの成分表にあるコーンオイルが、未承認の添加物や抗生物質をたっぷり残す技術を用いて製造された可能性はじゅうぶんにある。それでも、ラベルには「コーンオイル」としか記載されないのだ。

これはものすごく極端な一例にすぎないのではないか、と思っている人もいるかもしれない。わたしも同じように思ったので、企業がどれくらいの頻度でこの抜け穴を利用しているのかとネルトナーに尋ねてみた。どれだけの数の分子が自己判断でＧＲＡＳとされたのかはわからない。というのも、その判断をした企業がそれをＦＤＡに知らせる必要はないからだ。二〇〇〇年以降、新物質の正式な承認がＦＤＡに申請されたケースは一〇件しかない。同じく二〇〇〇年以降、食品に添加された新しい食品用化学物質は七六六種類にのぼる。つまり、申請されたものを除く七五六種類（九八・七％）は、それを製造する企業の自己判断で世に出ているということだ。[13]

ＦＤＡに申請された添加物をマフィーニとネルトナーがくまなく調べたところ、意味のある方法で添加物の累積的な影響を検証しているものはひとつしかなかった。推奨されている動物での一カ月間

＊　コーンオイル・ワンは三回にわたってＧＲＡＳ通知を提出した。この問題は二回目のもので、ＦＤＡからさらに多くの疑問が呈されたため、同社は問題のオイルの評価中止をＦＤＡに求めた。

の摂取研究を実施したものは四分の一未満、発達や生殖への影響を試験したものにいたっては七％に満たなかった。[14] 添加物摂取量がきわめて多い高所得国で出生率が低下している状況を考えれば、こうした情報の欠如は驚くばかりである。*

ネルトナーの推計によれば、米国の食品に添加されている物質は、およそ一万種類という膨大な数にのぼる。だが、自己判断が認められているため、すべてを網羅したリストはＦＤＡでさえもっていない。さらに、そのうちの一〇〇〇種類ほどは非公開で自己判断されたと見られている。

マフィーニとネルトナーが話してくれたこと――米国には食品の安全性を確保できる実際的な食品添加物規則が存在しない――はあまりにも異様だったので、わたしはふたりが話を誇張しているのではないかと思った。そこで、確認のためにエミリー・ブロード・リーブに電話をかけた。ハーヴァード大学教授のブロード・リーブは、ハーヴァード・ロー・スクールの食品関連法政策講座を創設し、同講座の長も務めている。その彼女も、まったく同じことを話した――現在では、プロセス全体が基本的には任意なのだ。

法律の専門家であるブロード・リーブは、この抜け穴を「議会の意志に反するもの」と見なしている。議会は当然、ＦＤＡが製品を規制することを求めていた。ブロード・リーブはトランス脂肪酸を引きあいに出し、自己判断システムが問題である理由を説明した。トランス脂肪酸は、水素添加によって液体の植物油をもっと使いやすい固体の脂肪に変えるときにできる。トランス脂肪酸が年間数十万件の心臓発作、数万人の死亡の引き金になっていることはＦＤＡも認めていた。にもかかわらず、米国で食品からトランス脂肪酸が排除されるまでに数十年を要した（はじめて懸念がおおやけになったのが一九五〇年代だったのに！）。だがこのケースでは、少なくとも正体はわかっていた。** ブロード・リーブはこう指摘する。「トランス脂肪酸が自己承認されるものだったなら、だれのレーダーにも引っかからなかったでしょう。心臓発作や死者数の増加とトランス脂肪酸を結びつけられる人はだれもいなかったはずです***」

＊　この時点であなたはたぶん、もっともな疑問をいくつも抱いているだろう。たとえば、「いや、でも、企業が自己判断しているとしても、特定の試験の実施を求める要件くらいはあるだろう?」この疑問をネルトナーにぶつけてみた。「企業に特定の試験の実施を求める要件は存在しません」。ネルトナーはこれを「仮定にもとづく」毒物学と呼んでいる。企業は自分で選んだ科学者に証拠を検証させ、当該製品をGRASと判断することができる。「あとで問題が起きても——」とネルトナーは続けた。「その特定の添加物のせいだと証明することは絶対にできないかもしれない。なにしろ、ラベルに記載されていないのだから。コーンオイルがいい例です——それがどうやって製造されたかなんて、わかるはずがないでしょう?」

＊＊　二種類のトランス脂肪酸がFDAに承認されていたが、それ以外にも、審査を経ずにGRASとして自己判断された用途や変形版があった。そのためFDAはまず、そうしたものについてGRASではない——なにしろ毎年、推定数万人が死亡していたのだ——と宣言し、業界各社に食品添加物申請を事実上、強制的に提出させたうえで、その申請を却下しなければならなかった。

＊＊＊　こうしたもろもろをFDAの食品添加物安全局の観点から考えてみる価値はあるだろう。同局は——少なくとも理論上は——一万を超える化学物質と数十億ドル規模の産業を規制する責任を負っている。同局のフルタイムの技術スタッフはわずか一〇〇人。年間予算は一〇億ドルほどで、必要とされる規模に比べたら微々たる額だ。そこに、GRASの通知が殺到する。その結果、FDAのなかの人たちにすれば、このプロセスは規制システムのように見える——なにしろ、データと証拠を検証し、懸命に仕事を片づけているのだから。だが、そのすべてにはほとんど——もしかしたらまったく——意味がない。なぜかと言えば、意味のある独立した規則が存在しないからだ。こと食品用化学物質にかんしては、FDAがスタッフ全員を帰宅させて同局を閉鎖したところで、たいした違いはないかもしれない。いっそそのとおりにして、自分の面倒は自分で見ろと食品業界にきっぱり伝え、なんであれ企業が自己管理すると決めたものを消費者がいちかばちか試してみることにするほうが、FDA的には誠実なシステムになるかもしれない。ドナルド・トランプ政権は多かれ少なかれ、その手のアプローチをとっていた。

＊＊＊

香料はまた別の問題である。米国食品香料製造者協会（ＦＥＭＡ）は、およそ一二〇社の加盟企業からなる業界団体だ。この団体には、ＦＤＡとは関係のない独自のＧＲＡＳ判断プロセスがある。企業がＦＥＭＡの専門家委員会にＧＲＡＳ申請を提出する仕組みで、ＦＥＭＡはこれまでに二六〇〇を超える香料物質をＧＲＡＳと判断してきた。香料業界は文字どおり自己規制しているわけだが、これは問題である。

イソオイゲノールを例にとってみよう。これはクローブ、バジル、クチナシから抽出できる化学物質で、飲料、ガム、パンや焼き菓子に香料としてよく添加される。ＦＥＭＡはこれをＧＲＡＳと認定している。だが、がんを引き起こすほかのいくつかの分子と同様の構造をもつことから、米国国家毒性プログラムはこの物質について調査を実施した。[15] その結果、イソオイゲノールがマウスで肝臓がんを引き起こす「明確な」証拠が見つかった――研究対象となったオスマウスの八〇％で肝臓に腫瘍が見られたのだ。

にもかかわらず、ＦＥＭＡはイソオイゲノールをＧＲＡＳだと断言した。くだんの証拠は「高用量における現象であり、食品香料成分としてのイソオイゲノールの使用にかんするがんリスクの可能性の評価としてはまったく適切ではない」というのがその理由である。ＦＥＭＡは米国におけるひとりあたりの一日のイソオイゲノール香料摂取量（体重一キロあたり）を推定しているが、その量は世界保健機関（ＷＨＯ）の推定（これもマウス研究で用いられた量より少ないが、マウスの実験では用量依存性が立証されている）の二〇〇〇分の一だ。[16]

消費者や一市民としてそれを不安に思っても、あなたにとれる選択肢はかぎられている。材料を製造している会社を訴えることもできるが、その材料が存在しているとわかっている場合でさえ関連を証明するのは難しいうえ、それがわかっていない可能性もある。ネルトナーも悲観的だ。「実証可能な直接の損傷を負っているのでないかぎり、一消費者がだれかに責任をとらせることのできるシナリオは、ほとんど思いつきません。ちなみに、これは弁護士として言っています」

大半の添加物は安全な最大摂取量と生殖毒性にかんするデータを欠いていることを示したマフィーニとネルトナーの研究を受け、FDAを相手にする企業を支援しているAIBMRライフ・サイエンシズの最高科学責任者ジョン・エンドレスは、その研究ではいかなる害の証拠も提示できていないと主張した。「死体はどこにある？」とエンドレスは問いかけた。[17]

もちろん、死体はそこらじゅうにあるとも言える。こんなふうに想像してみてほしい。米国の食品に使われている一万種類の化学物質の混合物には有害な作用があり、しかしその影響は長い年月をかけて間接的に——たとえば出生率の低下、体重の増加、不安、うつ、代謝性疾患の誘発というかたちで現れる。そうした事象がすべて、化学物質の摂取量とともに増加していても、データがあまりにもかぎられていて、かつ曝露が全世界に広がっている状況では、因果関係を証明もしくは反証するのは不可能に近い。

とはいえ、ブロード・リーブが指摘しているように、すべての人で曝露の程度が同じというわけではない。添加物は格差に拍車をかける。なんといっても、食卓にのせる食品にあまり金をかけられない人たちは、概して最安値のブランドを食べている。そうした食品は傾向として、自己判断で安全と見なされた添加物を使っている可能性の高い中小企業の製品を意味する。さらに、手に入る食品が添加物たっぷりのUPFしかないコミュニティも多い。もっとよい食事をとるだけの知識があり、そうしたいと思っていても、単純にそうするための金がないのだ。

「これは巨大な格差の一例です」とブロード・リーブは話した。「このフードシステムから利益を得ているのはだれかと考えると、それがいっそう際立ちます。社会のすみに追いやられた多数の人——

低収入層、ネイティブアメリカンのコミュニティ、有色人種――を犠牲にして、ものすごく裕福な少数の人が利益を得ているんです」

欧州の状況はもう少しましだ。EUは予防的な方針をとり、データベースを維持し、すべてを公開している。なにかことが起きるまえに定期的に添加物を検証しているが、それでも試験には多くの穴がある。マイクロバイオームを介した慢性的な影響を試験でたしかめるのはきわめて難しいため、そうした試験は実施されていない。「肥満」「ディスバイオシス」「マイクロバイオーム」という語は、欧州食品安全機関の報告書にはほとんど登場しない。

この点では倫理上の疑問もある。世界全体で見ると、毎年二〇億ドルが毒物研究に費やされ、およそ一億匹の実験動物が殺されている。[18] 生殖面の安全性を確認するための単純な二世代の試験でさえ、一〇〇〇匹を超える動物が使われていてもおかしくない。食品着色料がこれだけの数の動物を殺す妥当な理由になるとは、多くの人は思わないだろう。だが、パッケージに記載された添加物を安全と判定するために殺された動物の数は知りようがない。

さらに、わたしたちは体重七〇キログラムのラットではない。ラットとは大きく異なる仕組みで物質を吸収し、代謝する。動物試験の結果が人間にはあまり通用しないことを示す研究はたくさんある。それはわたしは自分の見解を裏づけるために、たびたびマウスやラットのデータを利用している。それは認めるが、そこにはひとつの違いがある――わたしが生命におよぶリスクを小さくしようとしているのに対し、食品着色料のメーカーは食品着色料を売ろうとしている。マウスで問題が見られたら、それは人間でも問題が起きる可能性を示していると言ってもいいだろう。だが、マウスで問題が見られないからといって、それで添加物が安全になるわけではない。

人間が摂取しても安全だと確信しているのなら、その添加物の試験が人間であまりおこなわれていないのは妙に筋がとおらない。そうした試験の計画が倫理委員会に却下されているのも、試験実施の資金が得られていないのも同様だ。たぶん、濃度一％のポリソルベート溶液を一年間飲む試験に進んで参加する人を集めるのは苦労するだろう。いやそれよりも、普段の食生活の一環としてすでにそれをしていない人を見つけるほうが難しいかもしれない。

現状では、本来なら政府の仕事であるはずの活動に少数の研究者や活動家が取り組み、もっとも弱い立場にいる人たちを守ろうとしている。エミリー・ブロード・リーブのような法律家は、食品業界のためにはたらくほうがはるかに稼げるだろう。乗り換えようと思ったことはないのかと彼女に尋ねてみた。「ただお金を稼ぐために、世のなかの状況を悪くするような仕事をするなんて、想像もできません……」。声がしだいに小さくなり、顔がくしゃくしゃになった。そんなこと、これまでにいちどだって考えたこともない、と言わんばかりだ。「どうすればそんなことができるのか、なかなか想像がつきません。不平等を見つけて正す以上によい法律の学位の使いみちって、なにかあるんでしょうか？」

同じ質問をネルトナーにもしてみたところ、逸失利益というかたちでどれだけの金を失ってきたかは、あまり考えないようにしていると返ってきた。「われわれはこの問題に身を捧げています。マリセルとわたしはもう一二年、いっしょに仕事をしてきました――放すつもりはありません。ブルドッグみたいなものです。いや、カミツキガメのほうが近いかな。嚙みついたら、絶対に放しませんからね！」

欧州でも米国でも、食品に添加する分子に対してもっと予防的な策をとるべきだ。それは言うまでもないのではないか。添加物を製造・使用する企業が証明の責任を負い、長期的な安全性を立証してしかるべきだ。そして、現状ではそうした添加物の分子が長期的に、わかりにくいかたちで健康にどう影響するかについても、独立した研究がまだまだたりない。

一から合成された何万種類もの新奇な分子を食品に添加したら有害な影響が出るかもしれない。それを証明する責任が、いったいなぜ市民団体、活動家、学者にのしかかっているのか？　どう考えても、正しいあり方ではない。活動家が時間と金を費やしてどうにかしなければいけない状況は、わたしたちがＵＰＦに実際の何倍もの代価を払っていることを示すほんの一例にすぎない――わたしはそれを、ブラジルへの旅で知ることになる。

16　UPFは伝統食を破壊する

二〇二〇年はじめに、わたしはブラジルを訪ねた。当時（いまも継続中だが）は、『ブリティッシュ・メディカル・ジャーナル』とBBCのために乳児用調製粉乳の調査をしているところだった。そのプロジェクトの一環として、ネスレが実施した史上もっとも大がかりな食品マーケティング戦略の影響を調べることになった。

ネスレはスイスの多国籍企業で、世界最大の食品加工会社でもある。二〇二一年の売上は九五〇億ドルあまり――たいていの国のGDPを上まわる。世界を代表するものから地域で愛されるものまで、二〇〇〇のブランドを支配下に収め、一八六カ国で製品を販売している。二〇一六年には、ブラジルなどの新興国市場が同社売上の四〇％超を占めた。その年、ネスレのマーク・シュナイダーCEOは投資家に向けてこう語った。「先進国経済の成長が停滞気味である……時代には、新興国市場で強固な立場を築くことこそが勝利を導くと考えています」[1]

ネスレがつくる製品の大多数はUPFである。ただし、同社はペットフード（UPFの一形態）、いくつかの医療用食品（これもUPF）、ミネラルウォーターも製造している。最後のひとつは、妻のダイナの主張によれば究極のUPFだという――おかしな添加物はいっさい入っていないかもしれないが、地球上でもっとも安い材料からつくられ、金銭上の利益以外のなにものでもない理由からせっせと宣伝されているからだ。
地域に深く根づいた伝統食の文化は、現代の食品企業が打ち勝たなければいけない障壁のひとつだ。過去一〇年で、欧州と北米における市場の飽和と公衆衛生面での反発の高まりから、ネスレはブラジルを重視するようになっている。ブラジルでもとくに恵まれない人たちに自社製品を届けるために、ネスレはいくつかの奇抜なマーケティング手法を開拓した。なかでも特筆すべきものが「直接販売」である。この手法では、会社のユニフォームを着た訪問販売チームがプディング、クッキー、パッケージ入り食品を小さな手押し車に積み、通常の流通インフラのないスラム地区へ入って商品を販売する。

二〇一七年に『ニューヨーク・タイムズ』紙がこの手法を報じたあと[2]、ネスレのウェブサイトにあった関連ページは削除された。だが、アーカイブされたページ[*]を見ると、ネスレがその活動を「社会に価値」を提供するものと謳い[3]、二〇〇の極小規模の卸売業者と七〇〇〇人の女性販売員からなるネットワークをつうじて、毎月およそ七〇万人にのぼる低所得層の消費者にネスレ製の強化食品を売っていたことがわかる。ネスレに言わせれば、そのおかげで「こうした地域は、新たに生まれた収入だけでなく、ビタミンA、鉄、亜鉛――ブラジルにおける栄養不良の三大原因――の恩恵も受けられる」らしい。

ネスレはさらなる事業拡大も計画していた。監督者のひとりであるフェリペ・バルボサは、こう述べていた。「当社のプログラムの真髄は、貧しい人たちに商品を届けることにあります。それを実現しているのが、ベンダーとカスタマーひとりひとりのつながりなのです」

このプログラムを商品の終着点とするシステムの影響はブラジル全体におよぶ。農家は自給自足の作物の栽培をやめ、かわりにトウモロコシ、大豆、サトウキビといったＵＰＦに必要な原材料を育てることを促される。さらに、ＵＰＦ企業に利する政策のロビー活動もおこなわれる。

訪問形式で販売している製品のなかにはヘルシーなものもあるとネスレは主張している。だが、当事者の定義するところの「ヘルシーな食品」を額面どおりに受けとったとしても、訪問販売員の話を聞くかぎり、客が興味をもつのは甘いものだけのようである――キットカットか、でなければ、一日の最大摂取推奨量に近い量の糖が一食ぶんに含まれているヨーグルトだ。

ブラジル滞在中、わたしはとある興味深い噂を耳にした。二〇一〇年にネスレが発表したと伝えられる、あっと驚くマーケティング活動の噂だ。わたしはその計画にかんする古いプレスリリースを見つけ出した。[4]

〈ネスレ・アテ・ヴォセ・ア・ボルド（ネスレがあなたを船上に）〉は、一一人のスタッフが運営する巨大な水上スーパーマーケットである。わたしが調査をしていた都市ベレンから出発し、川を数百キロさかのぼり、アマゾン奥地のコミュニティで暮らす八〇万人に商品を届ける。プレスリリースには、「ネスレの狙いは、新たな商取引経路を開発し、北部の遠隔地コミュニティに栄養、健康、幸福を手にする機会を提供することにあります」とある。

プレスリリースが公開されたその日、ネスレのウェブサイトはこう謳っていた。「より健康な食品と飲料の選択肢を提供し、健康なライフスタイルを後押しし、あらゆる場所にいる消費者の日々の生活の質を高めること。それがネスレの核となる目標です」

＊＊＊

＊　このページをアーカイブしている〈ウェイバック・マシン〉は信頼できる情報源で、わたしは毎月寄付をしている。定期的にインターネットを広く検索し、ウェブページを保存しているので、企業がページを削除しても閲覧できる。

一六一六年に創設されたブラジル北部第二の都市ベレンは、ポルトガルがフランスから奪った最後の地域でもある。広大なアマゾン・デルタのすぐそばに位置する湾に面しているが――この位置は不慮の事故によるものだ。もともとは、交易船の往来を検査するためにアマゾン川の主流沿いに配置されるはずだった。だが、地元の言い伝えによれば、その地点のアマゾン川があまりにも広大だったせいで、まちがった場所に建設されてしまったのだという。そんなわけで、別の小さい川に面した位置にある――この文脈の「小さい」は、あくまでも相対的な語だ。パラ川はどちら側の岸から見ても広大な茶色い海のように見える。

ベレンには世界最大級の露天市場、ヴェル＝オ＝ペーゾ市場がある。* ブラジル伝統食の最後の砦であるこの市場をぜひ見ておけとカルロス・モンテイロにすすめられていた。市場は水際にある。一平方キロメートルの土地に露店がずらりと並び、老朽化してメレンゲのようになったキャンバス生地テントで覆われている。つやつやとした紫色の果実アサイー、クプアスの果実、小さなププーニャの果実、干しエビ、塩漬けの魚、キャッサバの根、まだ殻に入ったままの堅果――どの商品もアマゾン産だ。対岸には、原野とおぼしき緑の縁(へり)が見える。

ある休日、わたしは現地のコーディネーターとともに、ネスレの水上スーパーマーケットを探してベレンの南岸にあるボート修理所を訪ねた。ふたつの大きな倉庫を結ぶ土の道を歩き、脚柱に支えられた、いまにも壊れそうな木造のドックに入ると、目的のものがあった――おおいなる大地(テラ・グランデ)号。それは船というよりは艀(はしけ)に近く、船尾の船室は二階建てで、ブリッジから見わたせる位置に「スーパーマーケット」――トタン屋根の建物がある。塗り直されたばかりの甲板が全体をぐるりと取り囲んでいる。

どうにかすれば、わたしたちにも乗りこめそうに見えた。別にかまわないだろう？　わたしたちは材木と壊れた甲板と沈みかけたボートを乗り越え、放棄された小さな手こぎボートを押してテラ・グランデ号に接近した。ほぼ直後にサイレンが鳴り、イヌたちが猛然と吠えはじめた。恐怖のあまり笑い声をあげながら、わたしたちはまた手こぎボートに飛び乗り、あわてふためいてドックへ戻った。ささやかな冒険だが、不安もかきたてられた。いったいだれがこの船を守っているのか？　なぜ警報装置がとりつけられ、イヌに囲まれているのか？　その疑問に対する答えは、いまだに謎のままである。

翌日、わたしはボートで川をさかのぼり、一〇年以上前に水上スーパーマーケットが最初期に商品を届けた場所へと向かった。灼けつくような日差しのなか、昼近くにベレンから出発した。黄土色の川の岸では、木々が緑色の光を放っている。二時間ほどかけて入江を横断し、樹木に覆われた島と島のあいだを通り抜けてようやくパラ川の本流に入った。

するとたちまち、わたしたちの乗るボートを外航コンテナ船やタンカーが取り囲んだ。この手のものとしては世界最大級の船だ。あまりにも大きいので、構成要素に分解してみなければ、なにかと比較して説明するのは難しい。船尾のブリッジは大聖堂ほどの大きさがあり、小塔と尖塔のついた八階建てで、アンテナとマストがびっしり生えている。船体は、窓のない錆びた高層ビルが横倒しになったかのようだ。そうした船が二〇隻以上ずらりと並び、アマゾン産大豆を輸出する主要港町、バルカレナのポンタ・デ・モンタンハ穀物ターミナルからのびる巨大なコンベアアーム経由で荷物を積みこんでいる。

＊　一七世紀の植民地時代には、熱帯雨林から採取したあらゆるものにかけられた税が、「カサ・デ・ハヴェル＝オ＝ペーゾ」（「重みのある家」）にいるポルトガル王のためにここで徴収されていた。三世紀のあいだに、それが縮まってヴェル＝オ＝ペーゾになった。

ここは全世界のUPFにとって重要な場所だ。二〇二二年二月、食品加工と商品売買を手がける米国の多国籍企業アーチャー・ダニエルズ・ミッドランドが、一隻の船としては史上最大となる大豆貨物量の記録をバルカレナで打ち立てた。[5] 八万四八〇二トンというその記録は、オリンピックサイズのスイミングプール五〇杯をいっぱいにするほどの量だ。[6] そのすべてが長さ二三七メートル、幅四〇メートルの内燃機船ハーベスト・フロスト号一隻に積みこまれ、オランダのロッテルダムへ運ばれた。

ブラジルは世界最大の大豆輸出国で、その大部分は中国、欧州、米国で動物飼料として使われる。英国では、ニワトリの大部分がブラジル産大豆を餌にしている。これほど巨大な規模での大豆生産は、価格の安さにつながる。そのため、ブラジルはUPF製造の一大拠点になっている。推計によれば、英国の加工食品の六〇％超に大豆が含まれるという。[7] 朝食用シリアル、シリアルバー、ビスケット、チーズスプレッド、菓子類、ケーキ、プディング、グレービー、麺類、ペストリー、スープ、調味料などなど。丸ごとの大豆を目にするのは、枝豆（完全に熟すまえに莢を摘み、莢つきのまま茹でたもの）として食べるときだけだ。枝豆は糖質と遊離アミノ酸の含有量が比較的多く、そのおかげで甘いうま味がある。

枝豆か豆腐を食べているのでないかぎり、あなたが食べる大豆は、いくつもの物理的・化学的段階をつうじて超加工されている。粉砕、分離、さまざまな構成要素への精製を経て、大豆粉、植物由来の加水分解タンパク質、大豆タンパク質分離物、濃縮タンパク質、植物由来の組織状タンパク質、植物油（純、完全水素添加、部分水素添加）、植物ステロール、乳化剤レシチンとして食品ラベルに登場する。そうした数々の「見せかけの姿」は、メーカーにとっての大豆の価値を垣間見せている。

バルカレナから出荷される大豆の大部分は、数百キロ南に位置するマットグロッソ州の農家から来ている。[8] この州の名前に覚えがない人でも、マットグロッソの森林伐採の写真なら見たことがあるのではないだろうか。フレームの片側半分に手つかずの熱帯雨林が広がり、定規で引いたようなまっすぐな線を境に大豆畑がはじまる写真だ。大豆貨物量の新記録にかんする声明では、アーチャー・ダニエルズ・ミッドランドの南米物流責任者を務めるヴィトル・ヴィヌエサが熱っぽくこう述べていた。

「まちがいなく、当社はこれと同じことを何度も成し遂げるでしょう」

パラ川を渡っているうちに、嵐雲が大きく膨らみ、川と空がとけあって一体になったかと思うほどに迫ってきた。彼方の岸の上空で薄暗闇が凝縮し、ムアナに着くころには、空気が気体よりも液体のように感じられるくらいに雨が激しくなっていた。どしゃぶりの雨がすべてを水浸しにした。ここに着くまでに五時間がかかっていた。ここムアナの町は、ネスレのスーパーマーケット船が三週間かけてまわるルートの六番目の停留所だ。

ムアナに上陸すると、岸辺のコミュニティに川がもたらした発展と搾取を考えずにいるのは難しい。小屋、パームツリー、ラジオ塔、煉瓦づくりの建物がひどく乱雑に入り乱れている。数千人が暮らすこの町は、周辺も含めた人口およそ四万のムアナ地方自治体の中心でもある。わたしは子どもたちや地元の公務員を取材した。ネスレが発端になった問題にかんして、そのうちのふたりが話してくれたことが強く印象に残った。

ポーラ・コスタ・フェレイラは地元の学校の校長で、すばらしい教師全員に共通する活発さと威厳を備えている。ネスレの船のことはよく覚えているという。「毎週来ていました。街にあるモールみたいでした。新しくて、夜遅くまで開いていて。若者たちはよく、そこでたむろしていました。ことの起こりは、あの船の商品が値下げされて、地元の市場の価格よりも安くなったことでした」

経済的恩恵なるものをめぐる主張は複雑にこんがらかっているが、この影響についてはネスレはプレスリリースでもメディアへのコメントでも言及していない。ネスレが一部の人に働き口を提供したのはたしかだが、ムアナに住む人全員というわけではない。一方、物価の下落のせいで、自然食品を扱う地元の販売業者の暮らしは厳しくなった。船上のスーパーマーケットは贅沢品から生活に欠かせないサービスへと変わった。

コスタ・フェレイラはさらに、2型（食事に関連する）糖尿病を患う地元の子ども数人の話をしてくれた。わたしは最初、通訳がまちがっているのだと思った。というのも、これほど小さなコミュニティでは、2型糖尿病の子どもがひとりでも存在したら驚きなのだ。本来ならひとりもいないはずである。そしてついこのあいだまでは、実際ひとりもいなかった。こうした状況は、子どもの肥満の統計では覆い隠されてしまう。肥満の定義を満たす子どもの割合は多くの地域で数百％の増加率となっているが、もっとも深刻な影響を受けている地域では、増加率はほぼ無限大だ。ネスレのような企業が船でやってくる以前からブラジルのこの地域に2型糖尿病を患う子どもがいたという証拠は、わたしには見つけられなかった。

わたしはムアナの町にある〈フルテイラ・ポマル〉という小さなスーパーマーケットを訪ねた。大量の伝統食品――コメ、豆類、ヤムイモ、パパイヤ、トマト、タマネギ――が売られていたが、UPFもずらりと並んでいる。例の船が来るまでは、ネスレ製品のことは知らなかったと店主は話した。それがいまや、ネスレ製品の在庫をそろえておかなければいけないと感じているという。客が求めるようになったからだ。それを狙っていたかどうかはともかく、ことはネスレにとって都合のよいほうへ進んだ。いまでは町のごく小さな店舗でさえ、ネスレ製品をほかのメーカーのUPFとともに天井から床までぎっしり並べているのだから。

キリスト教会系のNGOは、この公衆衛生危機をどうにかしようと活動をはじめている。キリスト教NGO〈パストラル・ダ・クリアンサ〉のリゼット・ノヴァエスの案内で、わたしはムアナ郊外にある村を訪ねた。沼沢林のなか、支柱の上にのった小さな木造の家がずらりと一列に並ぶ村だ。公衆衛生という点で見ると、この村は目もあてられない状況だった。踏み板でできた道が泥の二メートル上に渡され、その泥のなかに家々のぼっとん式トイレの中身がじかに捨てられている。流水はほとんどどない。ノヴァエスの歯切れの悪い説明によれば、ここで暮らす人たちはおもに、とあるハートオブパーム（ヤシの新芽）の会社のためにはたらいているという。「ここに住んでいるのは、ほかに行くところがないからです」

ノヴァエスに連れられて、レオという名の少年に会いにいった。レオが母親と暮らす小さな家は、さらに小さな三つの部屋にわかれている。一二歳のレオは重い学習障害を抱えている。BMIは四五前後で、これは英国の同年齢の子どもの大きいほうから一％以内に相当する。

わたしたちは踏み板の上を危なっかしく歩き、にこにこ笑う陽気なレオと一緒に近所の店へ向かった。二分ほどで店についた。この暑さのなかにいると、UPFを売る利点はすぐにわかる——冷蔵保存する必要がないのだ。店に並ぶ商品の多くはネスレの製品だ。レオの母親の話によれば、レオがこの店に来るのを止めるのは無理な相談だという。「ときどき、食べちゃだめって叱るんですが、わたしの目をうまく盗んで、この店に来てしまうんです。野菜も食べますが、好きではありません。どうしてなのかわからないけど——とにかくジャンクフードが好きなんです」

レオは店内をくまなく見てまわり、カウンターに商品を山と積んだ。チョコレートビスケット、ストロベリービスケット、粉ミルク、ポテトチップス。代金はすべてわたしが払った。

入植者、宣教師、軍隊。そのすべてが発展を盾に、この地域での暴力を正当化してきた。ムアナのような場所に進出している「ビッグフード」も、身体と環境への害という点で暴力を振るっており、それと同じことは世界中で起きている。ロンドンにいると、そうした暴力はそれほど意識にのぼらない——たぶん、あまりにも昔から、それがあたりまえになっているからだろう。変化が現在進行形で起きているブラジルでは、その仕組みがまざまざと見える。モンテイロがデータのなかに見たものの生々しい現実。ネスレの船が最初に停泊した瞬間はまさにそれだった。ノヴァエスはこう語った。

「船が運んできた新製品はものすごくおいしくて、そのうちに、だれもがその手のものを食べるようになったんです」

店主からレオの母親、教師、ＮＧＯの職員まで、だれもが口をそろえて言う――すべてのはじまりは、あの船だった、と。そして、ここで出会ったほぼ全員――コスタ・フェレイラ、ノヴァエス、レオの母親、レオ――が肥満を抱えて生きていた。

＊＊＊

ＵＰＦを製造する企業は、ブラジルのケースのように伝統食を駆逐するか、でなければ吸収して新たな材料によってつくりかえる。ＵＰＦダイエットの初期のころに、わたしはそれに気づきはじめた。ハーヴァード大学教授で食品関連法を専門とするエミリー・ブロード・リーブからＵＰＦの生む格差の話を聞いたあと、わたしはケンタッキーフライドチキン（ＫＦＣ）の〈ホットウィング〉を楽しもうと食卓についた。ＵＰＦダイエットの期間中にとりわけ楽しみにしていたメニューだ。子どものころの好物でもある。ザンドとわたしは毎週水曜日、スポーツをしたあとに学校からバスで帰宅していた。帰りが遅くなってもなにも訊かれずにすむように、母にはトレーニングの時間がしょっちゅう延びると信じこませていた。そうして毎週、ＫＦＣに寄り道していた。

その当時でさえ、ホットウィングが特別な製品だということは知っていた。衣（ころも）は超絶にさくさくで、ほとんど殻のようだ。衣を嚙み切ると、そのなかのしっとりとしたやわらかいチキンから肉汁がほとばしる。ちょうどわたしの息を止めるくらいの、絶妙なスパイシーさ。どんなドラッグにも劣らず欲求をかきたてる。そしてこの点が重要なのだが、かたく禁じられていた。脂にまみれ、夕食も入らないくらい満腹になって帰宅していたのに、どうして母にばれなかったのか、さっぱりわからない。

おとなになってからも、若いうちはずっと、ホットウィングはお気に入りの軽食だったが、三十代後半のどこかの時点で、妻と出っぱりつつある腹のコンビに負け、わたしの消費量はゼロにまで減った。公衆衛生にかんする言説、医師であり子ども向けテレビ番組の司会者でもあること、環境をめぐる懸念、わたしがそれを食べるのをいやがる妻。自分の決断というよりは、そうしたもろもろの圧力でやむなくやめたような気がしていた。

だが、ようやくそこから解放された。わたしはホットウィングを食べなければいけない。これは科学研究なのだ。そんなわけで、ある日の晩、食卓についたわたしは、ついに心おきなくホットウィングを味わった。記憶とまったく同じ――ひょっとしたら、もっとおいしいかもしれない。スパイシーさが増し、衣はますますさくさくになり、チキンさえもいっそうしっとりとやわらかくなっている。ところが、そうした感覚情報の解釈が以前とはまったく違っていた。ホットウィングは、ほかの多くの製品と同じように、ひどく不快なものになっていたのだ。

英国のホットウィングに使われている材料はネット上で公開されていないが、食事中にカナダのものを見つけ出した。MSG、加工コーンスターチ、部分水素添加大豆油、そしてジメチルポリシロキサンなるものが入っている。

ジメチルポリシロキサン（食品添加物E900）を英国食品基準庁が最初に評価したのは一九六九年のことだ。この物質は、労働者の安全を確保する目的で揚げもの油に混ぜる消泡剤として用いられている。[9]ノミとり剤、ヘアコンディショナー、コンドームの潤滑剤としても使われる。ラットを対象にした広範な実験では、食べてもほとんど体に吸収されず、変化せずに糞に混ざって排出されることが示されている。ジメチルポリシロキサンはとても安全なのかもしれない。あるいは、まだ知られていないメカニズムをつうじて長期的に微妙な害をおよぼすのかもしれない。どちらにしても、自然界ではどこにも発生しない。体に対してなにをするにせよ、あるいはしないにせよ、人類が過去にこの物質と遭遇したことはない。したがって、進化をつうじて適応するだけの時間はなかった。

ジメチルポリシロキサンよりもわたしの心を騒がせたのは、パッケージに描かれた絵だ。ティーンエイジャーのころは、それについて考えたこともなかった。わたしがKFCのチキンを食べていたのは、ミネアポリスの警察官デレク・ショーヴィンがジョージ・フロイドを殺害した数カ月後のことだ。米国と英国における奴隷制の歴史がいたるところで話題になっていた。そして、わたしが食べているチキンの箱には、南部連合の大佐（カーネル）みたいな人物が描かれている。[10,11,12]

　それで思い出したのが、ちょうどそのころに英国の人種とフライドチキンをめぐる話題を再燃させていた『ガーディアン』紙のある記事だ。タイトルは、「ずっと、フライドチキンが大好きだった。でも、それをとりまく人種差別がわたしを恥じ入らせた」[13]。記事を書いたのは、シェフでジャーナリスト、食の歴史家でもあるメリッサ・トンプソン。彼女の最新著書『母なる地（Motherland）』はジャマイカ料理の歴史をたどる本だ。

『ガーディアン』の記事のなかで、トンプソンは人種差別をめぐる自身の体験を織り交ぜながらフライドチキンの歴史を綴っている。

> 歴史的に、ニワトリは飼育を許された唯一の家畜だったことから、米国の黒人奴隷にとって特別な重要性を帯びていた。黒人の家庭内労働者は奴隷主のために、のちには雇用主のためにフライドチキンをつくった。さらに解放後は、「ウェイターキャリア」と呼ばれる女性たちがフライドチキンとビスケットの載ったトレイを運び、列車が駅に停車しているあいだに、開いた窓から旅行者に売り歩いていた。
>
> 　だが、黒人の料理人や家政婦による事実上の発明品が南部料理（サザンフード）として知られるようになるのをよそに、そうした黒人たちの貢献は抹消された。創造の手柄は白人のものになり、黒人はたんなる欲ばりの消費者として嘲られ、諷刺された。ひときわ悪どい文化盗用の一例である。

わたしはトンプソンに連絡をとり、KFCのパッケージについて質問した。米国南部の料理――サザンフード、ソウルフード――を確立したのは、家庭ではたらく黒人の料理人たちだったとトンプソンは強調した。「KFCは黒人の発明品を基礎にした会社です。それなのに、黒人性をほのめかすことも、称えることもしていないんです」

KFCのウェブサイトには「カーネル」の歴史が書かれている。一八九〇年生まれのカーネルは、出世を夢見て一三歳で家を出た。一九三〇年、ガソリンスタンドを引き継ぎ、子どものころに食べていたものと同じフライドチキンを疲れきった旅人たちに出しはじめた。少年時代のカーネルが食べたフライドチキンをだれがつくっていたかはさだかではない――母親かもしれないし、使用人だったかもしれない。いずれにしても、わたしの目のまえにある料理の本当の創造者は、たぶんカーネルではないだろう。もともとのレシピに部分水素添加植物油や加工コーンスターチやスパイス抽出物やMSGが入っていたとは思えない。

トンプソンはKFCにかぎらず、UPFを売るファストフード・チェーン全般と黒人コミュニティとの関係についても話してくれた。わたしたちはふたりでいくつかの広告を検証した。二〇二一年七月、マクドナルドがツイッターに投稿したショートビデオには、公園で食事をしながら最高の時間を過ごす黒人の少年六人が登場する。わたしはどう反応すればいいのかわからなかった。そのビデオは人種の隔てのない、インクルーシブなものに見えたが、同時に問題があるようにも感じられた。「この国のファストフード広告は、まちがいなくインクルーシブです」とトンプソンは言う。「それをほめたたえることができれば、どんなにいいでしょう。でも、インクルーシブなのは、すでに社会のすみへ追いやられている人たちにヘルシーではない食べものを売りこみたいからにほかなりません。その意味では、搾取とも言えます」

こうした手の込んだマーケティング・キャンペーンは、人種的なアイデンティティをブランドとわかちがたく結びつけるかたちでマイノリティの集団をターゲットにしている。そのせいで、そうしたブランドを批判すると、文化や子育て、そして見かけ上の選択を批判することになってしまう。かつては文化的アイデンティティの誇るべき一部だった食べものが多国籍企業に乗っとられ、いまや健康問題と表裏一体になっている。だが、家庭でつくる伝統的なフライドチキンが人間の食欲におよぼす作用は、英国全土の目抜き通りのいたるところで売られている超加工フライドチキンとはまったく異なるはずだ。

＊＊＊

この傾向は世界中で見られる。ＫＦＣの店舗は地球上のほぼすべての国にあり、アンゴラ、タンザニア、ナイジェリア、ウガンダ、ケニア、ガーナなどのサハラ砂漠以南のアフリカだけでも八五〇店を超える。公衆衛生当局によれば、ＫＦＣなどの食品はガーナの肥満有病率を上昇させており、一九八〇年には二％未満だった有病率が一三・六％に達しているという。[14] アムステルダム大学の教授でガーナ出身のチャールズ・アギマンは、ガーナの一部地域では地元ならではの食事が冷ややかな目で見られると『ニューヨーク・タイムズ』紙に語っている。「欧州風のものが文化的とされているんです」

ガーナのＫＦＣフランチャイズ全店を傘下に収める企業の経営者であるアショク・モヒナニは、「もっと発展させて、毎日食べるブランドにしたいと考えています」と同紙に話した。それほど頻繁にフライドチキンを食べるのは不健康ではないのかと問われたＫＦＣの広報担当者は、こう答えた。「世界に名だたるフライドチキンはＫＦＣの誇りです。店舗で調理するできたてのチキンは、バランスのとれた食生活と健康なライフスタイルの一部として楽しめるものだとわたしたちは信じています」。ヤム・ブランズ（ＫＦＣの親会社）の元ＣＥＯグレッグ・クリードは、ＣＮＮのインタビューでさらに一歩踏みこみ、「ガーナでは、ＫＦＣで食事をするのは、たいてのほかの店で食べるよりも、もちろん、ええ、ずっと安全です」と主張した。

体重の大幅な増加が目につくのはガーナだけではない。二〇一七年までに、世界の肥満人口は体重不足の人の数を上まわった。そして、米国、オーストラリア、英国では肥満の人の絶対数こそ衝撃的な水準に達しているものの、肥満の増加スピードはほかの国のほうがはるかに速い。一九八〇年から二〇一五年にかけて、米国と英国の肥満率の上昇幅は二倍を少し超える程度だった。中国では八〇〇％も上昇した。マリにいたっては一五五〇％である。*

欧米のファストフード（もちろん、ほぼすべてがＵＰＦ）が増えているブラジルなどの国で糖尿病、心疾患、死亡のリスクが上昇していることは証拠から明らかになっている。[17] しかも、低中所得国の医療インフラは、糖尿病や高血圧の治療薬に対するニーズの増大に対応できるとはとうてい言えない状況だ。とりわけ、アマゾン地域などの奥地や農村地域ではその傾向が強いかもしれない。それなのに、ＵＰＦ企業はそうしたことをほとんど心配していないように見受けられる――なんといっても、開発途上国は収益と成長の重要な源なのだ。世界のいたるところで、地球規模で進む栄養転換の一環として、伝統食がＵＰＦにとってかわられている。そして、それをもっともうまく実践する脚本の舞台と

＊　この体重の増加はＵＰＦの売上を反映している。市場調査会社ユーロモニターの集めたデータによれば、二〇〇〇年以降、ラテンアメリカでの炭酸飲料の売上は二倍に増加し、市場規模が米国を上まわった。世界全体で見ると、ファストフードの売上は二〇一一年から二〇一六年のあいだに三〇％増加した。二〇一六年には、ドミノ・ピザが一二八一店舗を新規開店した。これは七時間に一店舗の計算で、ほぼすべてが米国以外の店舗だ。[15] インドには現在、一五〇〇近いドミノ・ピザの店舗がある。[16]

なった場所が、ムアナのような地域だったのだ。

＊＊＊

ムアナ訪問後、ベレンに戻ったあと、現地のコーディネーターがネスレのスーパーマーケット船のマネージャーをどうにか見つけ出した。グラシリアーノ・シルヴァ・ラモという名の男性だ。ベレンに滞在する最後の晩、わたしたちは暗さを増していく薄闇のなか、テラ・グランデ号のとなりのドックを散策した。ラモはその仕事を手に入れたときのこと、世界で唯一の水上スーパーマーケットというネスレの計画を最初に知ったときにどれほど「魅せられた」かを話してくれた。

「この川は、七年のあいだ、わたしの家でした」とラモは語った。「自分の仕事をとても誇りに思っていました。このプロジェクトと地域の人たちに対する自分の貢献を。当時、このあたりの人たちは、すごく助けを必要としていましたから。とくに、質の高い食品という点では」

「でも」と彼は続けた。「わたしたちが届けていた食品は、全部が全部、栄養たっぷりというわけではありませんでした」

スーパーマーケット船では数百種類の商品が売られていたが、ラモ（と村々の全員）の話によれば、いちばんの売れ筋はキットカットだったという。リベイリニョス――川辺に住む人たち――のニーズを満たすために、大量の在庫を用意しなければならなかったとラモは言う。

ネスレが船の運航をとりやめたときには、とても腹が立ったという。ラモは川辺のコミュニティに大きな興奮を運び、都市で暮らす普通のブラジル人がけっして目にしないであろうことを目にしながら人生を切り開いてきた。有害な影響や子どもたちの体重増加や歯原性膿瘍のある子を見たことはなかった。だがいまは、違う考えをもっている。「あれは大きな問題でした。いまも大きな問題のまま残っています。質の悪い食べものは。みんなひどい食生活で、ヘルシーなものは食べていなかった。それで、虫歯になったり、胃の病気になったりしたんです」

ラモがすべてを語り終えるころには、ほとんど真っ暗になっていた。あの船はトロイの木馬だった。その狙いは食料供給ではなく、市場をつくることにあった。ひとたびアイスクリームやキットカットを手にしたら、もうあとには戻れないのだ。

17 プリングルズの本当のコスト

アンドレアと一緒にプリングルズを食べていたときに、筒一本を食べ終えたザンドが、あることを思い出した。「プリングルズにはポテトがほとんど入ってないから、法的にはポテトチップスではないって、だれかが証明しようとした裁判がなかったっけ？　ただの都市伝説かもしれないけど」

ふたを開けてみると、まったく都市伝説ではなかった。あなたも英国およびアイルランド法律情報研究所のファイルをくまなく調べてみれば（もちろん調べるよね?:）、その裁判がまごうことなき現実だとわかるはずだ。その訴訟に伝説の風味がついているのは、たぶんこの細部のせいだろう――ポテトチップスと呼べるほどポテトが入っていないと証明しようとしたのは、ほかならぬプリングルズの製造会社、プロクター・アンド・ギャンブル（P&G）だったのだ。

英国でニュースになる食品関連の奇怪な訴訟のほとんどは、世界屈指の複雑な制度として国際的に知られる税制度を軸に展開される。英国では多くの食品に付加価値税（VAT）が課されるが、「生活必需品」と見なされるものには課されない。*英国の税法によれば、「食品」はVATの対象にはならないが、例外リストが存在し、それにはVATが課される。さらに、例外の例外も存在し、それにはVATが課されない。

その結果、自社製品をVATゼロのカテゴリーに押しこんで税金ぶんを利益としてためこみたい食品メーカーと税収を増やしたい英国歳入関税庁とのあいだで、絶えず小競りあいが起きている。記憶に残る最近の例が、マクビティの〈ジャッファ・ケーキ〉と呼ばれる製品がケーキか、はたまたビスケットかを争う訴訟だ。

税法のケーキ／ビスケットにかんする部分は、ごく簡単にまとめると、たぶんこういうことになる——菓子類にはVATが課せられ、ケーキとビスケットは必需食料品として例外とされるが、チョコレートでコーティングされたビスケットは贅沢品として例外から除外され、その除外されたもののうち、チョコレートが目を表すふたつの点よりも多くなければ、チョコレートコーティングのジンジャーブレッドマン・クッキー〔人の形をしたショウガ入りクッキー〕でも必需食料品として課税対象から外される。だが、チョコレートのボタンやベルトがついたジンジャーブレッドマンは、法の観点から見れば贅沢品になる。また、バーボンクリーム・ビスケット〔チョコレート風味のビスケットでチョコレートクリームをはさんだもの〕のように、二枚のビスケットにはさまれた層にチョコレートが入っている場合には、VATはかからない。これはバスケット形のチョコレートビスケットも同様だ。

わたしが話を聞いた税金分野の弁護士のだれひとりとして、チョコレートでコーティングされたケーキが贅沢品ではない理由を説明できなかったが、ともかく税の観点からすれば、それは贅沢品とは見なされない。

これはふたつのことを意味する。第一に、ビスケット会社の弁護士は、ジンジャーブレッドマンの

＊ VATに対する批判のひとつとして、VATとして払う額の収入に占める割合で見ると、貧困層の人のほうが富裕層の人よりもはるかに高くなる、というものがある。したがって、それを補正するために、特定の生活必需品にはVATが適用されない（より厳密に言えば、税率がゼロになる。どちらも同じことだが、税を専門とする法律家だけが理解できる法律上の機微がある）。すべての贅沢品にはVATが課される。

目の色と脱衣状態について一家言もっている。第二に、ジャッファ・ケーキが実際のところチョコレート・コーティングされたビスケットならVATが課せられるが、チョコレート・コーティングされたケーキなら免除される。結論を言えば、マクビティは税を免れた。

プリングルズのケースでは、税法の関連箇所にしたがえば、ポテトチップスなら課税されるが、ほかのほとんどのスナックには課税されない。この法が制定された一九六九年当時の政府の意図は、栄養摂取が主たる購入目的ではない食品に課税することにあった。当時は事実上、塩味のスナックといえばポテトチップスとナッツしかなかった。だが、プリングルズ訴訟が勃発した二〇〇四年には、プリングルズの競合品（ドリトスなど）の多くはポテトを含まず、したがって課税されていなかった。

P&Gは自社製品をVATの対象から外すべく、「ポテトチップス」ではないなにかに分類する計画にのりだした。同社の狙いは法律の穴をつくことにあった。さらなる調理を必要とする製品であれば、課税されずにすむ――これはおそらく、スライスしたジャガイモ（贅沢品ではない）を課税対象としないために存在する例外規定だろう。かくして、長々とした法廷闘争が幕を開けた。

二〇〇四年、P&Gは〈プリングルズ・ディッパーズ〉という新商品を発売した[1]。スコップのような形をしたこのチップスは、従来品よりも少しだけ厚い。そのおかげで、さまざまなディップソースをすくいあげられるようになった。P&Gはすぐさま新商品を租税審判所にもちこみ、このディップをすくう行為が「さらなる調理」に該当すると主張した。審判所もそれに同意した。P&Gの訴えを認めたうえで、プリングルズ・ディッパーズは「相似性と必要なポテト含有量」をともに欠くのでポテトチップスではない、とつけくわえた。この判決が、二〇〇七年から二〇〇九年まで続くP&Gののちの訴訟の下地となった[2・3・4]。

P&Gが弁護士として雇ったロデリック・コーダラは、ケンブリッジ大学で法律の第一級優等学位を取得した勅選弁護士だ。コーダラのウェブサイトに掲載されている推薦の言葉のなかには、いかにもふさわしい「勝ちに飢えている」との賛辞もある。そのコーダラの主張したところによれば、ポテト含有量の少なさ（およそ四〇％）と製造工程を考えあわせれば、プリングルズはむしろケーキに近いという。ケーキは税法にしたがえば「必需」食料品であり、ＶＡＴを免除される。

判決では、コーダラがプリングルズの「基本的特性」として主張した内容が、次のように要約されている。工業的な食品加工の説明としてこれほど正直なものには、そうそうお目にかかれないだろう。「ポテトチップスとは異なり、プリングルズはスライスしたポテトを揚げて製造されるのではない。実際のところは、ケーキやビスケットと同様、生地からつくられる。標準化された金属の型に生地を押しこんでから、ベルトコンベアに乗って調理工程を経ることで……均一の形状、色、食感が生まれる」

判決文のなかには、さらに詳しい説明もある。「レギュラータイプのプリングルズ固有の特徴は、製造工程において製品テクスチャー全体の空隙に油が入りこみ、揚げ処理の際に除去された水分に置き換わることにある。これにより、食べたときに『口のなかでとける』感触が生まれる。油脂のほとんどが表面にとどまるポテトチップスとは対照的である」

Ｐ＆Ｇはこの訴訟で二度にわたって上訴した。二〇〇八年の判決では、レギュラータイプのプリングルズはＶＡＴを免除されるべきであるとされた――Ｐ＆Ｇにとっては途方もなく大きな勝利だ。しかし、英国歳入関税庁はこの判決を不服として二〇〇九年に上訴し、控訴院のジェイコブ裁判長は、この問題は「細かすぎる、ほとんど頭がぼうっとするほどの法律分析を必要とするものでも、それを正当化するものでもない」との結論を下した。

にもかかわらず一五ページにおよんだ判決文は、両当事者がこれほどの労力を費やした理由をあらわにしている。判決文はシェイクスピアを思わせる調子ではじまる。「プリングルズは『ポテトチップスに似たものなのか、ポテトからつくられたものなのか？』それが問題だ。（この判決には）かなりの額の金——過去の税金一億ポンドと、未来の一年につきおよそ二〇〇〇万ポンド——が絡む疑問の答えがかかっている」

「ポテト性」なる性質を付与するためには、その製品にじゅうぶんな量のポテトが含まれていなければならない。P&Gはそう主張した。だが、税法を制定した当時の政府にそのような性質を求める意図があったとは、ジェイコブにはとうてい思えなかったようだ。「アリストテレス哲学的な問いである——この製品は『ポテトの本質』を備えているのか」

ジェイコブは一九二一年に書かれた法律文を引用したあと、プリングルズがポテトでできているか否かという問いには、食品科学者や料理学校の校長よりも子どものほうがうまく答えられるだろうと提案した。「わたしが思うに、たいていの子どもは、ラズベリー入りのゼリーがゼリー『でできているのか』と問われたら、ラズベリーが入っていようがなんだろうが、『そうだよ』と答えるだけの良識をもちあわせているだろう」

数年にわたる法廷闘争のすえ、P&Gは最終上訴審で敗れた。プリングルズはたしかにポテトでできたものであると裁判所は決定した。プリングルズにはいまもVATが課せられている。チップスをなにかのソースにつけることが「さらなる調理」に該当するか否かという問題のほうは、〈マッコイズ・ディップス〉をめぐってユナイテッド・ビスケット社と歳入関税庁が争った二〇〇五年に、いかなる英語の通常の意味においても該当しないことは明らかだと審判所が判断して決着した。そのときの痛烈な判決文では、「(ユナイテッド・ビスケットの)製品の購入者は、チップスの袋とディップソースの瓶を開ける以上のことをする必要はない。購入者はチップスをその瓶に浸すかもしれないし、浸さないかもしれない。チップスを口まで運ぶプロセスは、それが瓶のところで一時停止するか否かにかかわらず、一般には『食べる』と説明され、それが適切である。調理にはあたらない」

一方、プリングルズ・ディッパーズはもはや売られていない。だが、こんなふうに思わずにはいられない。法廷戦術があれほど巧妙で、あれほど長期にわたっていたことからすれば、P&Gがああした製品を発売した狙いは、ひとえにいろいろな訴訟で利用できる判例をつくることにあったのではないか。プリングルズ・ディッパーズに費やされた三五〇万ポンドのマーケティング費用は、うまくVATから逃げおおせていれば、まちがいなくすぐに埋めあわせられただろう。対する歳入関税庁にしてみれば、訴訟を争うほうが譲歩するよりも損失が少ないのはたしかだが、そもそもそうした訴訟を争わなければならないことに注目すべきだ。

わたしたちが食べているUPFのほとんどは、一〇あまりの企業が製造している。そのうちのどれでもいいが、企業名を判例・法令データベースに入力してみると、この手の訴訟が何百件も見つかり、回を追うごとにおもしろおかしくなっていく。そして、しばしば歳入関税庁（つまりはあなたやわたしの代理）が負ける。ドリトス、トゥイグレッツ、デルタス、スキップス、チーズレッツ、ミニョン・モルソー、リップリンズ、ウィート・クランチーズは、どれもゼロ税率になっている。

いまや、あなたやわたしがそうしたスナックに事実上の補助金を出しているような状況である。しかも、それで製品が安くなって、消費者に金が戻ってくるわけではない――さまざまなスナックの値札を見れば、課税されているかどうかは反映されていないことがわかる。VATを払わない企業は、見方によっては、公益を私有化しているとも言える。*その手のスナックを食べない人でさえ、二重に代金を払っているようなものだ――非課税になったらその税金ぶんを負担し、そのうえコーダラのような勅選弁護士を言い負かすために歳入関税庁が雇わなければならない弁護士の費用も負担しているのだから。

＊　私見を言わせてもらえば、このエピソードのすべてが、P&Gの経営陣がネット上に掲げている「知識と経験を活かして消費者の暮らしをよくしようとつねに努力している」との主張とは相容れないものに思える。

こうした訴訟はしじゅう争われている。言ってみれば、ますます高給とりになる弁護士と複雑さを増す主張による軍拡競争である。

最近では、ケロッグが英国政府を相手に訴訟を起こし、高脂質・高糖分に分類される食品にかんする新たな販促規制の適法性に異議を唱えた。この規制が導入されれば、ケロッグ製品の多くは、自由に宣伝したりスーパーマーケットのいちばん目立つ棚に置いたりすることができなくなる。ケロッグの主張によれば、シリアルはたいてい牛乳とともに食べるのだから、シリアルの糖分は牛乳とあわせて判断すべきだという。そうするともちろん、重量あたりの糖分は大幅に少なくなる。[56] ケロッグは敗訴したが、全員が多額のコストを払った。ケロッグＵＫのクリス・シルコック社長はこの結果に失望していると述べ、同社が「値上げ」をする可能性を示唆した。

もしかしたら、あなたはいずれ、ケロッグの弁護士費用をまかなうためにいまよりも高いシリアル代金を払ったうえに、歳入関税庁の弁護士費用をまかなうために少し余分に税金も払うはめになるかもしれない。

ＮＯＶＡ分類システムとモンテイロが定義しているように、税金逃れは超加工の一部だとわたしも思う。納税義務を軽くして利益を増やす法務チームの仕事は、食品加工に必要とされるひとつの段階なのだ。どの食品企業にもそうした法務チームが存在する。そして、これはかならずしも税金にかぎった話ではない。ＵＰＦのコストを外部に転嫁する方法は、ほかにもたくさんある。そしてそれは、超加工の目的は高い収益を生む製品をつくることであるとする、モンテイロによるＵＰＦのそもそもの定義と結びついている。ここでは、とくに重要な三つの点——環境破壊（気候変動と土地利用を含む）、抗生物質耐性、そしてプラスチック汚染に注目したい。

まずは気候だ。

人類は長きにわたって地球の気候に大きな影響を与えてきたが、ＵＰＦ需要に突き動かされている現在のフードシステムは、再生がとうてい追いつかないほどの速さで環境資本を破壊している。*

現在のフードシステムの影響は、数十年先までずっと持続できるものではない——数千年先となれば言うまでもない。その環境コストはあまりにも膨大で、化石燃料由来の温室効果ガス排出を完全に止めたとしても、世界のフードシステムに由来する排出量だけで、産業革命前と比べて一・五℃という致命的な気温上昇の閾値を二一〇〇年までにはるかに超えてしまうほどだ。[12] そして、八〇億人の食物を栽培・加工することから生じる環境への影響はなにをどうしても存在するだろうが、とりわけＵＰＦは二酸化炭素排出と環境破壊の原動力になっている。

現在の食の傾向が続けば、エンプティカロリー（ほかの重要な栄養価をともなわないカロリー）に由来するひとりあたりの温室効果ガス排出量は二〇五〇年までに二倍近くになると見積もられている。たとえばオーストラリアでは、食に関係する環境への影響全体のうち、ＵＰＦ消費はすでに三分の一超を占めていると推定される。**

ＵＰＦの環境への影響を理解するために、わたしは英国土壌協会の食料政策責任者を務めるロブ・パーシヴァルを訪ねた。パーシヴァルは哲学の学位をもつ政策専門家のような口ぶりで話すが（どちらも実際にそのとおりなのだが）、長髪、ヤギひげ、ぶかぶかのニットがまぎれもないサーファーの雰囲気を漂わせている。わたしたちはヴィーガン・カレーめあてにイースト・ロンドンのパブで顔を会わせた。たんなる食料生産全般と比べて、ＵＰＦに限定した環境ダメージはどれくらい大きいのか。わたしが知りたいのは、そこだった。

「重要な問いは——」とパーシヴァルは言った。「『特定の製品のカーボンフットプリントはどれくらいか？』ではなく、『どんな食品がフードシステムのなかにあれば、気候と自然の危機の解決に役立つのか？』ということです」

パーシヴァルによれば、ＵＰＦは環境という点で明らかに疑問があるが、問題はもっと根深いという。わたしたちの食におけるＵＰＦの広がりは、病んだフードシステムのひとつの症状なのだ。「現在のところ、世界のフードシステムは基本的に、できるだけ多くの食品を生産する方向に進んでいます」

膨大な数の人間がいて、多くの人が飢えつつある状況を考えれば、それはまったく理にかなっているように思える。だが、パーシヴァルが指摘するように、その方針は思わしくない結果を招いている。大量の食料生産を追い求めるアグリビジネス界は、ひと握りの高収量の作物や製品に投資してきた***。そうした作物はたいてい、本来なら熱帯雨林であるはずの土地で化学肥料、殺虫剤、除草剤などの農業用化学物質を用いて栽培・生産される。そしてもちろん、途方もない量の化石燃料も使われる。政府助成金が支えるこうしたアプローチは、世界的な商品作物の過剰生産と食の多様性の低下につながっている。

そうした商品作物を実入りのよいものにするためには、なにかに変える必要がある。そして、そこには選択肢がふたつある（バイオ燃料を勘定に入れれば三つ）。「工場畜産の家畜に作物を食べさせて肉を生産するか、ＵＰＦに加工して徹底的に宣伝するかのどちらかです」

特定のコミュニティのために特定の食物を栽培するのは手間がかかる。かぎられたものを最大限の効率で栽培してから、色と香味をつけて多様な食品として売りこむほうがはるかにもうかる。すでに見てきたように、チキンナゲットからアイスクリームまでのあらゆるものを、基礎となる同じ液体と粉末からつくれるのだから。

「工場畜産とＵＰＦは、工業生産食品という同じコインの裏と表なんです」とパーシヴァルは言う。「そしてもちろん、工場畜産で生産された（すべてではないにしても）多くの食肉は、いずれＵＰＦになります」

その結果、農耕の夜明けから栽培・飼育されてきた無数の植物と動物の品種のうち、わずか一二種

＊　「新世界」では、一四九二年は「コロンブスの交換」がはじまった年にあたる。このおかしな婉曲語は交易と相互利益のニュアンスを含んでいるが、実際には、むしろ「おおいなる死」と呼ばれる時代のはじまりだった。とはいえこれも、「おおいなる殺戮」と表現するほうが適切だろう。コロンブス到来以前のアメリカ大陸の歴史を研究する歴史学者により、コロンブスをきっかけにはじまり、アメリカ大陸の資源を利用するのちの欧州人が引き継いだ殺人、暴力、奴隷のサイクルが明らかになっている。欧州人の到来は、嚢虫症、天然痘、腺ペスト、さらにはインフルエンザなどの呼吸器系ウイルスによる病気の波を誘発した。[7・8・9] さまざまな分野の科学者による共同作業のおかげで、一四九二年からまもない時期のおおよその人口が突き止められている。ＵＣＬの科学者たちの推定によれば、一五〇〇年のアメリカ大陸の総人口は六〇〇〇万人ほどだった。そこには繁栄した社会があった――アマゾン地域には二〇〇〇万もの人が暮らし、複雑な農業システムを築き、サツマイモ、コメ、キャッサバ、ピーナッツ、トウガラシ、トウモロコシを栽培していた。石造りの段丘、排水設備、盛土畑がつくられていたほか、火を用いた広範にわたる土地の改造、不要な植物の除去、種子散布がおこなわれていたことも考古学的な証拠で示されている。コロンブス到来からわずか一〇〇年で、人口は六〇〇万人にまで減った。一世紀で人口が九〇％減少した結果、耕作地が森林に戻った。五六〇〇万ヘクタールの土地で樹木が復活し、七四億トンの二酸化炭素を大気から取り除いた。ＵＣＬの研究チームによれば、この森林再生は、一七世紀の多くの絵画の冬景色からうかがえる「小氷期」につながったという。[10・11] 同じことがオーストラリアで起きていた可能性もある。初期人類の集団は森を焼き、狩りをしやすい草地の広がりを促進していたものと思われる。もしかしたら、かつては湿地だったが現在はサハラ砂漠になっているアフリカ北部でもそうだったように、それが夏のモンスーンのタイミングに影響を与えたのかもしれない。これらについてはまだ論争が続いており、それは当然のことだが、大昔の人類社会でさえ地球の天候、気候、地形に少なからぬ影響を与えていた可能性はあるようだ。だとしても、食や環境にかんする政策に先住民の知識を採り入れる取り組みの重要性が損なわれるわけではない。先住民の知識には実際に即した価値があるし、先住民には土地を利用する権利がある。先住民のコミュニティは数千年前から現在にいたるまで、持続可能なかたちでその土地で暮らしてきた。だからといって影響がまったくないわけではないが、一世紀たらずで周囲の重要な環境資本を食いつくすようなまねはしなかった。

＊＊　具体的には、水利用の三五％、エネルギー利用の三九％、二酸化炭素換算量の三三％、土地利用の三五％。[13]

類の植物と五種類の動物が、いまや地球上で食べられる、もしくは廃棄される全食品の最大七五％を占めるようになっている。[14・15・16・17]

また、健康への影響にかんしては糖が責められることが多いものの、ＵＰＦのカロリー量のかなりの部分は精製植物油に由来する。かつてはごく小さなカロリー源だった植物油は、世界の食の主たる燃料になった。パーム油はいまやほとんどの人が食べており、その環境への影響もしだいに明らかになっている。

一九七〇年以降、インドネシアにあった熱帯原生林の半分超がパーム油用のアブラヤシ栽培のために破壊された。[18・19] 二〇一五年から二〇一八年にかけて、インドネシアではアブラヤシ栽培のために一三万ヘクタールの土地が切り拓かれた。[20] これはおおよそグレーター・ロンドンと同じ面積に相当する。ジェット旅客機に乗ってその上空を飛んだとしても、四方八方どの方角を見ても地平線から地平線まで広がるほどの面積だ。文字どおり宇宙に出なければ、すべてを見わたすことはできない。その規模の開拓を成し遂げたのが、チェーンソーと焼き畑テクニックだ。熱帯雨林の林床の土壌は燃えやすい泥炭でできている。そこから放出される二酸化炭素のスケールは、理解が追いつかないほど大きい。二〇一五年にインドネシアで起きたいくつかの森林火災では、米国経済全体を上まわる量の二酸化炭素が一日で放出されたこともあった。[21]

パーム油の生産量のうち、およそ四分の三はＵＰＦに使われる。残りは石鹸、シェービングフォーム、練り歯みがき、リップスティックなど、無数の家庭用品に使われる。[22] 私見を言わせてもらえば、パーム油が含まれていればその製品はまさしくＵＰＦであり、同じことはすべてのＲＢＤ油（覚えているだろうか、精製 Refine、漂白 Bleach、脱臭 Deodorise された油だ）にも言えると思う。これはわたしたちのフードシステムがどれほど蝕まれているかを示している。なにしろ、そうした高度に加工された油でも、キッチンにある単純な素材、つまりＮＯＶＡグループ２と見なされるのだ。この種の油が人間の健康におよぼす影響についてはまた別の議論があるが、ここでそれに触れるつもりはない。

あなたがわたしの意見を受け入れられなくても、パーム油が入っていてUPFではない製品を見つけるのは難しいだろう。バージンパーム油は多くの国で家庭料理に用いられているが、〈ヌテラ〉チョコレートスプレッドのようなものをつくる際に使われる徹底的に加工された物質とはまったくの別物だ。

大規模なパーム油ボイコットをしたとしても、UPFに含まれる油が別のものに置き換えられるだけだろう。そうなると、UPF企業が効率をめぐる主張を展開する余地ができる。いわく、こんな主張だ――パーム油（アブラヤシ）のプランテーションはカロリー生産の形態としてはもっとも効率がよく、同じ量の油を（たとえば）ココナッツから抽出するとしたら一〇倍の土地が必要で、したがって一〇倍の熱帯雨林を伐採しなければならない。

言うまでもなく、この主張はいくつかの点でミスリーディングだ。たとえば、熱帯ではなく温帯で、ヒマワリなどのほかの油脂の源を栽培することもできる。アブラヤシの場合よりも広い土地を必要とするだろうが、二酸化炭素排出量への影響はずっと小さくなる。温帯の土地にたくわえられている炭素はボルネオ島の泥炭湿地などに比べると大幅に少ないし、そうした土地はすでに何百年、ときには何千年もまえから耕作されているので、手つかずの熱帯雨林を伐採してパームを栽培するよりも、気候変動への影響ははるかに小さくなる。

もうひとつ、業界からよく聞こえてくるのが、持続可能なパーム油なるものが存在するという主張だ。しかし、ことUPF製造にかんしては、持続可能なものなどひとつもない。「持続可能」という

＊＊＊　パーム油、大豆タンパク質、大豆油、砂糖、小麦、トウモロコシ、食肉、牛乳、卵など。

語には、独立した団体による正式な定義が存在しない。持続可能性の基準はおもに業界によって設定され、だいたいにおいて、持続可能と認定されても、それは栽培農家が新たに森林を伐採することができないという意味でしかない。認定を受ける一年前に森林を伐採していたのなら問題ないのである。

そもそも、わたしたちはなぜインドネシア産のパーム油を食べているのか？　ＵＰＦの多くは、厳密に言えば必要なものではない。したがって、パーム油／アブラヤシのようなＵＰＦの原材料を栽培するのは、ほとんど土地のむだづかいだ。ＵＰＦスナックや嗜好品は、どれひとつとして人間の食に必要なものではない。つまり、そこから生じる環境インパクトの多くは、本来なら避けられるはずなのだ。

さらに、現在のフードシステムは効率のよいものではない。この点は、ワーヘニンゲン大学の食品工学者のチームが二〇一六年の論文で指摘している。[23] 論文の著者らは、この問題をふたつのみごとな角度から考察している。まず指摘しているのが、現在の食物に含まれるエネルギーがその生産に要するエネルギーよりもはるかに少ない点だ。それと同等の加工を手作業でしなければならなかったら、新石器時代の人類は生き延びられなかっただろう。機械化はエネルギー効率をめぐる幻想を生んだが、それは実際のところ、膨大な量の安い化石燃料によって実現した、たんなるコスト効率にすぎない。石油が安価なのは、ＵＰＦが安価なのと同じ理由――国際通貨基金やその他おおぜいの人が指摘しているように、大気汚染に起因する医療コストの増加、気候変動のコストなど、およそ六兆（そう、兆だ）ドル相当の外部コストの負担をつうじて、わたしたち全員が石油を助成しているからだ。[24]

ワーヘニンゲン大学の論文で報告されている第二の非効率は、栄養源になりうる膨大な量のタンパク質を植物がつくっているにもかかわらず、わたしたち人間がほとんどそれを食べていないという状況である。自分で食べるかわりに、わたしたちはそれを動物の飼料にしている。[25] ごく最近になるまで、動物は低品質の植物性タンパク質（草、葉、生ごみ、まぐさ）を人間にも食べられる高品質のタンパク質に変える手段のひとつだった。ところが、家畜を速く育てる必要のある集約畜産の需要が増したことで、いまや人間でも食べられる栄養価の高い植物が動物の飼料になっている。

食物源としての肉の炭素効率が植物よりも悪いことはよく知られている。牛肉からタンパク質一〇〇グラムを生産すると、少なくとも平均二五キログラムの二酸化炭素が排出される。鶏肉はそれよりもずっと少なく、一〇〇グラムあたりの二酸化炭素排出量は四～五キログラムほどだが、わたしたちは鶏肉を牛肉よりもはるかにたくさん食べている。一〇〇グラムあたりで見ると、豆腐から生じる二酸化炭素は一・六キログラム、インゲンマメは〇・六五キログラム、エンドウマメは〇・三六キログラムだ。ナッツ類のなかには、輸送後でさえカーボンネガティブなものもある。木の実は新たな作物を生み、樹木が大気から二酸化炭素を吸収するからだ。[26]

ウシやニワトリの飼育でも、場合によっては炭素を隔離できる方法はあるし、化学物質を投入せず、放牧した家畜に草を食べさせて育てる農業生態系の多くは、健康な土壌と自然資本を築き、それによって地域や地球全体の生態系を支えている。だが、増大の一途をたどる現代人の食欲を満たすだけの肉をそうした手法で生産できるかといえば、その点は疑わしい。[*] わたしたちの食べる肉の量が増えつづければ、さらに多くの熱帯雨林を破壊する必要に迫られ、それが疫病の大流行や気候変動を駆りたてるだろう。

わたしたちの食べものの大部分はUPFなので、したがってわたしたちの食べる肉の大部分もUPFに含まれている。UPF肉（加工肉のナゲットやバーガーなど）が英国の平均的な食事の七％を占

＊　現在、世界の農地のおよそ八〇％は、家畜が草を食むため、もしくは飼料にする作物を生産するために使われている。食物生産のために飼育されている動物の総重量は、いまや野生の哺乳類と鳥類をすべて合計した重量の一〇倍にのぼる。[27・28]

めるのに対し、非加工もしくは最小限の加工のみの肉は五％にすぎない。[29]

そしてＵＰＦの性質上、たいていの製造工程では、環境や高水準の飼育を考慮するような余地はない。食品の過剰消費を促進するＵＰＦは、必然的に食品の出どころにかんするわたしたちの知識をせばめる。生の牛肉や鶏肉を買うとき、そのパッケージには「牧草飼育（グラスフェッド）」や「トウモロコシ飼育（コーンフェッド）」と書かれていることが多い。その肉がどの農場のものかを知りたがる人も多い。ところが、既製品のＵＰＦサンドイッチに入っている鶏肉がなにで飼育されていたかを知りたいと思う人はほとんどいない。だがじつのところ、それは問うべき重要な問いなのだ。

大豆を例にとってみよう。大豆は世界でもとくに古くから栽培されている植物だが、昔から食用作物として広く利用されていたわけではない。その理由は、味の悪さと消化のしにくさにある。発酵させたり豆腐にしたりすれば（もしくは早期に収穫して枝豆として食べれば）良質のタンパク質を引き出せるが、最近になるまで、ほとんどの人にとって重要なカロリー源ではなかった。

だが、タンパク質を四二％ほど含む大豆は、膨大な量の化石燃料を使って徹底的に加工すれば、大量の動物を飼育する際のきわめて効率のよい飼料になる。まず、莢を揺すって軸や土を振り落とし、とてつもなく大きなヒーターに入れて水分を抜き、機械で莢をむいてから巨大なローラーで砕いて粒子状にしたあと、水分を戻して膨らませ、フレーク状にする。可燃性の溶剤ヘキサンを用いて油を抽出する。フレークは動物に飼料として与えてもいいし、さらに加熱冷却し、細かく挽き、特定のｐＨで溶かし、また別のｐＨで沈殿させて「タンパク質分離物」をつくってもいい。そうしてできたタンパク質分離物は、かさを増したり口あたりをよくしたりするために、あるいは製品を高タンパク質と宣伝するために、どんなＵＰＦにも加えられる。大豆の例は工場畜産とＵＰＦ業界の相互依存をよく表している。大豆のおよそ七五％は動物飼料になるが、大豆油も非常に実入りのよい市場だ――大豆油は最終的にあらゆる種類のＵＰＦに行きつく。[30]

これは植物から食品をつくる方法としては（たとえば、植物をそのまま食べるのに比べたら）効率的ではないが、安上がりではある。その安さゆえに、大豆に含まれるタンパク質の大部分はニワトリ（やブタや乳牛）の飼料になり、その動物がこんどはＵＰＦをつくる材料になる。[31]

鶏肉はもっとも広く食べられている肉だ。英国では毎年一〇億羽ほどのニワトリが飼育され（おとなと子どもをあわせた全国民ひとりあたり一五羽の計算で、世界平均の二倍にのぼる）、うち九五％は屋内で集約的に飼育される成長の速い品種だ。農家の庭を歩きまわっているニワトリはほとんどいない。そして、鳥インフルエンザの懸念から群れを屋内にとどめておかなければならない状況では、「放し飼い」はもはや過去の遺物かもしれない。

ニワトリ一羽から金を稼ぐ最善の方法は、その世話にかける時間をできるかぎり短くすることだ。あなたがニワトリをペットとして飼ったら、そのニワトリはだいたい六年くらい生きるだろう。ところが、わたしたちが食べるニワトリの九五％は、生まれてから屠（ほふ）られるまでわずか六週間しかなく、これは自然な寿命の二％に満たない。放し飼いのニワトリはおよそ八週間、放し飼いで有機飼育のニワトリなら一二週間ほど生きる（値段が高くなるのはそのせい）。商業という点にかぎって見れば、バタリーケージを用いた養鶏はまちがいなく成功である。現在の鶏肉のコストは、一九六〇年代と比べると実質的にほぼ三分の一になっている。[32]

そうしたニワトリに与えられる高タンパクの飼料は、いくらかの魚肉とたっぷりの大豆でできている。

毎年、英国は三〇〇万トンの大豆を輸入している。[33,34,35] そのほとんどは環境を破壊して生産されたもので、その影響はすでに地球の気候におよびつつある。

大豆は工場畜産の飼料として群を抜いており、英国もしくは欧州に住む平均的な人の大豆の消費量が年間およそ六一キログラムにのぼるほどだ。その大部分は鶏肉、豚肉、サーモン、チーズ、牛乳、卵などの動物製品として消費される。[36] 輸入される大豆のうち、「持続可能性」の認証を受けているものは二〇～三〇％にすぎない（そしてすでに触れたように、それにほとんど意味はない）。あなたが英国に住んでいるのなら、あなたひとりぶんの大豆を生産するために、テニスコート一面に相当する熱帯の土地が使われていることになる。しかもその大豆のほとんどは、ブラジルやアルゼンチンのような、地球の気候を左右する生態系がいままさに破壊されている場所から来たものだ。*

このままいけば、世界の食肉生産は今後三〇年でほぼ倍増し、その動物の飼料として大豆やトウモロコシを生産するために欧州と同じ面積の土地が必要になるだろう。

生息環境の破壊だけではない。アメリカ大陸の大豆栽培で使われる農薬は、地元の人たちの出生異常やがん発症率の高さと結びついている。アルゼンチンでは一九九〇年以降、大豆生産が四倍になる一方で、除草剤の使用が一一倍に増加した。そうした地域では、流産と出生異常が増加している。アルゼンチン全体で見ると、がんで死ぬ人の割合はおよそ二〇％だが、大豆生産地域では、その割合は三〇％を超える。[38・39・40]

こうした影響を遠くのできごとのように感じるとしても、地球の気候への影響となるとそうはいかない。多くの人が享受している食料安全保障（フードセキュリティ）は、自然のままの土地を破壊し、大気中の二酸化炭素のコストを払わないことで安さを実現してきた生産システムの産物だ。皮肉な話だが、そうしたアプローチは途方もない食料不安を生むだろう。それは地球のいたるところですでに起きつつあるが、大豆栽培のために森林が破壊されてきたアマゾン地域以上にはっきり現れている場所はほかにない。

内陸で雨が降るためには樹木が必要だ。雨雲は、自力では海から四〇〇キロメートル以上離れたところまで移動できない。そのため、大陸のまんなかで雨――アマゾン中央部などの森林を生んでいるまさにその雨――が降るためには、沿岸部から森林が途切れなく続いていなければならない。アマゾン地域に降る雨の半分ほどは、その地域の樹木から生まれている。地理学の学生ならだれでも知っているように、水は海から蒸発したあと、雨として沿岸部の森林に降る。そうした森林の樹木が水蒸気を「吐き出し」、それが新たな雲を生み、いわゆる「空飛ぶ川」となってさらに内陸へ移動する。

重要な点は、ブラジル中央部と西部にある大豆やトウモロコシのプランテーションにも、それと同じ仕組みで水がたどりつくことだ。森林を破壊したら、雨が少なくなる。二〇一九年の研究によれば、マットグロッソ州の雨季は一〇年で一カ月短くなったという[41・42]。そしていまや、ブラジルの主要な大豆農場の多くは、みずからが引き起こした旱魃（かんばつ）に苦しんでいる。

川の流路を変えるわけにもいかない。というのも、川の水も雨に由来しているからだ[43]。気温上昇と旱魃の結果、アマゾン南東部は二酸化炭素を吸収するカーボンシンクではなくなり、むしろ二酸化炭素の排出源になっている。いくつかの推定によれば、アマゾンはいまや貯留するよりも多くの炭素を生み出しているという[44・45]。

つまり、ブラジルのアグリビジネスにとって唯一にして最大の脅威は……ブラジルのアグリビジネスというわけだ。

この事態をわたしたちが気にかけていないのは、いったいどうしてなのか？　ひとつには、そうした破滅的な情報が食品パッケージにいっさい記載されていないからだ。単純に、三〇項目あるリストに並ぶすべての材料について心配するのは難しいからかもしれない。包装と加工は、消費者と環境のあいだに距離を生む[**]。

＊　一九六〇年代以降、セラード（ブラジルの低木と草原からなるサバンナ地帯）の半分が大豆生産と放牧のために破壊された。国外における英国の「大豆フットプリント」は、ウェールズと同じ面積に相当する――かつて熱帯雨林だったその一七〇万ヘクタールの土地はもはやアルマジロ、アリクイ、ジャガーの生息地ではなくなり、何千年もまえからそこで暮らしてきた人たちも住めなくなってしまった[37]。人口ひとりあたりで見ると、米国（人口は英国のおよそ五倍）と西洋のほとんどの経済国も同じ規模の影響をおよぼしている。

わたしたち消費者は、メーカーがきちんとしたやり方で鶏肉を調達するはずだと信じている。それがブランドの力というものだ。ところが、立派なブランドに金をつぎこめばもっと配慮の行き届いた鶏肉の入ったUPFを食べられるだろうと考えているのなら、あなたはまちがっている。

二〇二二年春、ハルにあるクランズウィック社の食品加工工場で「定期内部検査」の最中にサルモネラ菌が検出された。クランズウィックは、同社の主張するところによれば、おいしく調理されたサンドイッチや食事用の鶏肉を一日あたり一六〇トン生産している。一方のサルモネラは細菌の属のひとつで、下痢、発熱、腹痛を引き起こすことで名高く、英国では毎年五〇人ほどを死にいたらしめている。

この事態を受け、価格帯の安いほうにあたる一〇〇を超えるブランドの商品が回収された。ところが、もっと値のはる高級品の領域でも回収された商品があった。このときの回収では、英国の食品小売りの全価格帯が網羅された――アルディ、テスコ、スターバックス、アマゾン、ウェイトローズ、セインズベリーズ、ジェイミー・オリヴァー・デリ・バイ・シェル、コープ、M&S、レオン、プレット。

あなたがチキンサンドイッチを製造する企業だったら、必要最低限よりも高い額を鶏肉に費やすなんてどうかしていると思うだろう。鶏肉は鶏肉にすぎない。UPFに入っているのがどんな肉かとか、それがどう扱われ、地球にどう影響するかなんて、ほとんどの人は考えないのだから。

加工そのものにも、膨大な量のエネルギーが使われる。UPFの場合、加熱、粉砕、切断、再構成などの多くの段階を踏み、その各工程のあいだに輸送がはさまることもある。膨大な量の材料をまとめて調理する大量生産が効率的かどうかについては議論の余地がある。たしかに、一〇〇万人がそれぞれ自宅のコンロでジャガイモひとつを茹でるよりも、一〇〇万個のジャガイモを工場でまとめて茹でるほうが効率はよい。だが、工場でジャガイモを粉砕、脱水、包装したあと、そのジャガイモの水分を戻すために結局は購入者全員が各家庭で沸騰した湯をかけるのなら、効率がよいとは言えない。

多くのUPF製品には、四つか五つの大陸から来た材料が含まれている。あなたが食べるラザニアやアイスクリームは、アジア産のパーム油、アフリカ産のココア、南米産の大豆、米国産の小麦、欧州産の香料などが入っているかもしれない。そうした材料の多くは、複数回にわたって輸送される——南米の農場から欧州の加工工場へ、次いで欧州の別の地域にある第二の加工包装工場へ、そのあとで消費者のもとへ。そこで南米に戻り、最初の農場のすぐ近くに行きつくことだってありうる。

バルカレナで大豆をいっぱいに積みこんでいた欧州行きの船を覚えているだろうか？　あの大豆の一部が最終的にムアナに戻ってくることはほぼまちがいない。効率がよいとはとうてい言えない。

せめて、農業生態学（アグロエコロジー）にもとづく農法と非加工もしくは最小限の加工だけの多様な自然食品の消費を中心に据えたシステムを思い描けないものだろうか。[47]そうしたシステムなら、生物多様性を育みつつ、増加する人口をまかなえるだけのヘルシーな食品を現在よりも小さい土地利用面積で生産できる。気候の面でも、途方もなく大きな恩恵を得られるだろう。食べる肉の量を大きく減らす必要はあるだろうが、それが可能であることはモデル化で明らかになっている。[48・49・50・51・52・53]そうした新たな有機農業システムでは、非加工もしくは最小限の加工だけの自然食品が増え、いまよりも安くなる可能性もある。一方でそうしたシステムは、UPFに欠かせない、大きなダメージをもたらすモノカルチャーには味方しないだろう。農業システムを持続可能なものに修正すれば、自然食品の生産コストが下がり（化石燃料を基礎とする農業用化学物質を投入する必要もない）、UPFの生産コストは上がるはずだ。現在のような破壊的な農業のあり方を必要とするUPFは、そのシステムのうえで

＊＊　このつながりの欠如は、わたしたちが出す廃棄物の量に反映されているかもしれない。英国はまさに典型的で、全食品のおよそ二五％を廃棄している。[46]

成り立つ唯一の生産物でもある。農業生態学にもとづくアプローチなら、健康問題や気候変動といった外部コストを軒並み軽減しながら、食の質と多様性を高められる。それですべての問題を解決できると考えるのは夢物語かもしれないし、また新しい課題が生まれることもほぼまちがいないが、現在のフードシステムを変えずにいるせいで生じる影響とは比べものにならないだろう。

UPFが引き起こしているのにパッケージには書かれていない、人間の暮らしに対するもうひとつの現実的な脅威として、抗生物質耐性がある。

スージー・シングラーはほぼ独力で〈抗生物質を守るための同盟〉を運営している。このNGOの目的は、あなたが尿路感染症や皮膚感染症にかかったときに、既存の抗生物質が効かないばかりに死ぬ事態が起きないようにすることにある。英国の病院では、抗生物質耐性菌がおそろしく増えているせいで、ちょっとした感染症の治療（わたしの日々の仕事だ）でさえ日に日に難しくなっている。*

そうなっている原因は、動物の飼育で日常的に抗生物質が使われ、その動物の腸内にいる微生物がそれに対する耐性を獲得することにある。わたしたち人間の主治医による「過剰処方」、つまりウイルス感染症に対して抗生物質（本来なら細菌感染症にしか必要ないもの）を出すことへの懸念は昔からあった。だが、そうした抗生物質は全体の使用量のごく一部にすぎない。抗生物質がもっとも使われている場所は工業畜産農場であり、たいていは動物福祉をめぐる状況の慢性的な悪化を埋めあわせるために用いられている。

動物の糞にいる耐性菌をわたしたち人間から遠ざけておける「バイオセキュア」な飼育方法は存在しない。米国南部の集約的な養豚場では、糞便をいわゆる「ブタラグーン」に流しこんでいる。こうしたラグーンはしばしば竜巻でエアロゾル化したり、嵐のあとにあふれて給水源に入りこんだりする。農場を出入りするハエが運ぶ微生物も、わたしたちの食べる肉で検出されることがある。**

畜産農場で抗生物質が広範にわたって使われた結果、わたしたちはよく効く抗生物質が存在しない時代へと逆戻りしてしまうかもしれない。そうなったら、あなたの子がトランポリンで腕を骨折してスクリューで骨を固定する必要があっても、ほとんど無理な相談だろう。長年食べつづけてきたUPFのせいでがんになっても化学療法は受けられない。というのも、化学療法は免疫系を抑制するので、抗生物質が必要になることが多いからだ。[54・55・56] たんなる尿路感染症が腎臓に広がり、取り返しのつかない損傷をおよぼすかもしれない。そして、それはすでに起きはじめている。イングランド公衆衛生庁が二〇一八年に報告した抗生物質耐性菌による重症感染症は六万件を超える。

その結果、英国と欧州では、抗生物質の使用を制限する多くのポリシーが導入されている。これはよいことのように思える。ところが、英国のスーパーマーケットのほとんどが抗生物質の使用を制限するしっかりしたポリシーを定めているものの、たいていの場合、そうしたポリシーは英国で調達した自社ブランドの農産物にしか適用されない。そんなわけで、英国のスーパーマーケットで鶏肉や牛肉を買うのなら、その肉にかんしてはおそらく、人間の医療にとって重要な抗生物質への曝露はごくかぎられているだろう。だが、輸入肉やUPFに入っている加工肉となると話は別で、規制がはるかにゆるい。本書執筆時点で、すべての供給業者に抗生物質ポリシーを適用している英国のスーパーはM&Sと〈アイスランド〉しかない。つまり、自然食品に対しては客が一定の基準を要求する――そ

＊　抗生物質耐性を付与する遺伝子はいたるところにある。何千年、それどころか何百万年にもわたって世界から隔離されていた洞窟の奥深くにいる細菌でも見つかる。そうした遺伝子が存在するのは、微生物どうしが絶えず争っているからである。抗生物質は微生物が別の微生物を殺すために使う化学物質だ。その軍拡競争のなかで、どちらの側も防御策を進化させ、それによって抗生物質耐性が生まれる。

＊＊　集約的養鶏場から出てくるハエの肢についた細菌の耐性遺伝子を科学者たちが調べた。そうした養鶏場では、一カ所に二五万羽のニワトリがいてもおかしくない。ハエは耐性菌をつけたまま養鶏場の建物を自由に出入りし、そうした耐性菌をわたしたちの肺、作物の野菜、飲料水へと運んでいる。

してある程度まで実現している――一方で、ＵＰＦはここでも特大の例外になっているというわけだ。

本書で触れておきたい第三の外部コストは、ＵＰＦがプラスチックの製造と使用をつうじて環境に害をおよぼしていることだ。国際ネットワーク〈ブレイク・フリー・フロム・プラスチック〉が一万五〇〇〇人にのぼる世界各地のボランティアの協力を得て毎年実施している調査の二〇二〇年版では、コカ・コーラ、ペプシコ、ネスレが三年連続で世界トップの汚染源として名を連ねた[57]。海岸、河川、公園など、ごみが散らかりがちな場所に捨てられているプラスチックのうち、調査対象となった五五カ国中五一カ国でもっとも頻繁に見つかったのが、コカ・コーラのボトルだった。二〇一九年の調査でも、対象五五カ国中三七カ国でもっとも頻繁に見つかったごみがコカ・コーラのボトルだった[58・59]。

キリスト教系慈善団体〈ティアファンド〉の二〇二〇年版レポートによれば、前述の三社とユニリーバは、使い捨てのボトル、小袋、パッケージに入った無数の製品を開発途上国で売りつづけており、「そうした国々では廃棄物が適切に管理されておらず、したがって自社のパッケージが汚染物質となり、その汚染物質が環境と人間の健康に重大な害をもたらしていることを知っていながら、そうしている」という。ティアファンドがサンプルとして六カ国（中国、インド、フィリピン、ブラジル、メキシコ、ナイジェリア）を調べたところ、この六カ国だけでもコカ・コーラが毎年二〇万トン――ボトルにしておよそ八〇億本――にのぼるプラスチックごみを生み、それが焼却もしくは廃棄されていることがわかった。サッカー場三三面を毎日埋めつくすほどの量である。世界全体で見ると、コカ・コーラは毎年三〇〇万トンのプラスチックごみを生み出しており、そのほとんどはリサイクルされていないこともわかっている[60]。過去に製造された全プラスチックごみのうち、じつに九一％はリサイクルされずに焼却されるか埋めたてられ、でなければたんに環境中に残される[61]。

名ざしされた企業はいずれも、持続可能性と環境にかんする自社の取り組みを声明のなかで強調している。

おかしな話だが、そうした企業の公式サイトを見ると、食品メーカーというよりは、むしろ環境改善に力を注ぐ慈善団体であるかのような印象を受ける。二〇二二年七月現在、コカ・コーラのホームページにはこう書かれている。「むだのない世界をつくる――つながりあった世界における容器包装ごみと気候変動という課題は、当社のビジネスの焦点になっています。どのような包装材を使用するのか、どうすれば変化を後押しできるのか。当社はそれを真剣に考えています」

パート5　じゃあ、いったいどうすればいいの？

18　ＵＰＦは食べすぎるようにできている

さて、ようやくここまでたどりついた。ここで、ＵＰＦが人体に影響をおよぼす仕組みをめぐる科学的知見をまとめておこう。

・物理的、化学的、熱的な加工によって食品マトリックスが破壊されるせいで、ＵＰＦは概してやわらかい。そのため、食べるスピードが速くなり、一分あたりの摂取カロリーが大幅に増え、食べ終わったずっとあとまで満腹感を得られない。顔の骨のサイズと骨密度を低下させ、歯の問題を引き起こす可能性もある。

・ＵＰＦはたいてい乾燥していて、脂質と糖質が多く、繊維が少ないため、カロリー密度がきわめて高い。そのせいで、ひと口あたりの摂取カロリーが多くなる。

・食生活から多様な自然食品を駆逐する。これはとりわけ低所得層で顕著である。また、ＵＰＦそのものも微量栄養素が不足していることが多く、それが食べすぎの一因になっている可能性もある。

・口で感じる味の信号とＵＰＦに含まれる栄養素とのミスマッチにより、代謝と食欲に変化が生じる。その仕組みは理解されはじめたばかりだが、どうやら食べすぎの原因になっているようである。

・UPFには依存性があるため、人によってはどか食いを避けられない。

・乳化剤、保存料、加工でんぷんなどの添加物はマイクロバイオームに悪影響をおよぼし、それが炎症を引き起こす細菌の増殖を許し、腸を漏れやすくする可能性がある。

・UPFの手軽さ、価格、マーケティングは、なにも考えずつねに食べろとわたしたちを駆りたて、それが間食の増加、嚙む回数の減少、早食い、消費量の増加、虫歯につながっている。

・UPFは添加物と物理的加工により、満腹感を司るシステムに直接的な影響を与える。そのほか、添加物は脳や内分泌機能にも影響するかもしれない。包装材のプラスチックが生殖能力に影響をおよぼすおそれもある。

・UPF製造に用いられている生産手法は膨大な額の補助金を必要とし、環境破壊、二酸化炭素排出、プラスチック汚染を駆りたて、それが全人類に害をなしている。

科学的な論拠は重要だ。それがあるからこそ、公衆衛生に関心をもつ人たちが、UPFには問題がある、考慮しなければならないと訴えられる。しかし、こうした科学的な論拠が本当の意味での変化を生む可能性は低いのではないかとわたしは心配している。なぜなら、業界がさらなる加工という手段で反応するからだ。

実際、もうそうなっている。乳化剤がマイクロバイオームに害をもたらすというのなら、プロバイオティクスをいくらか追加しよう。食品がやわらかすぎるのなら、もっとガムを増やせばいい。エネルギー密度が高すぎるのなら、人工甘味料を加えればいいではないか。超（ウルトラ）加工に対する業界の解決策は超超（ハイパー）加工、別の言い方をすれば成分変更（リフォーミュレーション）というわけだ。

これは業界にすればたいへん便利な戦略になる。なにしろ、UPFパッケージに表示する警告をめぐる議論の時間稼ぎができるのだから。だが、成分変更では効果は出ないだろう。その理由はふたつある。

第一に、いま世界中で食事関連疾患を引き起こしている超加工製品の多くは、すでに成分変更されている。UPFは過去四〇年以上にわたり、ずっと成分変更されてきた。四〇年前には、肥満の急激な増加を背景に、脂質のかわりに糖質が使われるようになった。二〇年前には炭水化物を追い出す動きが起きたが、それも肥満率の上昇にはなにも影響しなかった。人工甘味料の追加も成分変更だ。脂質をガム類に置き換える――それも成分変更だ。

あなたが食べるものはほぼ例外なく成分変更を経ているが、その意図するところはさらに壮大になっている。アーチャー・ダニエルズ・ミッドランド社（ADM、売上は八五〇億ドルほど）はマイクロバイオームへの害との関連が指摘された成分（乳化剤、安定剤、加工でんぷん）を製造しているが、酵素、プレバイオティクス、プロバイオティクス、ポストバイオティクスもつくっているほか、カスタマイズ方式のマイクロバイオーム関連サービスも販売している。同社の予測によれば、マイクロバイオームの健康を改善するサプリメントの市場は、二〇二六年までに九一億ドル規模に達するという。プロバイオティクス粉末と乳化剤をどちらも入れられるのに、わざわざ乳化剤を取り除く企業なんてあるだろうか？

だが、UPFの成分を調整しても、人間にとってよいものにはならないだろう。わたしがそう考える主たる理由は、UPFがそもそもできるだけ大量に購入され、できるだけ大量に食べられるようにつくられていることにある。そして、あまり食べられない食品がたくさん食べられる食品と同じくらい売れることは絶対にない。*

そう考える公衆衛生の専門家、小児科医、栄養学者はおおぜいいるが、わたしたちは業界からすれば部外者だ。そんなわけで、わたしは業界内の人たちに話を聞きにいった。

わたしが読んだ学術論文の多くは、食品のサプライチェーンではなく、むしろ価値のサプライチェーンにかんするものだった。食品のバリューチェーンと言ってもいい。そして、そうした論文を読んでいるうちに見えてきたのが、供給された食品をわたしが食べる一方で、食品供給とは逆向きの、わたしが払う金の流れも存在することだ。ミトコンドリアのタンパク質を通って流れる電子さながらに、金は素材製造会社や加工会社を通って流れる。加工の各段階で、たいていは助成金を得て生産される低品質の作物から少しずつ金が引き出されていく。

たとえば、トウモロコシの芯の人間向け市場はとても小さいが、そのトウモロコシを高果糖のコーンシロップに変えれば、もっとたくさん金を稼げる。なにしろ、コーンシロップはほとんどの風味つき飲料市場の基礎となる材料であり、バーベキューソースから冷凍アップルパイまで、ほぼあらゆる製品の添加物にもなる。トウモロコシは加工チェーンに沿って一方向に流れ、金はそれとは反対の方向に流れる。加工の段階を経るたびに、トウモロコシからつくれる製品の可能性は広がる。保存可能期間をのばし、香味特性に手を加え、成分調整すれば、トウモロコシの芯をディナーに食べる変わり者よりもはるかに幅広い層の消費者に訴えるものになる。超加工を経たあとのトウモロコシなら、昼でも夜でも、アスリートでも子どもでも、妊婦でも忙しい勤め人でも、おやつがほしい人でも食べられるようになる。

牛乳には、ベビーフードやヨーグルトやアイスクリームほどの付加価値はない。トマトはそれほどたくさん食べられないが、ケチャップに、あるいはピザやパスタソースに変えれば、その市場は途方もなく大きくなる。

そこには食料供給をめぐる錯覚が存在するが、複雑さを増す加工の原動力になっているのは、なによりもまず金の流れだ。

この金の流れをたどり、途中にある行動の動機を理解したかった。企業は過剰に消費されることを狙って食品を製造しているのか？　そして、この点が重要なのだが、事業のあり方を変えるという選択肢が企業にあるのか？

わたしが出発地点としたのは、UPF商品が売れたときに最後になにがしかの金を受けとる人――農業従事者だ。エディ・リクソンはこのときもまた、話をしながらウシに餌をやっていた。風の強い寒い日で、頭上では赤い凧がくるくる舞っている。エディのように農業をするのは、金を稼ぐ方法としては最高とは言えない。それでも、自分の土地を所有していることを思えばエディは幸運なほうだ。UPFの金がエディのもとへたどりつくころには、残されているものは多くない。農業従事者の取りぶんは、家庭で食べられた食品の消費支出の平均二七％で、外食ならその割合はいっそう小さくなる。[1]牛肉の生産は、ブランド品の製造とは違う。ブランドをもっていれば、消費者がそのブランドを買いたがるので、ずっと高い値段をつけられる。エディがつくっているのは商品であり、彼の生産物は隣人の生産物と入れかえられる。「価格を決めるのは市場です」とエディは話した。「わたしがコスト上昇を理由に値上げを求めたら、スーパーはどこか別のところで牛肉を仕入れるだけです。搾取されるのを避けようがないんです」

フードチェーンのあらゆる段階ではたらいた経験があるエディは、とりわけ深い見識をもっている。農業をはじめるまえはウェイトローズのバイヤーで、若いころにはケロッグで営業員を務めていた。当時のケロッグは新スナックを売り出そうとしているところだった――シリアルバーの〈ニュートリグレイン〉だ。エディはイングランド南部のスーパーマーケットをまわってその新製品を売りこみ、

＊　体脂肪率の高い人ほどたくさん食べるのだから、わたしたちを太らせることは食品企業の利益になると考える人もいる。だが、食品企業のなかの人がそれを企むことはないと思う。彼らの主たる関心は次の四半期であり、未来の食欲ではない。

営業目標を達成したときにはボーナスをもらっていた。

エディがランドローバーの後部にミネラル混合飼料の袋を積みこんでいるあいだに、わたしはニュートリグレイン・バーの成分を調べた。グルコースシロップ、グリセロール、クエン酸、転化糖シロップ、パーム油、デキストロース、果糖、メチルセルロース（例のマイクロバイオーム研究で齧歯類の腸を出血させたカルボキシメチルセルロースと似た分子）、大豆レシチンが含まれている。リンゴピューレ、濃縮果汁、小麦粉も入っている。

エディはこれをヘルシーだと思っていたのだろうか？「コンビニにあるほかの朝食の選択肢、たとえば〈マース〉バーなんかに比べれば、ヘルシーだと言われていました。スーパーの担当者にもそう言って、買うように説得していました」とエディは話した。「わたしがどう考えていたかは関係ないんです」

そんなわけで、エディはそのバーをスーパーマーケットに売っていた。スーパーがバーをたくさん買うほど、ひとつあたりの値段は安くなる――つまりスーパーには、たくさん購入し、ひいてはたくさん売る動機があるということだ。バーを購入したら、スーパーはその代金のぶんだけ赤字になる。したがって、客に必死で売らなければいけない。一方のエディの上司は、エディたちのチームの力を借りて、できるだけ多くのバーを売ろうとする。この単純なニュートリグレインのバリューチェーンのなかにいる全員が、ひとつの動機で動いている――なにかと言えば、できるだけたくさんバーを売ることだ。バーの開発担当者からそれを売る人にいたるまで、システムのなかのだれひとりとして、販売数を減らすなんて考えもしない。だいたい、そう考えたところで、そもそもなにかが変わるのか？　ケロッグは軍拡競争の渦中にあり、同じような新製品のバーを同じような健康強調表示で売る競合他社を相手にしている。どの会社も売上をできるだけ増やすべく、店舗の販売スペースをめぐって争っている。ケロッグが意を決して立ち止まったとしても、そのスペースはほかの会社のほかの製品がたちまち埋めてしまうだろう。

ポール・ハートも、ユニリーバのアイスクリーム部門にいたころの経験として、同じような話をしてくれた。あたりまえと言えばあたりまえだが、その部門のプロジェクトはアイスクリームであり、公衆衛生ではない。ポールのチームの仕事は、感覚と味の体験を向上させることだった。そこにはコスト削減を求める厳しい圧力もあった。アイスクリームに革新をもたらした立役者たちとはたらいていた当時のことをポールが話してくれた。ノズルと空気混入を専門とするゲーリー・ビンリーは、凍った泡をさまざまな形状や層で押し出す新手の方法をひっきりなしに発明していた。「アイスクリームは新しいものでも専売品でもありません」とポールは説明した。「アイスクリームの軍拡競争では、競争力を保とうと思ったら、つねに進化しつづけないといけないんです」

ポールは見るからにそうした科学者たちに心酔していた。ビンリーが発明したノズル関連特許のリストを見たら、わたしにもその理由がわかった。[2] ポールたちのチームは〈ビエネッタ〉や〈ツイスター〉をはじめ、わたしの世代の定番だったアイスクリームのいくつかを開発していた。「〈ツイスター〉はとくに複雑な、螺旋状の押出です」とポールは称賛をこめて話した。「それに、チームが考えていたのは、ひたすら製品のことだけでした」[*]。天才とは、さまざまなかたちをとるものなのだ。

ポールは商品開発に用いられる試食団（パネル）について話してくれた。試食パネルにはふたつのタイプがある。ひとつは専門家のパネル。ポールは長年にわたり、低脂肪スプレッドを試食する専門家パネルに

＊　ポール・ハートによれば、フレーバー放出を専門とするパトリック・ダンフィという名の科学者は、ある朝、目を覚ましたときに、マーガリンの技術を応用して水を脂肪のなかで乳化させ、保湿用リップスティックをつくれないだろうかと思いついたという。「彼は〈リップスパ〉を発明したんですよ！」とポールは言った。「ひとつ八ポンド！　あなたの唇を潤します」

加わっていた。低脂肪スプレッドとその挙動について、ポールの知らないことはない。この専門家パネルの役割は、個人の好みではなく、客観的な判断を下すこと——人間の口を分析装置として用いて、あらゆる種類の可変要素を吟味することにある。「ひとつの製品について、あらゆる種類の可変要素を網羅する星形図をつくります。ざらざら感、塩辛さ、さくさく感、麦芽感、ひりひり感、ねばりけ、などなど」とポールは話した。そのあと、製品は消費者パネルに送られ、こんどはおいしさや食べる量が重点的に検証される。そうした情報がまた研究室に戻され、製品は次なる進化を遂げる。

エディやポールの観点からものごとを見ると、食品会社を「邪悪」と罵倒するのは、あまり分別のあることではないような気がしてくる。

金の流れをさらに上流までたどったわたしは、ロバート・プラウマンに行きついた。米国を拠点とする多国籍投資銀行のシティグループではたらくプラウマンは、欧州・中東・アフリカの一般消費者向け製品部門の責任者を務めている。企業が資金調達や買収や身売りをつうじて野心的な戦略目標を達成するのに手を貸し、「とりわけ食品と素材のバリューチェーンに重点を置いて」いる。

超加工を価値の付加として理解するようになると、たんに乳化剤を加える、というような単純な話ではないことがわかってくるはずだ。プラウマンのような銀行家や弁護士やコンサルタントは、わたしたちがUPFに払う金からも価値を引き出す。プラウマンはおそろしく流暢に話し、一時間の対話のあいだ、いちどたりとも「ええと」と言いよどむことがなかった。彼の装いも、いかにも「ええと」知らずの人のそれだった。

わたしはプラウマンに食品業界を説明してほしいと頼んだ。「食品業界にかんしては、じつのところ、少数の大手企業からなる航空機製造業界のような、しっかりした定義はないんです」とプラウマンは話した。「食品業界は巨大かつ複雑な生態系(エコシステム)です。数十万にのぼるあらゆる規模の生産者がいます。チョコレートのように、わりと整理統合されている部門もありますが、全体としては、世界中にさまざまな種類の関係者がいます」

だが、食品業界にはいくつかの階層がある。大規模な農業企業と小自作農からなる農業事業者は、それぞれの作物や動物を食品生産者に直接売ることもあれば――こちらのほうが多いが――一次加工業者に売ることもある。この階層には、たぶんあなたが聞いたことのない巨大農業企業が存在する――前述したＡＤＭ、ブンゲ（売上四三〇億ドル）、カーギル（一一四〇億ドル）、ルイ・ドレフュス（三六〇億ドル）。米国と欧州を拠点とするこの四社（いわゆるＡＢＣＤ）が、穀物の世界貿易の大部分を握っている。

そのほか、オーラム・インターナショナル（五〇〇億ドル）やウィルマー・インターナショナル（五〇〇億ドル）など、アジアを拠点とする大企業もある。小麦、コメ、植物油、チョコレート、砂糖、コーヒー、食肉など、いわゆる「バーティカル」市場に特化した企業もあれば、食品製造（加工でんぷん、ペットフード、グルコースシロップ）、商品（パーム油など）の貿易・購入・流通、家畜の飼育を手がける企業もあるし、はては金融サービス部門をもつ企業まである。こうした企業が、前述の一七種類の動植物を扱い、ＵＰＦ製造の基本材料として使われるペースト、粉末、油に変えている。

その上にある階層が、価値を付加するための食品素材をつくる企業の世界だ。ここでつくられているのは食感や風味をつけるための添加物で、多くはＵＰＦに入れられる。そのおかげで、パッケージ上で「低カロリー」、「低脂肪」、「低糖」と主張できるようになり、食品が長もちし、おいしくて食べやすいものになる。

ロバート・ブラウマンに言わせれば、「メガトレンド」として数十年前からずっと食品業界を動かしてきたのは、おいしくて手軽で金を出す価値がおおいにある食品を求める消費者の需要だという。「それに加えて、わたしたちはもっとヘルシーなものや、ごほうび的なものものほしがります」とブラウマンは話した。「そしてもちろん、倫理的で持続可能な材料調達に関心をもつ消費者も増えています。ですから、食品業界はそうしたニーズのすべてを満たすことに全力を注いでいるんです」

その上の階層にいるのが、一次加工業者と食品素材企業から材料を買い、それを超加工してＵＰＦにする企業だ。そうした多国籍企業、中規模企業、スタートアップ企業がさらに製品を売ってようやく、あなたもご存じの小売事業者にたどりつく。

プラウマンは企業の行動の動機を率直に説明した。「どの企業も、環境や持続可能性という点で正しいことをしようと努めていますが、企業は金を稼ぐためのビジネスでもあるんです。金融市場と大口投資家は成長、利鞘、キャッシュフロー、配当金に価値を置きます。上場企業のＣＥＯのよしあしは、企業が出した結果と株価で判断されます」

環境や持続可能性目標などの結果は？　「たしかに、投資家は環境・社会・ガバナンス（ＥＳＧ）で企業を判断するようになっていますし、経営幹部の報酬もＥＳＧ目標と結びつけられるケースが増えています」とプラウマンは話した。だが、市場は財務上の結果のほうに大きな関心を向ける。「売上の成長、利鞘の拡大、利益の成長といったようなことです。ちなみに、これはほかのどの業界でも変わりません」

もちろん、そのとおりだ。ここで食品企業にとれる選択肢はふたつある。価格を高くして、同じ販売数でもっと金を稼げるようにするか。でなければ、もっとたくさんの数を、もっとおおぜいの人に、もっと頻繁に売るか。金をめぐる企業の軍拡競争では、どの会社もあらんかぎりの速さでこうしたことを同時にこなしているのだ。

ＵＰＦは購入量や消費量を極限まで増やすようにつくられているのか。わたしはその疑問をプラウマンにぶつけてみた。「どの会社も絶えず新商品を出し、製品を改良しています。もちろん、もっとたくさん売りたいと思っているでしょう」と彼は答えた。企業成長の必要条件を満たす方法はいろいろある。人口の増加、新市場への進出、他社の市場シェアの奪取。「それから、そうですね、既存の消費者の支出を増やす方法もある。食品業界にいる人の多くは、たいていの業界と同じく、売上目標を行動の動機にしています」

プラウマンの見解によれば、企業が自分たちだけで公衆衛生の問題に取り組むのは非常に難しいという。「どこかの企業が『うちの会社でそれをどうにかする』と言うのは、とても難しいでしょう」とプラウマンは説明する。「それほど大きな会社は存在しません。コストがかかりすぎて、結局はなにも改善されないでしょうね。正しい道筋を示すルールは、政府が定めなくてはいけません。なにしろ、そうした決まりへの対処だったら、企業はじつにうまくやれるのですから。二〇一八年に英国で導入されたソフトドリンク業界の砂糖税を覚えているでしょう――あれで結果的に、ソフトドリンクとして消費される砂糖が大幅に削減されました」

わたしが話を聞いたかぎりでは、食品業界のあらゆる階層にいるだれもがそれに同意している――規制は業界の外から課されなければいけない。そして、それはかならずしも経済を損なわない。多くの人が指摘しているように、製薬や煙草といった規制のとくに厳しい業界は、とくに利益をあげている業界でもある。

プラウマンの紹介で、わたしは食品を専門とする経営コンサルタントに話を聞いた。この人物は名前を明かすことを望まなかった。ここで話すことは個人の見解であり、自由に発言したいから、というのがその理由だ。この人物とプラウマンは、大量の情報を気前よく話してくれた。どの情報も完璧にまとまっていて、わたしにも理解できるほどシンプルだった。

食品メーカーが食べすぎを誘う製品を開発しているのは、そのほうが金を稼げるからではないのか。わたしはそう質問してみた。たとえば、ある会社が二種類の調合の朝食用シリアルを試し、試験期間中にそのうちの一方で食べる量が五％増えるとわかったら、そちらの調合が市場に出るのでは？

「そうですね……」――コンサルタントはそこで言いよどんだが、そのようすは、「ばかな質問」なんてものはないと生徒に請けあったあとにありえないほどばかな質問をされた教師を思わせた――「……朝食用シリアルを売る会社にすれば、シリアルがたくさん売れるのはよいことでしょう。当然です」

次に、プラウマンはイブラヒム・ナジャフィを紹介してくれた。ナジャフィは英国第二のアイスクリーム会社フロネリのCEOで、フロネリはネスレとフランスのプライベートエクイティ・ファンドPAIのジョイントベンチャーだ。いまやわたしは、エディまでたどりつくちょろちょろの小川から遠く離れた、金(かね)の川の源流に近づきつつあった。工学の博士号をもつナジャフィはイラクで育った。これほど自分の仕事に情熱を注いでいる人には、なかなかお目にかかれないだろう。「わたしの仕事は、人々を笑顔にすることです。われわれは本当にラッキーです。アイスクリームをつくって、アイスクリームを売って、アイスクリームを食べて、それでお金をもらっているんですから。ご承知のように、われわれはそれを仕事と呼んでいます」

それは楽しそうだ。だが、わたしはナジャフィの行動の動機を知りたかった。「当社にはオーナーがいますが」とナジャフィは話した。「それとは別の出資者――株主ではないかもしれませんが――が消費者です。というのも、消費者はお金をつうじて票を投じているわけですから。消費者を満足させなければいけません」。この消費者を満足させるという要件は、業界内のあらゆる人が強調していた。公衆衛生の観点からは食品業界が人々に製品を押しつけているように見えても、業界内から見ると、むしろ需要に応えているように感じられるのだ。

ナジャフィはイラクで過ごした子ども時代のことを話してくれた。彼の母親は自宅でアイスクリームをつくっていたという。「卵、砂糖、本物のクリーム、本物のバニラを使っていました。当社も同じことをしています。それよりも大規模ですが」。この主張こそ、UPFの定義の核心だ。ナジャフィの母親のアイスクリームとほぼすべての市販アイスクリームとの明らかな違いは、そこにあるだろう。乳化剤、安定剤、香料など、無数の添加物が入っている製品について、ナジャフィの意見を訊いてみた。当然と言えば当然だが、ナジャフィはフロネリがさまざまな製品をつくっていることを指摘した。「当社の〈ケリーズ〉アイスクリームを、あなたが家でつくるものと比べてみてください。ほとんど同じです」。わたしはケリーズの成分を調べてみた。成分表は「コーンウォール産全乳、クロテッドクリーム、砂糖」ではじまるが、乳化剤と安定剤も含まれている。「それを使っているのは、卵は扱いが難しくて高価だからです。適切な価格(プライス)ポイントを達成することがとても重要なんです」。近年に英国で起きた卵をめぐるサルモネラ騒動も、この言いぶんを補強している。

わたしたちはＵＰＦの増殖ぶりについて議論した。ナジャフィは規制と表示をめぐるわたしの意見を正確に見てとれる場所だろう。アイスクリームはある意味、世の人々がその影響を驚くほどすんなり受け入れた。公衆衛生の教育、とりわけ低所得層や移民集団の教育にかんしても、進歩的な見解をもっていた。「教育をもっと早い年齢からはじめる必要があります。その責任を政府が担わなければいけません」

ナジャフィは自社の顧客と製品の質を真摯に気にかけている。その点については、わたしも心から納得した。そうはいっても、ケリーズ・アイスクリームの目的は、彼の母親お手製のアイスクリームの目的とは根本的に違うのではないか？　それを検証するのは難しい。どちらも甘いおやつで、喜びを生むようにつくられている。だが、ケリーズにはまた別の経済上の目的があるような気がする。もしかしたら、目的というよりは義務かもしれない。ナジャフィの母親は供給量を抑えようと思えばそれを選択できるが、こと販売量の抑制にかんしては、ケロッグではたらいていたときのエディ・リクソンと同じように、ナジャフィ自身にも身動きがとれないのかもしれない。ブレーキをかけたいと思っても取締役会にかけなければならず、その取締役会は株主に対して責任を負っている。

ＵＰＦの販売量を減らしたいと思ったら、どんな会社であれ、それと同じ問題に直面することになる。会社はその所有者に対して責任を負っている。大手食品企業のほとんどは株式を公開している——つまり、だれでも一部を買えるということだ。そしてそれは、各企業のかなりの部分をブラックロック、バンガード、フィデリティといった少数の超大手ファンドが所有していることを意味する。そうしたファンドが管理する資産額は、あわせて二〇兆ドルを超える。わたしは大手資産管理会社のとあるシニア投資家に電話をかけ、多国籍食品企業について質問した。「そうした企業は、本当の意味で自社のビジネスモデルの主導権を握っているわけではありません」とその投資家は話し、ダノンを例に出した。

機関投資家はダノンのかなりの割合を所有している。「ダノンのだれかが、環境や公衆衛生を理由に食品の販売数を減らすべきだと提案したら——」と投資家は話した。「その人は、販売数を増やす方法——つまりはもっと金を稼ぐ方法とだいたい同義ですが——を見つけた人と比べると、あまり出世できないでしょう」。その投資家の説明によれば、食品の販売数を減らしてもうけを大きくする方法はいくつかあるが、大手企業はそうした選択肢をどれもすでに試してきたという。価格は市場の許す上限まで引き上げられているし、生産効率も限界に達している。「膨大な数の人に、大量に売らないといけません」と投資家は続けた。「だから、低所得国と中所得国が重要なんです。米国や英国はほとんど飽和していますからね」

多くの人にとってそれは自明の理かもしれないが、ダノンの元ＣＥＯ、エマニュエル・ファベールにとってはそうではなかった。ファベールはＥＳＧ（環境・社会・ガバナンス）目標を象徴するＣＥＯだった。イングランド銀行元総裁のマーク・カーニーはラジオ番組『ＢＢＣリース・レクチャー』のなかで、金ではない価値を創出する企業に触れた際にファベールを称賛していた。ファベール主導の改革をつうじて、ダノンは株主優位の構造を合法的に放棄し、そのかわりに環境、従業員、供給業者の保護などのほかの目標を掲げた最初の企業になった。ファベールは「ミルトン・フリードマンの影像を引き倒した」と宣言した。すでに故人となっているフリードマンは、一九七〇年に「企業の社会的責任は利益を増やすことである」と題した先駆的な評論を書いたノーベル賞経済学者だ[3]。ところが、ダノンの取締役会はファベールの取り組みに異を唱えた。投資会社ブルーベル・キャピタルに解任運動を仕掛けられたすえ、ファベールは二〇二一年三月に職を失った。

世間の熱意に応えたアクティビスト投資〔企業価値の向上をめざす投資〕のそのほかの取り組みも、実際に投資家の資金が犠牲になることが明らかになると行きづまった。ブラックロックはサステナブル投資〔投資先企業の経営陣に積極的に提言し、ESGにかかわる目標を投資先選定の重要な要素とする投資〕を声高に唱えてきたが、その後、気候にかんする計画の開示を企業に求める方針を後退させた[4・5]。その理由は単純――ブラックロックの顧客は、公的・私的年金制度機関、政府、保険会社、各種基金、大学、慈善団体、そしてせんじつめれば、個人で投資をしたり被用者年金を基金に頼っていたりするあなたやわたしだ。ブラックロックには、長期的に安定した金融パフォーマンスを達成する義務がある。見方によっては、わたしたち全員が食品会社の成長を求め、その成長のためにアマゾンの森林伐採を要求しているとも言える――少なくとも、年金をかけていたり、もらっていたりする人たちはそうだ。なんといっても、年金基金は成長という概念のうえに成り立っているのだから。食品企業から投資を引きあげるという提案もあるが、それがうまくいく可能性は低い。投資の引きあげ（ダイベストメント）はたいてい、株価に大きな影響をおよぼさない[6]。なぜなら、配当金をもらえる株を喜んで買う人がかならずいるからだ。企業の行動を変えたいのなら、現実的な方法は収入源を断つ以外にない。

それについて、前述の気前のいい経営コンサルタントの意見を訊いてみた。「ここ二五〇年で、じゅうぶんな食料の供給という点では、信じられないほどの成果があがっています。そしてそれは、利益追求という動機に導かれてきました」とコンサルタントは話した。「ですから、そこからすばらしいものが生まれることもあるんです」。だが彼の見解によれば、数々の外部コストは問題だという。「システム内の動機は、ひとえにもっとたくさんつくって売ることにあります。自浄能力のない市場を適切に規制するためのルールの策定は、政府が担うべきです。自己規制では、たいした効果はないでしょう。企業というものは、そもそもの根本からして、商業のための組織です。企業の動機は、次の半年や一年について一生懸命に考えることにあるんです」

収入源を断つにはUPFの需要を減らせばいい。それはつまり、たとえば加工食品やジャンクフードの販促を抑制する政策を意味する。「販促が過剰な消費を駆りたてていて、目標が肥満を減らすことにあるのなら、私見ですが、そこに手をつけるのは、考えるまでもないことだと思いますよ」

この会話をした数日後、英国政府はくだんの経営コンサルタントが話していた販促規制——高脂質・高塩分・高糖分の製品の「ひとつ買えばひとつ無料」キャンペーンを禁じる規制——の導入を延期した。

わたしが話をした食品業界内の人はみな、自分自身の力よりもはるかに強大な競争の力にがんじがらめになっていると感じていた。消費者はヘルシーな食品を食べたいと言うかもしれないが、にもかかわらずUPFを買う。なにを売るかはスーパーマーケット——そしてもちろん株主——が決めるのだ。

企業は金もうけのために、ただ金もうけのためだけに存在する。そんなこと、いまさら言うまでもないと思う人もいるだろう。だが企業の内部には、その点をめぐる混乱がまちがいなく存在している。マーク・カーニーのような人も同様だ。カーニーは明らかに、ダノンにはもっと違う選択ができたはずだと考えていた。

コカ・コーラ社のアーメット・ボーザー元社長は、ある講演のなかで自社の目的をあけすけに語った。すでに世界を征服したかに見えるブランドがさらなる成長を生み出すにはどうすればいいのか。

それについて、ボーザーはこう話した。「世界人口の半分は過去三〇日でコカ・コーラを一本も飲んでおらず、過去一週間でコカ・コーラを一本も飲んでいないティーンエイジャーは六億人にのぼります。その事実からすれば、炭酸のように刺激に満ちたチャンスがあると思います」

この発言の陽気な率直さは大好きだ。だれもが一日少なくとも一本のコカ・コーラを飲むようになるまでは、成長のチャンスが存在する――そしてそのあとは、一本のコカ・コーラだけではたりない、ということになるのだろう。ボーザーやコカ・コーラ社の倫理を批判する人は、企業の義務というものを誤解している――法で別のことを義務づけられないかぎり、そうしないわけにはいかないのだ。

どの会社がなんと言おうが、企業の目的はひとつだけ。それを理解しなければ、現実的な解決策は生まれない。その目的はほかのあらゆる目的にまさる。あなたの食べるものを製造している大手企業は例外なく、社会や環境に貢献する自社プロジェクトの紹介にウェブサイトのかなりの部分を割いている。そこに嘘いつわりはない。そうしたプロジェクトは評判をよくするにはうってつけだ。しかし、そのどれひとつとして、株主のために価値を創出するという目的を妨げることはできないのである。

このたったひとつの目的を理解すれば、みずからが生み出した問題の解決策を販売するような、矛盾する行動の多くも腑に落ちる。たとえば、ネスレは二〇〇六年に減量関連ブランド〈ジェニー・クレイグ〉を買収し、体重管理市場（というよりも、体重管理市場の裏側）に参入した。[7] 当時のネスレ会長兼CEOのピーター・ブラベック＝レッツマットはこの買収について、ネスレが「体重管理を大きな強みとする栄養・健康・福祉企業」へと変容するための重要な一歩だと述べた。[8]

ネスレはその一環として、〈リーン・クイジン〉というUPFシリーズを開発した。ここで〈リーン・クイジン〉のチキンと野菜のグリルの成分表を紹介しよう。「調理済みリガトーニ・パスタ（水、デュラム小麦セモリナ、小麦グルテン）、水、調理済み味つきチキン（鶏むね肉、水、大豆タンパク質分離物、加工コーンスターチ、加工タピオカでんぷん、トウモロコシ由来マルトデキストリン、塩、リン酸ナトリウム、調味料〕、トマト入り果汁〔クエン酸〔酸味料〕、塩化カルシウムを含む〕、イエローズッキーニ、ブロッコリー、ニンジン、パルメザンチーズおよびロマーノチーズ〔牛乳由来〕、加工コーンスターチ、タマネギ、サイダービネガー、トマトペースト、塩、砂糖、ニンニクピューレ、大豆油、オリーブ油、ブラウンシュガー、酵母抽出物、バジル、オレガノ、塩化カリウム、香料、スパイス」

わたし個人の意見を言わせてもらえば、体重増加と減量のサイクルから利益を得ている会社にその問題を解決する製品をつくれると考えるのは、いくらなんでも無理筋ではないだろうか。

減量ソリューションのほか、ネスレは食事関連疾患の治療薬への関心も深めてきた。たとえばニュートリション・サイエンス・パートナーズは、ネスレ・ヘルスサイエンスと製薬・医療グループのハチソン・チャイナ・メディテックが五〇対五〇で出資したジョイントベンチャーだ。ニュートリション・サイエンス・パートナーズは胃腸の健康に重点を置いているが、将来的には代謝性疾患や脳の健康といった分野に拡大する可能性もある。[10]二〇一一年には、胃腸分野の診断や認可スペシャリティ医薬品〔希少疾病薬を含む高額医薬品、バイオ医薬品、再生医療製品など〕を専門とするプロメテウス・ラボラトリーズも買収した。この会社はもしかしたらもうすでに、みずからが一角を占めるフードシステムの引き起こしたいくつかの健康問題を診断・治療するのに貢献しているかもしれない。

本書執筆時点で、ネスレはヘイリオンの買収を検討していると見られる。ヘイリオンは製薬大手グラクソ・スミスクライン（ＧＳＫ）の一般消費者向け医療・健康（コンシューマーヘルスケア）製品部門で、[11]同社のウェブサイトにはこう掲げられている。「当社の消化補助健康製品は、世界中の膨大な数の人に心強い癒やしをもたらしています。胸やけ、胃酸過多、胃腸の不快感の治療にかんしてたしかな遺産をもつ当社は、〈イーノ〉や〈タムス〉をはじめ、市場を代表する信頼の製品をとりそろえています」

一方、ダノンは数百にのぼる子会社をもち、うち少なくとも二社は製薬会社と見られる。[12]

＊＊＊

これは想像にかたくないが、当の企業内では、そうしたプロジェクト——喘息用吸入器、コミュニティ農業など——が善行のように認識されている。同じ企業の別の部門が疾患や環境破壊の原因になっていようが、そう認識されるのだ。おそらく、アマゾン地域へ進出したときのネスレも、よいことをしていると考えていたのだろう。二〇一七年の『ニューヨーク・タイムズ』の記事では、当時のネスレの食品研究開発部門トップだったショーン・ウェストコットの発言として、肥満は安価な食品を広く普及させる際の予期せぬ副作用だったとの見解が伝えられている。「どのような影響が出るのか、われわれは予想していませんでした」

ＵＰＦ満載の船を公衆衛生インフラのない奥地のコミュニティに送りこんだら、肥満や虫歯を招くおそれがある。栄養にかんする専門知識の深さを自負する会社がその可能性を予想できなかったのな

＊　ジェニー・クレイグは自社ウェブサイト上で次のように主張している。「学術誌『ネイチャー』にて発表された最新研究では、当社の革新的な〈リチャージ・バー〉を含む、かつてないほど効果的なプランを遵守すると、減量と血糖値の低下にかんして驚くべき成果をあげられることが示されています」[8]。その研究は『ネイチャー』で発表されたものではない——『インターナショナル・ジャーナル・オブ・オビーシティ』で発表されたもので、本書で言及したコカ・コーラの出資研究のいくつかもこの雑誌に掲載された。この雑誌が『ネイチャー』のグループ誌だというのはやっかいな話だが、これをネイチャーと呼ぶのは、親会社が同じだからといってシュコダをベントレーと呼ぶようなものである。

＊＊　ジェニー・クレイグは業績の悪いブランドを処分する大きな動きの一環として、二〇一三年に非公開の金額で売却された[9]。

＊＊＊　みずからが引き起こした問題の解決策を売る会社の例として、わたしが個人的に気に入っているのは、世界最大の煙草製造会社フィリップモリスだ。二〇二一年七月、フィリップモリスはベクチュラ・グループを一一億ポンドで買収することで同意した[13]。ベクチュラは当時、二億ポンドにのぼる売上の大部分を煙草関連疾患の治療に関係する製品群から得ていた。

ら、それこそ驚きだ。

ネスレには、世界でもとくに貧しい地域での製品販売に特化したセクションがいくつもある。たとえば、ネスレ中央・西アフリカ地域と呼ばれる部門は、アンゴラ、ベナン、ブルキナファソ、カメルーン、カーボベルデ、中央アフリカ共和国、チャド、コンゴ共和国、コートジボワール、コンゴ民主共和国、赤道ギニア、ガボン、ガンビア、ガーナ、ギニアビサウ、ギニア、リベリア、マリ、モーリタニア、ニジェール、ナイジェリア、サントメ・プリンシペ、セネガル、シエラレオネ、トーゴで製品を売っている。

大手食品会社は例外なくそうした地域で製品を売り、ますます大きくなっている。地球上のほぼどんな場所でも冷えたコーラを買えるのに、ワクチン一本を工場からひとりの子どものもとへ届けるまで低温保存しておこうとすると大きな難題になってしまう。公衆衛生を担う医師は、いつもそれに驚かされる。

わたしたちの食品をつくっている企業には、自社のつくる食品や製造方法を決める選択権がない。多くの人には、その食品を買うか否かを決める選択権がない。だが、状況をよくするために、少しだけ違う選択をできるグループがふたつある——政府と医療関係者である。これには医師、看護師、公衆衛生学者、栄養学者のほか、世の人たちのためにはたらくというただひとつの目的の遂行を誓ったすべての人が含まれる。

そうした人たちのなかに、いくつかの解決策がある。それを次章で見ていこう。

19　わたしたちが政府に要求できること

これはカルロス・モンテイロから聞いた、一九七〇年代なかばの彼の医学校時代の話だ。当時はモンテイロの妻もやはり医学生で、ふたり一緒に授乳にかんするクラスに参加した。ちょうど妻が最初の娘を妊娠中だったので、二〇年後に同じようなクラスに参加したわたしのケースよりも、たぶんそこで聞いたことはふたりの記憶にしっかり残っただろう。モンテイロは講師の名前まで覚えていた。

「オズワルド・バラリンという人でした」

医学部にはモンテイロの妻のほかにも、妊娠している学生や若い医師が何人かいた。その全員に毎月、物資の入った小包が送られてきた——入っていたのは、おむつと乳児用調製粉乳だ。娘が生まれると、モンテイロ夫妻はしばらく母乳で育てたが、すぐに送られてきた調製粉乳に切り替えた。それはごく普通のことだったとモンテイロは言う。「わたしが栄養不良を研究していた僻地の谷間でさえ、女性たちは調製粉乳をもらうために、給食センターに登録していました」

数年後、モンテイロは研究のためにニューヨークを訪ねた。そこで出会ったのが、デリック・ジェリフとパトリス・ジェリフという英国人夫妻だった。小児科医のジェリフ夫妻は乳児の栄養不良を研究し、その一連の論文のなかで、乳児用調製粉乳業界が低所得国で展開している押しの強いマーケティングを綿密に記録していた。なかでも注目されていたのが、ネスレの販売手法である。資格をもたず、研修も受けていない販売員が「育児ナース」としてそれらしい格好をして、影響を受けやすい新米の母親に調製粉乳の利点を説いて勧めるのだ。以来、そうした手法については、避けられたはずの数千人の死亡とのつながりが指摘されてきた。[1]

ネスレをはじめとする調製粉乳販売企業は四重の危機を引き起こしていた。

第一に、粉ミルクはきれいな水を使ってつくられた場合でさえ、死にいたる感染症のリスク上昇と結びついている。[2・3・4・5] これはおそらく、乳児のマイクロバイオームに影響をおよぼすせいだろう。第二に、ネスレが調製粉乳のマーケティングを展開していたのは、汚染されていないミルクをつくれる可能性がゼロに近いコミュニティだ。[6] そうした低所得国では、子育てをする親はたいてい哺乳瓶を一本しかもっておらず、それをきれいに洗う方法もなく、下水で汚染された川や井戸の水を使わざるをえない。また、識字率が低いため、ミルクを適切につくるのもきわめて難しい。

第三に、最初のサンプルこそ低価格で、それどころか場合によっては無料で提供されるものの、母親が母乳を分泌しなくなるころには値段が引き上げられるため、さらなる貧困が生じ、乳児やそのきょうだいが危険にさらされる。たとえば東アフリカでは、乳児に適切にミルクを与えようと思ったら、労働者の給料の三分の一を超える金がかかる。

第四に、母親が金の節約のためにミルクを薄めるせいで、乳児（すでに下痢性疾患にかかっているケースも多い）が栄養不足になることがあると見られる。「そうした状況では、微量と言ってよいほどに薄められたミルクが大量の細菌とともに与えられる結果、飢餓状態と下痢につながり、死にいたることがあまりにも多い」[7・8]

調製粉乳企業がマーケティングとして母乳育児を「時代遅れで非効率的」と触れまわっている事例を洗い出したジェリフ夫妻は、一九七二年に「商業起因性栄養不良」なる語を考案した――要するに、企業が引き起こす栄養不良ということである。[9] 現代の肥満も商業起因性疾患と言える。

メディアの報道もそれに続いた。『ニュー・インターナショナリスト』誌の一九七三年八月号の表紙には、ザンビアにある乳児の墓の写真が掲載された。その墓には、哺乳瓶とからっぽの粉ミルク缶が母親の手で供えられていた。[10・11]

一九七七年までに、最大手メーカーであるネスレがＮＧＯによる世界的なボイコットの標的になった。それに触発され、米国議会上院の健康小委員会の委員長だったエドワード・ケネディ上院議員は、大手調製粉乳会社の代表に議会での証言を求めた。

モンテイロはジェリフ夫妻とともにその公聴会を追っていた。真っ先に証言した人のひとりが、ネスレのブラジル事業のトップだったオズワルド・バラリン博士だった。ほかでもない、モンテイロ夫妻が参加した例のクラスの講師である。「わたしたちに送られてきた調製粉乳は、ネスレのものでした」とモンテイロは話した。「バラリンをつうじて、医学生や研修医の名前と詳細が残らず会社に渡っていたんです」

公聴会はネスレにとっては災難だった。バラリンはこんな主張を展開した。識字率が低く、きれいな水を確実に利用できない地域で製品を売りこむのはまずい判断かもしれないが、そうした問題やそこから生じる乳児の死亡への対処は、ネスレの責任の範疇にない。さらにボイコットについては、自由主義世界の経済制度に対する攻撃だと主張した。一方のケネディは、バラリンが自由市場の意味するところを誤解していると指摘した。言うまでもなく、ボイコットはどんな自由市場システムでも重要な手段のひとつとして認知されている。

このスキャンダルをきっかけに、「ＷＨＯコード」として知られる方針文書が生まれた。ＷＨＯの意思決定機関である世界保健総会（ＷＨＡ）が活動家とともに策定したこのコードは、乳児用調製粉乳のマーケティングにかんする指針を定めたものだ。

これはうまいやり方だった。調製粉乳を禁じたり課税したりする方針がとられていれば、大きな悪影響が生じただろう。乳児用調製粉乳はUPFだが、必要不可欠な食品という点で、UPFのなかでも独特なものだ（ただし、安価で入手可能なカロリー源がそれしかない状況では、ほかのタイプのUPFでも必要不可欠になることがある）。人には調製粉乳を利用する権利がある。そして、利用する自由もあるべきだ。そのためには、調製粉乳は安価で高品質、かつ広く手に入れられるものでなければならない。また、人にはさまざまな授乳方法の利点と害にかんする正確な情報を知る権利もある。そしてそれには、誤解を招く主張にさらされない権利も含まれる。

ネスレは評判の立て直しに努め、ジョージ・クルーニーが自分の評判を賭けにさらしてネスレのコーヒーメーカー〈ネスプレッソ〉の広告に出てもいいと思うくらいには回復した。だが、ジェリフ夫妻が一九七〇年代はじめに述べたような危険なマーケティングはいまだに続いている。

調製粉乳業界のマーケティング予算は、年間三〇～五〇億ドルというほとんど理解不能な額にのぼる――WHOの年間運営予算の全額に匹敵する金額だ。この業界の予算に後押しされ、乳児用調製粉乳と離乳期以降の幼児向けのフォローアップミルクの市場は、世界人口の八倍にのぼるスピードで膨らんでいる。一九九八年には、この市場の規模は一五〇億ドルに満たなかった。それがいまや、五五〇億ドルをはるかに超えている。[12] その結果、低所得国では生後六カ月未満の乳児の六〇％超が調製粉乳で育っている。[13] それが肺炎と下痢の発生率にひどい悪影響をおよぼしている。肺炎と下痢は、世界全体で子どもの死の二大原因となっている感染症だ。

『ランセット』に掲載されたレポートの推計によれば、母乳育児がごく一般的だったなら、低所得国と中所得国の八〇万人を超える子どもの死を防げた可能性があるという。[14] この数は、そうした国々で死亡する全乳児のおよそ一五％にあたる。中国、インド、インドネシア、メキシコ、ナイジェリアでは、調製粉乳の利用が年間二三万六〇〇〇人を超える子どもの死と関連していると指摘されている。[15・16] 五歳未満の子どもの死を防ぎたいのなら、調製粉乳のマーケティングを制限することが唯一にしてもっとも効果的な介入策だろう。[17]

とりわけ気がかりな統計値がある。市場が拡大しているのは、たんに調製粉乳で育つ子の数が増えているからではないのだ。売上の増加は、ひとりひとりの摂取量が増えたことにも起因している。二〇〇八年には、子どもひとりの年間摂取量は平均で五・五キログラムだったが、いまではほぼ八キログラムに達し、増加率は四〇％を超える。[18]その原因はマーケティングか、でなければ調製粉乳をとびきりおいしくする新成分にある。

ケンブリッジ大学の研究チームの調査では、子育て中の親の多くが、必要量をはるかに超える調製粉乳を乳児に与えていることがわかった。言うまでもなく、ミルクはあらゆる問題――泣きやまない赤子、歯が生えかけた時期のむずかり、など――を解決する。その結果、調査対象の乳児の摂取カロリーは、ＷＨＯの推奨値を一日あたり数百キロカロリー上まわっていた。泣きやまない、むずかり、嘔吐などの症状を理由に家庭医の診察を受け、アレルギーか胃食道逆流と診断されて高価な治療用特殊ミルクを処方された乳児もいた。ところが、親が子に与える調製粉乳の量を推奨量まで減らしたところ、多くの乳児でそうした症状が解消された。[19・20・21・22]

粉ミルクはすぐに捨てるたぐいのものではないので、ものすごくおいしく、したがって速く摂取される製品にすることがビジネスの肝になる。その結果、調製粉乳で育てられた乳児の体重は、母乳で育った乳児よりもはるかに速く増える。わたしも子をもつ親なので、それがどれほどの満足感を生むかはわかるが、健全とは言えない。

そのほか、もっとわかりにくいマーケティングもある。インペリアル・カレッジ・ロンドンの小児アレルギー専門コンサルタントのボブ・ボイルは、子どものアレルギーを研究するかたわら、パッケージに記載された健康強調表示も調査している。英国食品基準庁、[23]日本アレルギー学会、[24]オーストラリアガイドライン、[25]米国小児科学会[26]によれば、特殊ミルクでアレルギーを防げるという証拠はない。

にもかかわらず、ダノン・ニュートリシアはボイルのある研究を根拠に、自社のプレバイオティクス栄養補助調製粉乳を使えばアレルギーの家族歴がある乳児の湿疹が五〇％以上も減少することが「臨床的に証明されている」と主張していた。しかも、そのボイルの研究ではまったく逆の知見が得られていたにもかかわらず、である。

そうした主張は有害だ。本来ならその必要がない乳児で高価な調製粉乳の使用を促すことになってしまう。

わたしが二〇一八年に実施した調製粉乳業界の調査では、[27] 母乳だけで育った乳児でも牛乳アレルギーと診断されると喧伝するマーケティング手法が明らかになった。そのアレルギー診断に用いられた症状はおそろしく幅広く、どんな子でも診断を逃れるのは不可能に近いほどだった（発疹、過敏性、下痢、疝痛など）。さらに、母乳育児をしている母親には乳製品を避けることが推奨されていた。そのせいで、ただでさえたいへんな仕事にさらなる障壁が加わり、母乳育児を望む女性がしたいようにすることがいっそう難しくなっている。

この調査では、医療従事者がどれほど業界にとりこまれているかもあらわになった。調製粉乳業界は基礎研究に出資し、国の授乳ガイドラインの策定者に出資し、職能団体に出資し（ごく最近まで王立小児科小児保健学会も含まれていた）、患者に情報を提供する慈善団体やウェブサイトに出資している。わたしが取材した当時の王立小児科小児保健学会長は、ネスレの科学顧問委員会の一員だった。

これは大きな問題である。英国のような国で、自由意志と最善の情報にもとづいて各家庭で調製粉乳を使うと決めたのなら、それはよい選択だろう。だが英国では、授乳のあらゆる面に業界の影響がおよんでいるせいで、母乳育児をしたい女性が障壁に直面し、支援を得られない状況に置かれている。ここ数世代にわたり、英国の母乳育児率は世界でも最低水準にある。スウォンジー大学のエイミー・ブラウン公衆衛生学教授の説明によれば、母乳育児経験のある姉妹や母親、医師、助産師、コミュニティナースが身近にいないと、母乳育児をするのがきわめて難しい環境が生まれるという――それまでの人生で受けてきたあらゆる教育に調製粉乳業界の資金が絡んでいるとなれば、なおさらだ。

だが、授乳方法がもつ意味は、健康アウトカムよりもさらに広い。ブラウンによれば、母乳育児は母体の健康維持、宗教、推奨される育児方法などの多くの理由から女性にとって重大事となることがあり、その点は哺乳瓶では解決できないという。「母乳育児ができないと、産後うつのリスクが高まるおそれがあります。母乳育児を選択できた女性では、そのリスクは大幅に低くなります」。自分が望むよりも早く母乳育児をやめた女性は、自分の望むかたちで授乳していた女性よりも産後うつになる率がはるかに高く、ブラウンがそうした女性たちから話を聞くと、トラウマや喪失といった言葉が出てくるという。[28]

現在の英国の環境はあらゆる母親にスティグマを与えており、マーケティングの害があらゆる人におよんでいる。とりわけ、調製粉乳による育児や母乳との混合育児を試み、そうしなければいけないという義務感から、問題解決を謳いながら実際には効き目のない高価な製品に金を費やしている人たちは大きな害を被っている。

すでにお気づきかもしれないが、本書はちゃんとした食べもののすばらしさを称える本ではない。それと同じように、この章はひとつの授乳方法の利点をめぐるものではない。*わたし自身、一九七八年にロンドンで生まれた大半の赤ん坊と同じように、調製粉乳で育った。母は家族にとって正しい選択をした。双子とキャリアを抱える母は、そのおかげで早く仕事に復帰して経済的な安定を手に入れ、それがわたし自身の生活にも大きな自由をもたらしてくれた。だから、安全に授乳されているかぎり、育児者がそれぞれの子どもにどう授乳するかは、わたしの気にするところではない。オリンピックの金メダリストやノーベル賞受賞者にも、調製粉乳で育った人はたくさんいる。

だが、前述のようなマーケティング手法が一九六〇年代と七〇年代に世界中で子どもの死を招いたことをきっかけに巻き起こった議論は、UPF全般をめぐる政策を考えるための枠組みになる。乳児用調製粉乳ほど考慮が難しいUPFはない。したがって、これはよい足がかりになるはずだ。

調製粉乳マーケティングをめぐる話からは、NOVA分類グループ4の食品規制をどのように考えるべきかについて、おもにふたつの政策上のアイデアが得られる。

第一に、政策の策定やそのための情報提供にかかわる人たちは、直接的にも間接的にも、食品業界から資金を受けとるべきではない。第二に、権利と自由を拡大するための最善策は、マーケティングを規制することである。

まず、政策決定における業界の役割から見ていこう。授乳をめぐる政策への影響という点で、乳児用調製粉乳業界に利益相反があるのは明らかだ。利害が一致する点もあるが（安全で良質な製品をつくる、など）、企業の目的は調製粉乳で金をもうけることにあり、それは母乳育児か調製粉乳育児かに関係なく、世界中の乳児のニーズと対立する。

この影響力を排除することが、なによりも重要なステップになる。健康促進のための政策イニシアチブをずらりと並べたリストを考案するのはとても簡単だが、業界と協力している状況では実現不可能だ。

政策決定者――これには医師と科学者も含まれる――は、規制する側に立っていることを自覚しなければいけない。

肥満をはじめとする食事関連疾患は、乳児用調製粉乳の不適切なマーケティングが世界中で引き起こした健康問題と同じく、どれも商業起因の疾患である。したがって、その害を制限しようとする人たちは、原因である企業と敵対関係でなければならない。

だからといって、食品業界が本質的にモラルに反しているとか、政策決定者は業界と話をするべきではないと言っているわけではない。だが、だれであれ金を受けとるべきでないのはたしかだと思う。

目下のところ、米国と英国の状況はそれとはかけはなれている。

英国では、ＵＰＦ業界は食料政策に深くかかわっている。本書の「はじめに」で触れた六〇〇を超える政策案がどれひとつとして功を奏していない理由はそこにある。

その点をはっきり説明してくれたのがヘレン・クローリーだ。謙虚ながら栄養政策にかんする実力者であるクローリーは、英国全土の社会的弱者の食の水準向上をめざし、四〇年近くを費やして利益相反と闘ってきた。彼女が立ち上げた慈善団体〈ファースト・ステップ・ニュートリション・トラスト〉は、妊婦と乳幼児の食事ではＵＰＦを避けるよう昔から推奨している。「政策は政治家がつくるものだと思っているかもしれませんが」とクローリーは説明した。「細かい部分は、たいていテーマ別検討グループ（ＳＩＧ）が練り上げます――具体的には、慈善団体やＮＧＯ、医療関係者を代表する職能団体などです」

そうしたさまざまな組織は、政府に対する発言力をもっている。そのうちのひとつである英国栄養財団は、いわく「信頼できる栄養関連情報を一般市民、教育者、組織が利用できるようにするために存在する市民目線の慈善団体」だ。「政策立案の相談役[37]」を自認する同財団は、栄養政策、コミュニケーション、学校での食の教育に重点を置き、無数の政府機関と契約を結んできた。財団のメンバー

＊　この脚注では、授乳にかんして、独立した研究で得られた最良の証拠を紹介するが、子育ての（たいていは、かなりつらい）その時期を過ぎているのなら、読み飛ばしてしまってもかまわない。母乳をまったく飲まずに育った乳児、部分的に母乳を飲んで育った乳児、母乳のみで育った乳児を比較した質の高い独立研究は数多くある。どの国でも、調製粉乳は全死因死亡、下痢および肺炎による死亡[29]、肥満および２型糖尿病[30]、中耳炎[31]、不正咬合[32]、喘息[33]、乳幼児突然死症候群[34]のリスクの大幅な上昇と関連している。また、母乳を飲まずに育った子どもでは、母親のＩＱを考慮したあとでも、ＩＱスコアが大幅に低くなることが示されている[35]。調製粉乳による授乳は母親の健康にも影響を与える。これはおもに、卵巣がん、乳がん、２型糖尿病を防ぐ母乳授乳の効果がなくなるためである[36]。

は政府の顧問団に加わっている。そしてこの財団は、ほぼ思いつくかぎりの食品会社から資金提供を受けている。たとえば、コカ・コーラ、ネスレ、モンデリーズ、ペプシコ、マース、ダノン、ケリー、カーギル。[38]

似たような状況は米国でも見られる。栄養士をトレーニングし、国の食料政策の立案に協力している栄養・食事療法学会は、食品業界とがっちり結びついていることがわかっている。査読つき学術誌『パブリック・ヘルス・ニュートリション』に掲載されたレポートによれば、同学会はコカ・コーラ、ペプシコ、ネスレ、ハーシー、ケロッグ、コナグラなどの食品会社や業界団体から四〇〇万ドル以上を受けとっていたという。[39]しかも、これは二〇一一年から二〇一七年までの期間にかぎったものだ。さらに、ペプシコ、ネスレ、ＪＭスマッカーの一〇〇万ドル超相当の株式を含め、少なからぬＵＰＦ企業の株式も保有していた。[40]

一方、大西洋の反対側に話を戻すと、英国糖尿病学会の企業パートナーにはブーツ、テスコ、アボットが名を連ねている。[41]王立がん研究基金にはコンパス、ロードシェフ、スリミング・ワールド、テスコ、ウォーバートンが出資している。[42]英国心臓財団はテスコの資金を受けとっている。[43]英国栄養士会にかんしては、アボット、ダノン、クォーンが現役の戦略パートナーに名を連ね、サポーターにはそのほかの食品会社も並ぶ。[44]

英国のシンクタンク〈社会正義センター〉がまとめた肥満政策にかんするレポートでは、身体活動とスポーツは「わが国の肥満危機と闘うための重要な基礎」であるとされ、「食品および飲料業界が政府や市民社会と協力し、子どもの肥満に終止符を打たなければならない」と述べられている。そのすべてがまちがいというわけではないが、どことなく示しあわせて協力しているような感がある――このレポートにダノンとアズダが出資していることを考えれば、さほど意外ではないかもしれないが。レポートの著者のひとりが明かしているところによれば、販促をめぐる表現を薄めてほしいと出資者に要請されたという。

業界との協力や業界からの資金提供はあまりにも、あまりにもあたりまえのことになっている。そのせいで、資金を受ける団体の多くは、ＵＰＦを製造・販売する企業と協力するとブランドの「ヘルスウォッシュ」〔欠点を覆い隠して体裁をとりつくろうことを意味する「ホワイトウォッシュ」と健康を意味する「ヘルス」を組みあわせた造語。実際にはヘルシーではないのに、ヘルシーであるというイメージを与えることを意味する〕を許すことになると完全には認識していないのかもしれない。企業にとって、これは根拠薄弱な保証を宣伝する絶好のチャンスであり、自社の事業に立ちはだかる施策の「任意性」を求めて闘うあいだの時間稼ぎ戦術でもある。コカ・コーラ（たとえば）から金を受けとる一方で肥満と闘っていると主張する組織は、たんなるコカ・コーラの宣伝部門の出先機関でしかないのだ。

英国では、フードアクティビズムとＵＰＦ業界の境界もひどく曖昧になっている。

ジェイミー・オリヴァーは二〇年近くまえから英国を代表するフードアクティビストのひとりとして、学校給食の質の改善や食の教育の向上を求める運動に携わってきた。最近では、ジャンクフードの「ひとつ買えばひとつ無料」プロモーションを終わらせる活動にもかかわった。

オリヴァーは二〇三〇年までに肥満児童の数を半減することをめざす運動を展開しており、現在は〈バイト・バック２０３０〉という慈善団体に資金を提供する出資者連合の一員でもある。この慈善団体の目的は、不適切な食品マーケティングに異を唱えて英国の肥満政策に関与できるように若者たちを啓蒙することにある。

わたしはジェイミー・オリヴァーと面識があるし、バイト・バック２０３０の人たちと仕事をした経験もある。彼らが子どもの健康の向上をめざしていることは疑っていないし、オリヴァーと実際に会ってともにはたらいたことのある人の多くも、子どもの健康を思う彼の献身的な取り組みを証言してくれるだろう。* だが、二〇二一年一〇月に開催されたバイト・バック２０３０のユースサミットで見たものには不安を抱いた。

その会議で、オリヴァーは情熱あふれる若き活動家の一団と同席していた。多くはわたしも知りあいで、尊敬している人たちだ。その若き活動家たちと並んでいたのが、当時のKFCイギリス社長のポーラ・マッケンジー、テスコの最高顧客責任者アレッサンドラ・ベッリーニ、デリバルーのCEOをはじめとする、食品業界のそうそうたる大物たちだった。

そのサミットの議論は熱っぽいが漠然とした約束の入り乱れるもので、出席者全員の目的をもれなく反映しているような感があった。若者たちのなかには説得力のある発言をしている人もいたが、わたしの印象では、食品業界のほうがこのイベントから多くを得ているような気がした。肥満と闘う活動家とKFC（だけではないが）の利害は一致していないし、一致するはずもないことが、その会議では理解されていなかった。肥満を気にかけているというKFCの主張には説得力があったし、それはたしかにそのとおりなのだろう。だがこの企業は、大量のUPFを売ることを所有者から求められている。肥満との闘いのパートナーになれるはずがないのだ。

バイト・バック2030は〈フードシステム・アクセラレーター〉と呼ばれる活動も立ち上げたが、こちらはKFC、テスコ、コスタコーヒー、ダノン、デリバルー、イノセント、ジェイミー・オリヴァー・グループ、コンパス・グループ／チャートウェルズUKがパートナーになっている。若き活動家が各企業と手を組み、消費者が実際に製品に求めているものについて、経営幹部の理解を深められるように協力するのだという。

バイト・バック2030の最高責任者ジェイムズ・トゥープはこう語っている。「手ごろな価格で栄養のある食品を手に入れる権利は、すべての子どもにあります。ですから、この八社が変化を導く取り組みを強化し、力を注いでくれるのはすばらしいことです。ここに集まった企業は、この国の買いものと食の習慣を体現しています。バイト・バックのねばりづよい若き活動家たちがそうした企業と協力し、未来のフードシステムをかたちづくっていくのだと思うと、とても胸が躍ります」

非常に熱のこもったお墨つきだが、わたしの意見を言わせてもらえば、このお墨つきをもらった当の企業には、たいしたことはできないだろう。その理由は、ロバート・プラウマンとエディ・リクソンがすでに説明してくれた。

このユースサミット自体の主催者を務めたトータス・メディアは、マクドナルドやユニリーバといったパートナー企業と密に連携しており、最近では「ベターフード指数」なるものを発表している。さまざまな情報源から集めたデータをもとに、環境、価格の安さ、栄養、経済的な持続可能性などの分野で各企業がどれくらい「有言実行」しているかを一〇六種類の指標で評価するというものだ。トータスによれば、ベターフード指数の狙いは、「検証する力を保ち」、「食品業界の慣行のうち、最良のものと最悪のものを明確にする」ことにあるという。

わたしのように、授乳の世界にかかわったことのある多くの人にとってはかなりの驚きだが、この指数の首位にいるのは、ほかならぬネスレである。持続可能性、社会、倫理にかんするおもな指標をもとに企業の成績を評価するトータスの「責任100指数」では、ユニリーバが三位につけている（以前は一位だった）。

こうしたランキング結果と、健康や環境にかんしてネスレとユニリーバが言われていることのつじつまをあわせるのはひどく難しい。たとえば、二〇一九年のグリーンピースの報告書では、インドネシアの山火事との結びつきがとりわけ深い三〇のパーム油生産業者グループのうち、ネスレは二八の業者から、ユニリーバは少なくとも二七の業者から材料を購入していたとされている。[45] ほかの例につ

＊　たとえば、長年オリヴァーとともにはたらいてきたヘレン・クローリー博士は、オリヴァーの善意をわたしに力説した。

いては本書の一八章を読んでほしい。

オリヴァー本人も食品業界にがっちり食いこんでいる。オリヴァーの会社はUPF（境界ぎりぎりの製品だが、それでも香料が入っているのでUPFと言える）を製造し、UPFの製造と小売を手がけるテスコやシェルから資金を得ている。そうした企業が提供するオリヴァーの調理済み食事シリーズのセットには、〈チェリーコーク〉、〈ドクターペッパー〉、〈ファンタ〉などのドリンクや、ウォーカーズ社の〈MAXケンタッキーフライドチキン〉フレーバーポテトチップスのようなスナックも含まれる。

そこには明らかに、食品業界が子どもの肥満を抑制する活動のパートナーになれる、食品業界が資金を出しても活動が損なわれることはない、という雰囲気がある。しかも、それに対してどこからも異議が唱えられていないように見受けられる。

喫煙の害の有無をめぐる研究をする医師に煙草メーカーのフィリップモリスが出資すべきだと思う人はいない。ブリティッシュ・アメリカン・タバコから資金を受けている慈善団体が煙草関連の法律の策定にかかわるべきだと考える人もいない。健康にかんする食料政策がそれとどう違うというのか？

議論の場から業界を排除するためには、法規制を変えるまえに、まず文化を変える必要がある。煙草業界に喫煙関連疾患の責任があるのと同じくらい、食品企業には食事関連疾患の責任がある。その理解が広がれば、活動家がUPF業界と手を組むのは恥ずべきことだとする考え方が徐々に浸透していくだろう。もちろん、業界と話をせずに国の食料政策をつくることはできない。だが、政策の立案と策定にかかわるすべての人が、規制対象になる業界から資金を受けとらないようにすることはできる。業界との関係は、パートナーシップに類するものにはなりえない。

業界を会議室から追い出すほかにも、検討する価値のある具体的な政策がいくつかある。

チリは世界でもひときわ肥満率が高く、成人の四分の三が過体重もしくは肥満の状態にある。政府当局がとりわけ危機感を抱いているのが、世界最悪の水準にある子どもの肥満率で、六歳児の半分超が過体重か肥満だ。

チリは二〇一六年、カロリー、糖分、塩分、飽和脂肪酸を多く含む飲食物のマーケティングを規制し、黒い八角形のラベル表示を義務づける一連の政策を施行した。対象となる食品については、学校で出すことを禁じ、重い税金も課した。[46]

この一連の政策により、卵形のチョコレートに玩具が入った〈キンダーサプライズ〉の販売が禁じられ、*ケロッグ社のトニー・ザ・タイガーや〈チートス〉のチェスター・チーターなど、動物キャラクターのイラストがパッケージから排除された。チートスを製造するペプシコと〈フロステッド・フレークス〉（英国では〈フロスティーズ〉の名で売られている〔日本では〈コーンフロスティ〉として販売されている。トニー・ザ・タイガーはこのシリアルのマスコット〕）のメーカーであるケロッグは訴訟を起こし、この規制は知的財産権の侵害であると主張したが、本書執筆時点ではパッケージにトニーとチェスターは登場していない。

政策立案の実務面のお手本になりそうなこのチリのアプローチでは、国民の意見を聞いたうえで試験や実効性のテストが実施された。一般人からなるグループ会議では、参加者全員が明快なラベル表示を求めた。

このラベルは大きな効果を発揮しており、対象となった食品の購入量は減少している。そして、お

＊　キンダーサプライズの禁止後、製造会社であるフェレロ社の幹部は、この玩具は販促用の仕掛けではなく「菓子の本質的な一部」であると主張した。また、チリ駐在のイタリア大使は「フードテロリズム」だとして、公衆衛生を管轄するチリの大臣を非難した。[47]

そらくここがもっとも重要な点だが、規制施行以来、対象製品を買わないでと子どもが親に頼むようになったことが研究で示されている。[48]

これは、わたし自身が子どもを相手にした経験とも一致している。子どもたちは賢い。たしかに、マーケティングの影響は受けやすいが、そのときの気分だけで動いているわけではない。自分の健康を、そして親の健康を気にかけているのだ。

そうした政策で肥満の状況を変えられるかどうかはまだはっきりしていないし、継続的な業界の圧力に耐えられるかも不明だ。それでも、この問題に取り組む際のひとつのひな型にはなる。よい選択ができるときには、人はそうするものなのだ。

具体的なことを言えば、わたし個人としては、ひとりひとりのUPF摂取量を減らすことを政策の目的にすべきだとは思っていない。それは政治家の仕事ではない。ザンドがそうだったように、わたしもああしろ、こうしろと指図されたくはない。

UPFを食べることの倫理については、わたしは本当になんの意見ももっていない。友人たちはだれも信じてくれないが、でも事実だ。あなたがなにを食べようが、子どもになにを食べさせようが、わたしは気にしない。目標にするべきは、あなたの生きる世界に本当の意味での選択肢があり、どの選択肢でも自由に選べるようにすることなのだ。

NOVA分類システムは、食事関連疾患や環境破壊を引き起こす食品について考えるための完璧な方法とは言えない。それはなぜかと言えば、そもそも完璧な分類など存在しないからだ。それでも、わたしの経験からすれば、多くの人がやめるのに苦労している特定の食品を把握できると同時に、少なくとも選択の余地のある人が食事の選択肢にかんして視野を広げる効果があると思う。

八〇％UPFダイエットに挑戦し、UPFをやめたくなるかどうかをたしかめてみることにしたザンドもそうだった。

＊＊＊

ＵＰＦダイエットをはじめたザンドは、その初日にコスタコーヒーから電話をかけてきた。ソーセージロールを買おうとしているところだという。お高いやつだ。「これを食べてもいいのか、知りたくてさ。炭酸カルシウムはＵＰＦ？」

わたしのところには、いまではこの手の電話が友人たちからしょっちゅうかかってくる。じつを言えば、意外でもなんでもない。現代英国の繁華街で売られている軽食の多くには、いわゆる「クリーンラベル」〔消費者が望む材料を使って製品をつくり、その材料を消費者にわかりやすく表示したラベル〕がついている――わたしがマリア・ローラ・ダ・コスタ・ロウザダに質問した例のラザニアと同じだ。いや、炭酸カルシウムが入っていても、そのソーセージロールはＵＰＦにはならない、とわたしは答えた。それが「だめな」材料にカウントされないのは、法律の定めによってほとんどの精白小麦粉に添加されているからだ。炭酸カルシウムは、要するにチョークである。

それでも、ザンドはともかく成分表の残りを読み上げた。「豚肉、小麦粉（炭酸カルシウム、鉄、ナイアシン、チアミンを含む）、無塩バター、タマネギ、ジャガイモ、低温殺菌卵、塩、白ワインビネガー、菜種油、粉末スパイス（黒コショウ、白コショウ、ナツメグ）、コリアンダー、パセリ、セージ、乾燥タイム、酵母、粗挽き黒コショウ。だいじょうぶかな？」

低温殺菌卵についてわたしに質問するザンドのうしろで、まわりの人たちがいらだちはじめているのが聞こえた。「こんなの、うちのキッチンにはないぞ」。ザンドに公平を期すために言っておくと、ふと気づくと心のうちで同じような議論を展開していることは、わたしにもよくある。ＮＯＶＡ分類のおかげで、食品の目的をつねに考えずにはいられなくなっていたのだ。この食品は、健康なんて気にかけない環境でつくられたものか？　気候変動や肥満を引き起こすフードシステムのなかにあるものか？　そのソーセージロールの設計プロセスを知っている？　大量摂取を後押しするシステムによってつくられたものか？　やわらかい？　カロリー密度は？

わたしがやわらかさとカロリー密度の説明をはじめると、ザンドはカロリーを読み上げた。一〇〇グラムあたり二九四キロカロリー――ビッグマックよりもやや高く、マクドナルドのポテトとだいたい同じくらいだ。やわらかい？　それにかんする測定値はパッケージに書かれていなかったが、ザンドの印象ではやわらかいという。

たぶん、マークス&スペンサーの〈ベストエバー〉シリーズのソーセージロール（コスタで売られているもの）は、エネルギー摂取を調節する体内システムを転覆させる食品にあたるだろう。私見では、もっといろいろな材料が使われているほかのソーセージロールに比べれば、その威力は小さいかもしれない。グレッグスは自社のソーセージロールを「この国のお気に入り」と表現している。「この英国の定番は、風味豊かなソーセージと、それを包みこむさくさくでふんわりした黄金色のペストリーの層、そしてたっぷりの手間ひまと愛情でできています。それがすべてです。特別な工夫も、秘密の材料もありません」

アイスランドで売られているグレッグスのソーセージロールには、脂肪酸のモノおよびジグリセリドのモノおよびジアセチル酒石酸エステル、カルボキシメチルセルロースを含め、四〇ほどの材料が使われている。

このふたつの製品を直接比較できる実験を考案するのは難しい。膨大な数の有志の参加者が必要になるだろうし、両者の違いはごくごくわずかかもしれない。

ザンドはどこか別のところで、絶対確実にＵＰＦと言えるソーセージロールを探すことにした。

その後、ＵＰＦダイエット開始から三日目に、ザンドはＵＰＦを食べるのをやめた。以来、その決意は変わっていない。

20 UPFをやめたい人のために

あなたが個人的にUPFを食べるのをやめたいと思っているのなら、ザンドとわたしがしたことを試してみるといいかもしれない。つまり、何日か八〇％UPFダイエットをしてみるのだ。丸々四週間続ける必要はない。ちょっと試してみるだけでいい。とりあえず取り組んでみてほしい。あなたの目のまえには、NOVA分類グループ4の定義の境界線上にあるシェパーズパイやラザニアが置かれている。それには少しばかりのスパイス抽出物やデキストロースが入っているかもしれない。あなたは見極めようとする――これはUPFなのか？　そのうちにあなたは、マリア・ローラ・ダ・コスタ・ロウサダの言う「ファンタジーのような食品」の意味を理解するだろう。安いチョコレートやぴりっとしたポテトチップスをかじれば、フェルナンダ・ラウバーの声が聞こえてくるはずだ。「それは食物ではないんですよ。工業生産された食べられる物質です」

依存めいた関係があるかもしれないと自覚しているのなら、オンラインで「イェール食物依存症スケール（Yale Food Addiction Scale）」テストを検索することをおすすめする。自分が依存症だと思うのなら、できるかぎりの助けを求めてほしい――相手は友人でも家族でも医師でもいい。

一部のUPFは食べてもいいということにして、問題になっている製品を避けるアプローチをとってもいいかもしれない。危ない瞬間や危ない食品を認識している人もいるだろう。たとえば、友人と一緒にランチでＵＰＦサンドイッチを楽しんでもどか食いはしないが、空腹時に自宅でひとりポテトチップスを食べるとそうなる可能性が高い、といったケースだ。

それよりも、ＵＰＦをすっかり断つほうがずっと楽だと思う人もいるだろう。ザンドとわたしにとっては、それが最善の方法だった。わたしたちふたりのＵＰＦとの関係は一種の依存であり、わたしたちにとってはＵＰＦ断ちが唯一の解決策だったのだ。ザンドはＵＰＦをやめ、数カ月で二〇キログラムほど体重を減らした。ザンドはＵＰＦを完全に断っている。例外はいっさいない。

忘れないでほしいのは、ＵＰＦはたんなる物質であり、それをつうじて別の問題が現れ出るということだ。なにか理由があってＵＰＦを食べてしまうケースも多い。そうした理由はたいてい、おおぜいの人が別の物質の依存症に苦しんでいる理由と共通している。ＵＰＦと闘えるようにするためには、まずそうした別の問題の一部を解決しなければいけないかもしれない。問題がどこにあるのか、わかっている人もいるだろう。この点でも、まわりに助けを求めてほしい。

実際にＵＰＦを食べるのをやめるのなら、かわりに別のものを食べなければいけない。そうなると、時間的にも金銭的にも負担は大きくなるだろう。予算がかぎられている人向けのレシピ本はたくさんあるが、わたしがとくにおすすめする著者は、アレグラ・マッケヴェディとジャック・モンローのふたりだ。このふたりのレシピは安上がりかつ簡単で、しかもおいしい。料理には苦労がともなうだろうが、人類はかぎられた時間を苦労してやりくりしながらどうにか生き延び、はるばるあなたまでたどりついた。料理の苦労は、連綿と続くその営みにあなたを結びつけてくれるはずだ。

あなたの体重は減らないかもしれない。本書のはじめに、この本は減量本ではないと説明した。本書に先立つポッドキャスト（『食物依存（Addicted to Food）』）をわたしとともに制作したバリー・スミスは、その仕事のあとにＵＰＦをやめた。バリーの指導する学生たちは、彼のことを古代人バリーと呼ぶようになった。このあだ名は、ごくあたりまえのものを食べているだけで奇妙な食生活を送る変人のように見えてしまうほど、わたしたちのフードシステムが壊れていることを表している。ともあれ、UPFとおさらばしたバリーは、だったらチーズ、バター、ちゃんとしたパンを好きなだけ食べてもだいじょうぶだろうと考えた。ところが、わたしやバリーの年代の人は、マルトデキストリンの発明よりもはるか昔から体重を増やしおおせてきた。チーズの摂取量をほどほどにしないといけないのだとバリーが悟るまでに、そう時間はかからなかった。

わたしたちは超加工人類だ。しかしそれは、わたしたちの食べているものだけのせいではない。わたしたちが買うほかの多くの製品も、過剰な消費を促すようにつくられている。スマートフォンやアプリ、衣類、ソーシャルメディア、ゲーム、テレビ。ときには、そうした品々から得られるものよりもはるかに多くのものが奪われているように感じることもある。成長の要求とそれが人間の体や地球におよぼす害は、わたしたちの世界の構造にがっちり組みこまれ、ほとんど目に見えないほどなじんでいる。人によっては、そうしたUPF以外の製品を断つのも効果があるかもしれない。

最後になるが、ザンドがそうしたように、どうかあなたも自分のしたいことを自分で決めるようにしてほしい。そして、なにが起きたとしても、自分を責めてはいけない。そのかわりに、わたしに連絡して、ことのなりゆきを知らせてほしい。

あとがき――ペーパーバック版によせて
その後に起きたこと……と、よくある質問をいくつか

英国での本書発売から五カ月のあいだ、メディアではほぼ毎週のように、UPFの害と依存性をめぐる話がとりあげられていた。この本が世に出たのは、肥満と食事関連疾患にかんする国民のイライラが募っていた時期だった。どうやら世間では、みんなを不健康にしている食品カテゴリーの明快な科学的説明を受け入れる準備ができていたようだ。

そして迎えた二〇二三年九月二七日、主要全国紙がこぞってまた別の見出しを掲げた。そのうちのどれかを読んだ人もいるかもしれない。「超加工食品は体に悪いのか」と『タイムズ』紙は問いただした。「かならずしもそうではないと科学者は言う」[1]。『インディペンデント』紙も「じつは体にいい一〇の超加工食品」[2]と調子をあわせた。『テレグラフ』紙[3]などの新聞にも同様の見出しが躍った。『ニュー・サイエンティスト』誌が掲載した「超加工食品はつねに不健康なわけではない――英食品当局の見解」と題した記事は、こんなふうにはじまる。「ここ最近、超加工食品（UPF）とも呼ばれる高度に加工された食品をめぐり、その製造方法や人工成分を理由に、無条件にすべて不健康であるとする懸念が広がっているが、英当局はそうした懸念を退けた」[4]。友人、同僚、ソーシャルメディア上の見ず知らずの他人がそうした記事をわたしに送り、暗に（場合によっては直接的に）こんな問いを投げかけてきた――あなたはまちがっているのでは？

一連の記事は、前日に開かれたある記者会見を受けたものだった。その会見では、五人の科学者がUPFをめぐる科学的知見について「因果関係が示されているわけではない」と述べ、UPFに分類される食品のなかには、全粒粉パン、全粒シリアル、ヨーグルトのように、摂取を推奨すべき食品もあると主張した。そのかなり意外な見解の説明になりそうな記事を掲載したのは、たったの一紙、『ガーディアン』だけだった——記者会見で話した五人の科学者のうち四人に、じつはUPF製造企業との少なからぬ関係があったのだ。ただし、その事実が隠蔽されていたようすはなく、記者会見では利益相反の可能性が明示されていたようではあるが。

リーズ大学のジャネット・ケイド教授は、英国栄養財団の諮問委員会の委員長を務めている。同財団は企業会員としてマクドナルド、ブリティッシュ・シュガー、マースを擁し、ネスレ、モンデリーズ、コカ・コーラなどの企業から資金提供を受けている。また、ノリッジにあるクアドラム研究所のピート・ワイルド教授には、ユニリーバ、モンデリーズ、ネスレの研究支援を受けていた過去がある。

会見ではキアラン・フォード教授も発言した。3章に出てきた彼を覚えているだろうか？　フォードは当初、ある科学論文でネスレとの金銭的な関係を開示していなかった（あとで訂正はしたが）。さらに、11章で触れた別の論文では、ケリー・グループ（数十億ドル規模のUPF製造企業）の科学顧問委員会に加わっていながら「利益相反」はないと主張していたのではなかったか？　このときも、あとで利益相反にかんして訂正を申し入れていた。ガーディアンの報道によれば、フォードはペプシコやゼネラル・ミルズなどのほかの企業からも研究資金を受けとったことがあるという。そのフォードは例の会見の場で、UPFを避けろという助言には「栄養上、利点のある食品を悪者扱いしてしまうリスクがある」と述べていた。

同じくこの会見に出ていたイアン・ヤング教授は政府の科学諮問委員会（これについてはすぐに詳しく説明する）の委員長を務めており、それが会見の信憑性を高めていたようだが、彼にもユニリーバとシュガー・ビューロー（製糖業界が出資する組織）の研究資金を受けとった過去がある。[6・7]この関係はガーディアンの記事には書かれていないが、数年前、砂糖にかんする指針策定におけるヤングの職務に影響をおよぼしているのではないかと疑われた際に報道されている。[8]ヤングは『グローサー』誌に対して、「そうした食品企業の影響は受けていない」と話し、「透明性と誠実さを確保するためのプロセスが整備されている」とも語った。[9]

ガーディアン以外のメディアは、そうした利益相反[*]をいっさい指摘しておらず、ガーディアンでさえ、この話のもうひとつの側面には言及していなかった――五人の科学者のうちふたりは英国政府当局の関係者だが、記者会見そのものは政府当局が開いたものではなかったのだ。この会見を主催したのは、サイエンス・メディア・センター（SMC）という報道機関である。当のSMCが述べているところによれば、SMCはメディアをつうじて科学にかんする正確な情報を世間や政策立案者に提供するための機関だという。英国人が読む科学関連記事の多く――おそらくほとんどと言ってもいいだろう――は、SMCウェブサイトから引用されているか、SMCの寄稿者を使っているはずだ。科学をめぐる世間一般の論説に対するSMCの影響力は、英国においてはどれだけ誇張してもしすぎることはない。なにしろ、科学を扱うすべてのジャーナリストが頼りにする情報源なのだから。

SMCは「当センターのガバナンスと資金は、どちらも完全に独立したものである」と主張している。この話がどこへ向かうのか、たぶん読書には見当がついているのではないかと思うが、ともあれ先へ進めよう。さて、SMCの出資者はだれか？　記者会見後、『ブリティッシュ・メディカル・ジャーナル（BMJ）』は数週間をかけてそれを調査し、結果を公表した。その記事はまたたくまに同

＊　五人目の登壇者は英国食品基準庁のロビン・メイ教授だ。彼には記録に残る利益相反はなく、なぜ利益相反のある科学者たちと同じ壇上に立つと決めたのか、その理由はわたしにはわからない。

誌サイトの閲覧数一位になった。記事のタイトルは――「超加工食品会見の登壇者をめぐる論争は、英国における科学報道の中心にある利益相反問題を浮き彫りにしている」[10]。この記事で暴かれたのは、SMCが報道対象である業界の少なからぬ組織から資金提供を受けている事実である。たとえば、食品業界団体のフード・ドリンク・ヨーロッパ（加盟企業にカーギル、コカ・コーラ、ダノン、マースなどが含まれる）、ネスレ、プロクター&ギャンブル（ご記憶だと思うが、プリングルズの製造企業）などから資金を得ている。過去には、テート&ライル、ノーザンフーズ、クラフトフーズ、コカ・コーラからも直接的に出資を受けていた。BMJの記事では、タイムズの科学編集者トム・ホイップルの次のような発言が引用されている。「（SMCを）複数の触手をもつ科学界のヴォルデモート、われわれジャーナリストをだまされやすい操り人形と表現するのは容易だろう」。それはまさにぴったりの表現だと思う。

なんらかの科学論文が発表されると、SMCは研究の質とその背景にかんして科学者たちの反応を集める。そうして集まった論評はSMCのサイトに掲載される。反応を掲載する各ページのいちばん下には論者の利益相反の申告が記載されるが、たいていはなにも申告されていない。たとえば、レディング大学のギュンター・クーンレ栄養学・食品科学教授は、ここ一年ほど、UPFにかんするSMCの「専門家の反応」にちょくちょく登場している。どのケースでも、クーンレは「利益相反はない」と申告しているが[11・12・13・14]、ほんの少しの調査（と国際栄養政策の専門家スチュアート・ガレスピー博士による情報開示請求）だけで、マース（そう、〈マース〉チョコレートバーを製造しているマース）から無制限の研究助成金を受けていたこと、最近ではマースの社員と論文を共著していたことが明らかになった。クーンレが所属するレディング大学の学部は、業界の三社が主要な出資者になっており、いずれもUPFを製造している――マース、ペプシコ、ロケット・フレールの三社だ*。二〇一八年から二〇二三年にかけて、マースは同学部に研究資金として二六万二八三二ポンドを提供した。クーンレはBMJに対し、「センターの指針にしたがって『関連性のある』利益相反を申告しており、自身の利益相反にかんしてはつねにおおやけにしている」と話したが、その説明と実際に申告した内容とのあいだで整合性をとるのは非常に難しい。

どういう場合に「利益相反」と見なされるのか、その点をはっきりさせよう。クーンレ（やUPF業界の出資を受けたそのほかの人）がSMCサイト上で発言する場合、主要な利益にあたるのは、UPFが人間の健康に害をなすか否かをめぐる科学的証拠である。そうした証拠は、多くのUPF製品を含む製品群で金を稼いでいるマースの主要な利益と直接的に相反する。UPFが健康に害をなすか否かについてコメントしながらマースから金を受けとっているのなら、それは利益相反にあたる。だからといって、その科学者たちの発言がなにもかもまちがっているというわけではない。しかし、メディアや世間に対しては、チョコレート会社と関係のある科学者の意見には疑いの目を向けるように促したい。そうした場合に偏りが生じる可能性が高いことは、科学的証拠によって示されている。実際、どうかって？　クーンレはUPFが食事関連疾患の原因であるとする見方に懐疑的な立場をとっている。[15]

SMCサイトでUPFについてコメントした科学者**のうち、利益相反があるのはクーンレだけではない。このあとがきを書いている現在までの過去二年間で、SMCはUPF関連の科学論文一六本に対する反応を公開した。その論評の七〇％以上は、UPF製造企業との金銭的な関係が現在進行形で

＊　ロケット・フレールはタンパク質分離物、加工でんぷんなど、UPFで使われる材料を製造している。

＊＊　スキャンダルになったあと、クーンレは利益相反の申告を更新し、マースから研究資金を得ていたことをつけたした。そのほか、「PTAの理事」であることなど、実際には利益相反ではない「利益相反」も長々と書き連ねられており、クーンレもSMCも、利益相反とはなにか、それがどうはたらくかを本当には理解していないことがうかがえる。[16]

存在するか、過去に存在した「専門家」によるものだった。

つまり、UPFにはヘルシーなものもあると主張した例の記者会見は、業界の出資する団体が主催し、業界の出資する科学者が登壇したものだったということだ。英国では、UPFをめぐる世間一般の「議論」は、こんなふうに演出されている。いかにも信用できそうなSMCに業界が出資し、そのSMCがさらに業界の出資する科学者を使う。そうした科学者の多くは、いかにも信用できそうな英国栄養財団（コカ・コーラ、マクドナルドなど、あなたが思いつくかぎりの食品企業の資金を受けている）やいかにも信用できそうなレディング大学のヒュー・シンクレア人間栄養学部（マースとペプシが出資）に所属しているのである。

とはいえ、SMCサイトでコメントした一部の科学者（と例のUPF会見で登壇したひとり）は、栄養科学諮問委員会（SACN）のメンバーだ。SACNは栄養やそれに関連する健康問題について政府に助言する役割を担う。UPFをめぐる疑念と混乱の出どころとしては、これ以上に不安を誘うものはない。なにしろ、掛け値なしに信用できそうな名称なのだ。ところが、この委員会のメンバーは、英国栄養財団、米国栄養学会（マース、ネスレ、モンデリーズが出資者に含まれる）、カーギル、食肉業界、酪農業界、CBCイスラエル（コカ・コーラやスプライトなどの炭酸飲料を製造・販売している）、テート&ライル、セインズベリーズ、ダノンとの利益相反を申告している。しかもおそろしいことに、母子栄養小委員会のとあるメンバーはネスレとつながりがある。[17]

この手の話は何ページでも続けられる――わたしとしては、そうしたくてたまらないところだ。業界の影響はあまりにもすみずみまで行きわたっている。そのせいで、すべてを説明するのは不可能に近い。きっと、話の終わりにはほど遠いうちから、あなたは頭をぼうっとさせながら、こんなふうに思いはじめるはずだ――「いや、でも、本当のところ、利益相反って問題なの？」

本当のところ、問題だ。それはたしかな証拠で裏づけられている。業界の出資する科学研究では、独立した資金でおこなわれる研究に比べてその業界に利する結果が出やすいことが、多くのデータで示されている。3章でいくつか引用したが、わたしのお気に入りの例は、加糖飲料の体重増加と肥満との関連を示す証拠を検証した二〇一六年のレビューだ。[18] まず、専門家のあいだでは、関連していることがおおむね共通認識になっていると言っておこう——英国栄養財団、栄養科学諮問委員会、レディング大学ヒュー・シンクレア人間栄養学部でさえ、それについては同意している。くだんのレビューで検証された加糖飲料と肥満および2型糖尿病との関連を示した三四件の研究のうち、三三件（九七％）は独立した研究（つまり、食品・飲料業界から資金を得ていない）だった。それに対して、関連はないと主張する二六件の研究のうち、二五件は業界——コカ・コーラ、ペプシコ、ドクターペッパー・スナップル・グループ、テート&ライルなど、加糖飲料で収益を稼いでいる企業を含む——から資金を得ていた。つまり、業界の出資する研究の九六％はソフトドリンクを飲んでも問題ないと主張しており、独立した研究のほうが加糖飲料と害を関連づける結果が三三倍も出やすいということだ。

同じようなパターンは科学界全体で見られる。業界の資金はバイアスを生む——腐敗と呼んでもいいかもしれない。だが、UPFにかんする事例にかぎって言えば、わたしたちはこう問わなければならない。彼ら——SMC、英国栄養財団、レディング大学、栄養科学諮問委員会——は実際に正しいのか？

ここで巧妙なのは、こまごました細部を見れば、英国栄養財団の科学者の発言やSMCで引用されている内容の多くがうまく真実を述べていることだ。たとえば、英国栄養財団は公式サイト上で、UPFの研究では「一貫して関連性が示されている」と認めつつ、「不健康な食事パターンやライフスタイルの影響を解きほぐすのは難しく、加工そのものと健康との因果関係を示す明確な証拠は得られていない」[19]と述べている。この説明は、SMCサイトに掲載されている利益相反のある科学者（たいていは英国栄養財団の科学者）の発言の多くとぴったり一致している。そして、たしかにそのとおりでもある。UPFと害との関連を調べる集団研究で因果関係を証明することはできない——考えてみれば、煙草と肺がんとの関連を調べる研究だって同じである。そもそも、煙草とがんの因果関係が証明されたことはいちどもない。*

煙草会社はこの不確実性をおおいに利用してきた。煙草会社が一九五三年に設立した煙草業界研究委員会は、わたしに言わせれば、英国栄養財団と同じようなものだ。一九五四年、煙草業界研究委員会は世間に向けて声明[25]を発表し、次のような主張を展開した。

一　近年の医学研究では、肺がんの原因として多くの可能性が示されている。
二　原因がなにかにかんして、関係当局のあいだでの合意はない。
三　喫煙が原因のひとつであるとする証拠はない。
四　喫煙と疾患に関連があるとする統計は、現代生活のほかの多くの要素のいずれにも等しくあてはまる。実際、統計そのものの妥当性に対して、多くの科学者が疑義を呈している。

この声明は、前述の英国栄養財団の声明にこだましているように聞こえるかもしれない。喫煙ががんを引き起こす、もしくはUPFが健康被害を引き起こすことを決定的に示す証拠は存在しない……それでも、どちらについてもその可能性はきわめて高い。

新たな研究が発表されるたびに、SMCは「専門家」の同様の見解を掲載している。世界的に知られるインペリアル・カレッジ・ロンドンの研究チームは、UPF摂取と三四種類のがんとの関連を示す過去もっとも包括的な研究を発表した[26]。この研究では、UPFの摂取量が多いほど、がんの全体的なリスク、とりわけ卵巣がんのリスクが大きくなるほか、がん全般、卵巣がん、乳がんに関連する死亡リスクも増加することが示されている。この知見は、同様のことを示したこれまでの証拠とも一致[27]

する。[28・29]

ところが案の定、英国栄養財団の科学者は、この研究には「UPFとがん、あるいはほかの疾患のリスクとの明確な因果関係を示す証拠を提示していない」という限界があると説明した。[30] たしかにそのとおりだ。しかし、それは実際のところ、ジャーナリストや世間にとって有益な説明なのか？ なにしろ、その手の批判はあらゆる疫学研究を無効にしてしまう。ワールドクラスの疫学者からなるインペリアル・カレッジの研究チームは、因果関係を証明する難しさをよく知っている。だからこそ、喫煙のほか、社会人口統計学的要因、身体活動、そのほかの食事の要素といった考えられるさまざま

＊ UPF摂取の増加とうつ病のリスクを関連づけた論文[20]を受けて、ある論者（研究論文発表歴のない栄養士）はこう述べた。「この研究では関連が示されているものの、原因がUPFであるとは断言できない。これはどう考えても、因果関係ではなく相関関係の事例である」[21]。重要な点を指摘しておくと、この論文を書いたのはハーヴァード大学医学大学院と公衆衛生大学院の研究チームであり、疫学の仕組みの基本を理解していることはまちがいない。しかも研究チームは、UPFを摂取するとうつ病になることがこの論文によって証明されたと主張しているのではない。むしろ、UPF摂取量の増加とうつ病との関連を示す証拠が複数の集団において増えている状況と合致している、と述べている（この研究は、同様の知見を示した研究[22・23・24]としては四番目に大きい規模で実施された）。疫学データを判断する際の重要なポイントのひとつは、UPFがうつ病を引き起こしうる妥当なメカニズムが存在するか否かを問うことだ。そうしたメカニズムは、たしかに存在する。炎症を引き起こしたりマイクロバイオームに作用したりする添加物にかんする論文は何百本も引用できる。また、肥満などの多くの健康問題と結びついた食品が、そうした問題の結果として苦悩や苦痛を生んでいる可能性もおおいに考えられる。したがって、UPFがうつ病の原因であると断定することはできないものの、そのリスクには真剣に受けとめて公開するだけの価値がある。それを示す証拠は、世界中の非常に優秀な独立した研究チームからじゅうぶんすぎるほど集まっている。UPFに関連するそのほかの健康問題の多くについては、それ以上の証拠があることから、「原因」という言葉を使えるとわたしは考えている。

な要因を調整しているのだ。

科学的証拠の限界を認識するのは重要だが、英国栄養財団とＳＭＣは論文を逐一批判することをつうじて、業界にとって都合のよい、ＵＰＦをめぐる証拠を疑う見方に権威を与えている。そこでおこなわれていることは、煙草会社が何十年にもわたってしてきたこととなにも変わらない——その結果として生まれるのが不信だ。ラボではたらいていたり研究をしたりしているのでないかぎり、たいていの人は、発表された論文や研究のひとつひとつにどれくらい欠陥があるかを理解することはできない。絶対的な証拠となるランダム化比較試験の実施がきわめて難しい栄養学の分野ではなおさらだ。*

現在では、ＵＰＦの害にかんする証拠が山のように集まっているため、参加者を高ＵＰＦ食群に割りふる科学実験を研究倫理委員会に認めさせるのは難しいだろう。したがって、動物実験やいくつかの小規模な臨床試験に頼らざるをえない。でなければ、大規模な集団データをもとに、いわば「野放しの状態」で異なる量のＵＰＦを食べている人を追跡し、それぞれの人がどうなったかを調べるか。そうした研究を実施する科学者は、ＵＰＦを食べるグループの人が全員ヘビースモーカー（たとえば）だった、というような事態にならないように最善を尽くしている。

喫煙のケースと同様に一歩さがって文献全体を見わたすと、説得力があるとしか言いようがない。これまでに、喫煙とがんを関連づける際に用いられたような八〇件近い集団研究と、全部で二〇〇〇本を超える論文により、ＵＰＦの多い食事パターンは有害であるとする証拠が提示されている。ＵＰＦとがん、心血管代謝疾患、依存症、そして（これは重要だが）摂食障害との関連を示す新たな証拠[31,32,33,34,35,36,37,38,39]も浮上している。ＵＰＦは食品の一カテゴリーとして、「好ましくない健康アウトカム」と婉曲的に表現されるさまざまなことを引き起こすと言える水準に達している。この「好ましくない健康アウトカム」という分類には、がんから死亡までのありとあらゆるものが含まれる。つまり、きわめて好ましくない、ということだ。**

だが、ひとつひとつの研究の穴をあれこれつついていると、業界に利することになる。なぜなら、有害だという共通認識があるにもかかわらず、その食品にかんして実施すべき対策の議論に遅れが生じてしまうからだ。それについてはすぐに詳しく説明するが、要点を言えば、悪い食品には警告ラベルを表示する必要がある。共通認識のある食品――たとえばコーラなどの加糖炭酸飲料――は、その

＊ 多数の人を集めて、超加工食か否かという点で異なる二種類の食事をランダムに割りふるのが理想だ。もちろん、さまざまな種類の食事を用いて、何度も実施する必要がある。そのあとでさえ、「でも、どの超加工食品が害を引き起こしているのか？」という疑問は残るだろう。したがって、本音を言えば、試験のたびに食事の一要素だけを変えたいところだ。パンについて検証したいのなら、パンの種類だけを変え（超加工パンか非超加工パン）、それ以外はまったく同じ食事を参加者にランダムに割りふる必要がある。参加者全員を、できれば出生時から、ケヴィン・ホールの実験がおこなわれたような代謝研究所に閉じこめ、数十年にわたって経過を観察することが望ましい。文句なしに完璧な実験をするのなら、一卵性双生児を出生時に引き離し、死ぬまで追跡するという手がある。そのコストは法外な大きさになるので、研究倫理委員会が全面的な中止を決定するまでもなく、実施は不可能だろう。

＊＊ ＵＰＦは、たんに健康問題と（たとえば、貧困層の集団が多く食べる傾向にあるなどの理由で）関連しているのではなく、そうした健康問題を「引き起こす」と断言するだけの基準を満たしている。

一　関連が一貫している――ＵＰＦと健康への害との関連は、多くの異なる研究者により、さまざまな集団を対象とした多くの研究で確認されている。

二　関連が強度である――害が瑣末なものでなく、質の悪い食事は早期死亡の主要な原因になっている。

三　関連が漸次的である――食事におけるＵＰＦの割合が大きいほど、害が深刻になる。

四　因果関係に説得力がある――ＵＰＦの食感から添加物までのあらゆるものが病理を動かしていることを示す多数の研究が存在する。

五　因果関係が証拠によって裏づけられている――人間と動物におけるＵＰＦ製品とＵＰＦ成分の実験で因果関係が裏づけられている。

手はじめになるだろう。そうした飲料に含まれる糖は虫歯、体重増加、代謝性疾患の原因になる。また、そうした飲料に含まれる酸が歯を蝕み、骨を蝕むことを示す証拠も存在する。それなりの量を飲めば、自分の骨を尿として排出する結果になってしまうかもしれない。[40] 現時点では、わたしの六歳の娘がそのへんの店に入って加糖飲料を一缶買ったとしても、そうした影響が彼女に（わたしにも）知らされることはいっさいない。

SMCの記者会見に出た英国栄養財団の科学者が、子どもの過体重と代謝性疾患の危機について発言したり、UPFラベル表示の最善策を議論したりしなかったのは、いったいなぜなのか？ 理由の一端は、英国栄養財団による二〇二三年の「ヘルシーな食事週間」キャンペーンでコカ・コーラなどがスポンサーについていたことにあるかもしれない。そしてすでに触れたように、SMCはフード・ドリンク・ヨーロッパの資金提供を受けている。これはコカ・コーラや同様の製品をつくる企業が出資する業界団体だ。

あなたが個人として、あるいは組織としてUPFをめぐる証拠に納得していなくても、食事関連疾患を減らす取り組みに力を注ぎ、ソフトドリンクに警告ラベルを表示することに嘘いつわりのない熱意を示しているのなら——それだったらなんの問題もない。わたしもあなたと仕事をしようという気になる。意見がぶつかる以上に、同意できるところがきっとあるはずだ。たいして意外でもないが、業界の出資する団体には、そうした熱意は見られない。

＊＊＊

疑念や混乱のタネをまく媒介者に出資する一方で、UPF業界はしきりにわたしに会いたがった。ある大手ファストフード・チェーンは、飛行機代をもつから米国での取締役会に出席してほしいと要請してきた。別の大手食品会社からは、同社のチーム相手に〈ズーム〉ごしにちょっと話をする代金として法外な金額を提示された。

　はじめのうち、わたしは当惑した。本書のなかでもとくに重要な情報の出どころは、当の食品企業のなかにいる人たちだ。そうした人たちは、自身を動かしている商売上の動機から特定の乳化剤を使う理由まで、フードシステムの多くの要素について、わたしよりもはるかによく知っている。知らないことがあるなら本書で読めるし、インタビューでのわたしの発言を聞いてもいい。わたしの時間を一時間確保するために何万ポンドも払うなんて、ちょっとばかばかしいのではないかと思った。だがわたしとしては、そうした企業と会って話をしてみたかった。向こうがわたしから得る知識よりも、わたしが向こうから得る知識のほうが多いだろうと思っていたからだ。

　苦労したのは、利益相反にならずにその金を受けとれるのか、という点だ。結局、あまりひどくない企業の一社から二万ポンドを受けとろうと決めた。その金は、わたしの銀行口座には絶対に入らないようにして受けとることにした。というか、わたしのエージェントが受けとり、わたしが協力していた食品に関係のない慈善団体にそのまま寄付するつもりだった。わたしたちはミーティングの日を決め……そのあと、契約書が届いた。それを読んで、なぜこの金がわたしに差し出されたのか、その理由がわかった。

第五条、第一項、第f部　保証、表明、約束
　供給者（つまりわたし）は、当食品会社およびその顧客、またはその製品やサービスを貶める、あるいは当食品会社の評判を落とすと当食品会社の合理的見解によってみなされる、もしくはみなされうるかたちでの意見の表明、またはその他いっさいの行為をしないことを保証、表明、約束する。

つまり、二万ポンドでわたしの沈黙を買おうというわけだ。もちろん、UPFについてだろうが公衆衛生についてだろうがなんだろうが、わたしの意見なんて求めていない。わたしを、そしてわたしの同僚と共同研究者の全員を黙らせたいのだ。この契約条項の範囲はおそろしく広く、「宇宙にあまねく、永久に」適用される。冥王星に引っ越したとしても、この会社とその製品や顧客を悪く言うことはできない。

わたしは金の受けとりを拒んだ。結局、その会社はミーティングをキャンセルした。*

＊＊＊

ちょうどよい機会なので、フードシステムを改良するにはいったいどうすればいいのか、という疑問について考えてみよう。

二〇二三年九月、わたしはニューヨークへ赴き、世界肥満フォーラムに参加した。世界保健機関と提携するこのフォーラムは、国際連合総会の前日に開催される。肥満に特化した唯一のグローバル組織でもある。

UPFについて講演したわたしは、ビッグフード（巨大食品企業）をビッグタバコ（巨大煙草企

＊　わたしが金の受けとりや吐き気をもよおす契約書への署名を拒んでもなお、大手企業二社が面会を希望したので、わたしもそれに応じた。どちらのケースでも、企業側のチームは才気にあふれ、二時間のミーティング一回から言えるかぎりでは礼儀正しい人たちだった。わたしたちの見解は、科学的証拠についても、当該企業がつくる製品が健康に害をおよぼしていることについても一致した。

このときのミーティングで明らかになったのは、規制対象になる業界との対話が非常に有意義であるということだ。わたしは企業側の制約にかんして、多くの点を具体的に理解できた。企業の製品、たとえばココナッツミルクからガムを抜いたら、缶のなかで分離してしまうので、いたんでいると思った購入者から苦情が来ることも知った。

そのうちの一社に、もっと「果物と野菜をベースにした」ビジネスに転換できないのかと訊いてみた。みんながみんな、ばつの悪そうな顔になった。「問題は、われわれは自社製スナックで収益を出しているということです」。それは理解できる。ナシを売るのは、どんなにおいしいナシだとしても難しい。一年をつうじて栽培するのはひと苦労だし、簡単に傷がつくし、数日で腐ってしまう。小麦粉、パーム油、チョコレート香料でできた、ほとんど永遠に保存できるチョコレートブラウニーを売るほうが、まちがいなくよいビジネスになる。わたしが彼らの立場だったとしても、そうするだろう。

無限の権力を与えられたらなにをしたいか、と質問された。わたしは長すぎる回答のなかで、たとえば、その会社の調理済み製品の大半に特大の警告ラベルをべたべた貼ることに言及した。それから、その会社の多くのブランドで中心的存在になっているアニメキャラクターを取り除くことにも。そのあと、対話はわりとすぐに切り上げられた。

業界との対話は有益だが、業界から金を受けとったら、あなたも業界の一部になってしまう。公衆衛生に関心があるなら、規制する立場に立たなければいけない。業界が友だちやパートナーであってはならない。そして、業界はあなたに一ペニーたりとも金を出してはならない。わたしが金を拒んだことで、越えようのない溝のある、心地悪い雰囲気が生まれた。なにかを規制しようとするなら、それはとても重要だ。わたしと相手の企業が理性的に合意できないというわけではない――たんに、双方がまったく違うことを望んでいるというだけなのだ。わたしの望みは、搾取的なマーケティングから人々を解放し、手ごろな食品を簡単に利用できるようにすることだ。UPF業界ではたらいている人の多くも、個人としては同じことを望んでいる。だが、企業としての彼らの望みは、金をたくさん稼ぐことなのだ。結局、そのミーティングは二時間のブラインドデートのようなものだった。最初の五分でおたがいに好感をもったものの、考え方がまったく相容れないことがわかる――一方は美術館めぐりやオペラ鑑賞が大好き……もう一方は南極で暮らしたいと思っている、というような。誠実な態度を保つことはできても、パートナーには絶対になりえない。

業）になぞらえ、したがって同様の規制アプローチをとらなければいけないと話した。うまく着地できたが、会場には当惑した雰囲気が漂っていた。そのときのわたしは、身がまえた話し方をしていた。英国で、業界の伝えるメッセージ（前述の内容を参照）にすっかり染まっている国会議員、ジャーナリスト、政治家、一般市民を相手に話すときには、そういうふうに話さざるをえないからだ。そんなわけで、科学的証拠を長々とひもとき、反論への返答を詳しく説明した。そのときの当惑は、わたしがまちがったことを言っていたせいではない。むしろ、だれかが異を唱えるかもしれない、とわたしが思っていることに対する当惑だった。わたしの話した内容は、世界中でほかの人たちがもう何年もまえから言っていることだったのだ。

実際のところ、英国はおくれをとっている。世界的に見れば、UPFの多い食事についてはもう結論が出ている。わたしのあとに壇上にのぼった中南米の公衆衛生分野の学者たちは、UPFに黒い八角形のラベルをつけていること（19章参照）、その甲斐あってすでに購入量が減っていることを説明した。わたしが会ったユニセフの同志たちは、UPF製造企業にかんするユニセフのポリシーを話してくれた。すべての政策決定者と規制当局者が食品業界とどうかかわるべきかをこのうえなくシンプルにまとめた内容なので、ここでそのポリシーをまるごと引用しようと思う。

ユニセフは超加工食品および飲料（UPF）業界とのあらゆる提携を差し控える。思想と行動のリーダーシップを保ち、ユニセフの事業戦略と一致させ、子どものための公共政策、規範的指針、事業実施の信頼できるアドバイザーとしての信用を守るために、ユニセフはいかなるかたちであれ、財務にかんするものか否かを問わず、UPF業界との提携および協働を差し控える。これには個々の企業だけでなく、UPF業界とその関係者を代表する業界団体、プラットフォーム、フロント組織も含まれる。[41]

ユニセフのほかにも、世界中の研究グループがＵＰＦ関連のデータを確信し、多くの国の政府がＵＰＦにかんして疑いの余地のないはっきりした指針を策定している。とても明快だし、読めば役に立つかもしれないので、ここで各国の指針をまとめておく。[42]

ベルギー

超加工食品をできるかぎり少なくすること。ＵＰＦには、健康かつ環境に配慮した食事における現実的な付加価値はいっさいない。

ブラジル

ＵＰＦを避けること。つねに自然食品か最低限の加工だけの食品、つくりたての料理や食事のほうを優先すること。ＵＰＦを子どもに与えてはいけない。

カナダ

高度に加工された食品および飲料は健康な食事パターンの一部ではないため、摂取を制限すること。高度に加工された食品を摂取する場合は、次の点に留意すること。

・食べる頻度を減らす
・少量だけ食べる
・できるだけ健康な選択肢にかえる

エクアドル

ＵＰＦの摂取を避けること。

フランス

加糖飲料、脂質と糖分と塩分の多い超加工食品を制限すること。三歳未満の子どもに超加工食品を与えるのを避けること。三歳未満の子どもに市販のベビーフードとレディミールを与えるのを避けること。わたし個人の意見を言えば、フランスの指針ではこの部分がとりわけ気に入っている――「Pour varier les goûts et les textures, le fait maison a tout bon . . . Plus de goûts, plus de textures, plus de miam!」。翻訳するとおおよそこんな意味になる。「さまざまな味と食感を求めるなら、手づくりの食品がうってつけである……もっと味を、もっと食感を、もっとおいしさを！」

イスラエル

ＵＰＦの摂取をできるかぎり減らすこと。工業生産されたパッケージ入りの加工食品をできるかぎり避けること。子どもや乳児専用に製造された食品を購入する必要はない。

メキシコ

ＵＰＦを避けること。ＵＰＦはきわめて甘いものや塩からいものに対する嗜好を助長し、肥満と栄養不良のリスクを高める。

ペルー

ＵＰＦの摂取を避けること。

ウルグアイ

自然食品を食事の基礎とし、過剰な脂質、糖分、塩分が含まれる超加工食品の日常的な摂取を避けること。

英国

ペースは鈍いが、着実に前進している（とわたしは期待している）。現在では、コカ・コーラの出資する英国栄養財団とつながりのある者に対しては、ＳＭＣが少なくともある程度は信頼をおかなくなり、ジャーナリストもますます疑いを深めている。二〇二四年前半には、ＵＰＦと肥満の関連にかんする調査会が貴族院（上院）で開かれることになっている。これはアン・ジェンキン、ロージー・ボイコット、ジェイムズ・ベセル、そしてドリー・ヴァン・トゥレケン博士（わたしは彼女がドリー・タイス博士だったときに取材し、その後、ドリーのきょうだいとの共同研究をつうじて、わたしの兄ザンドとの縁結びをした。本書は数々の思いもよらない結果を生んだが、これはそのなかでもいちばんの喜びをもたらしてくれた）の並々ならぬ尽力のおかげだ。

＊＊＊

政策にかんしてなにをするべきか？

取り組むべきことはふたつ。第一に、選択肢と自由を広げるかたちでＵＰＦ製造業界を規制しなければならない。第二に、だれでも望めば健康で手ごろな食品を選べるようにする必要がある。第二の点にかんしては、すでに影響力のあるさまざまな人たちが声をあげ、安価な本物の食品のよさを世に伝えて推奨している。わたしの関心は第一の点――規制にある。

そのためのアプローチは、煙草規制の枠組みにならう必要があると思う。なんらかの対象を禁止するのではない――依存性物質を禁止しても、たいていは益よりも害のほうが大きい。実施すべきことは、おもにふたつある。

一　**有害な食品に警告ラベルを貼る。**　家庭のキッチンでは見られない添加物が入っているあらゆるものに黒い八角形のラベルを貼ろうとすれば、キサンタンガムが自宅キッチンにある人もいると食品業界の弁護士たちがごねるだろうが、それはたいした問題ではない。アルゼンチンとメキシコでは、とくに有害な食品には最大五個の黒い八角形の警告表示（塩分、脂肪、糖分、トランス脂肪酸もしくは飽和脂肪酸、カロリーに対してひとつずつ）と、カフェインと甘味料にかんする二個の黒枠がついている。このパッケージ食品の警告ラベルシステムは世界保健機関の栄養プロファイル分類にもとづくもので、中南米の多くの国で効果を発揮していることが明らかになっている。重要な点は、ＵＰＦの九五％超をまとめて対象にできることだ。わたし個人としては、さらに合成乳化剤にかんする警告もつけくわえたいところだが、いったん黒い八角形を食品に表示し、そうするための証拠の基準を定めてしまえば、別のものをつけくわえるのは難しくない。どんな会社だって、食品に添加したいと考えている物質がラットを太らせて死なせることを示す研究をめぐって政府の弁護士とやりあいたくはないだろう。この手のラベルは多くの国で法制化されている。アルゼンチンではいまや、コーラの缶にふたつの黒い八角形――過剰な糖分とカロリーに対して――がついている。とりわけ重要な点は、英国で見られるような低脂質と低塩分を意味する緑の信号機がなく、コーラが不健康よりも健康に近いという印象を与えないことだ。いったん黒い八角形を食品につけてしまえば、どの食品を避けるべきかを伝えるのも簡単になる。

二　**利益相反に終止符を打つ。**　このステップは簡単だが、絶対に欠かせない。煙草規制でも必要不可欠だった——これにより、業界の資金がダーティなものと見なされるようになった。英国で公衆衛生の改善をめざすなら、業界との関係は規制関係でなければならない。コミュニケーションのとれる、心のこもった関係にすることはできるが、業界の望まないことをさせなければならないのだから、たんなるパートナーシップにはなりえない。みずからの手でつくりだし、そこから利益を得ている問題の解決を、その当事者が支援できるはずがない。栄養科学諮問委員会のような組織は、だれであれ業界と公式な関係をもつ人をメンバーに加えるべきではない。現時点で、この委員会には特定の業界の専門家が一名おり、そのほかの一四名のうち、六名にダノン、マース、ネスレなどの企業に絡む利益相反がある。慈善団体も同様だ。英国栄養財団やバイト・バックが業界とのあいだに金銭的なつながりをもつのに対し、食に関係するトップレベルの慈善団体は業界からいっさい金を受けとっていない。ファースト・ステップ・ニュートリション・トラスト、ユニセフ、フード・ファンデーションはいずれもすばらしい組織だ。業界とつながりのある科学者は政策決定や公開討論の場から厳しく締め出さないといけない。煙草業界の出資する科学者を相手にするときと同様、論文で引用するべきではないし、ニュースに登場させるべきでもない。利益相反は科学への信頼を蝕む。栄養学分野の専門家や組織は食品企業との金銭的関係、パートナーシップ、共同ブランディングを避け、すでにある場合は終わらせるべきだ。そのかわりに、公的資金の拡大による研究支援を支持すべきである。

この最初のふたつの目標を達成したら、ほかのほとんどのことはおのずとついてくるはずだ。ＵＰ

Ｆにかんする警告を国の栄養指針に組みこんでもいい。子どもをターゲットにしたＵＰＦ（すなわち八角形のラベルがついたもの）のマーケティングもやめる――これはつまり、スポティファイやユーチューブでなにも流さず、アニメキャラクターはなし、バスチケットのマクドナルド広告もなし、ということだ。そして、学校、病院、刑務所といった施設で出す食品をあらため、現場で手づくりする（現場であたためなおすのではなく）ようにする。そこから雇用が生まれ、調理する人にも食べる人にも、さまざまなよい結果がもたらされるはずだ。

わたしのリストでは、教育と課税の優先順位は低い。万人が頼りにしている定番ＵＰＦへの課税を本気で提案する人はいない。いずれは、とくに害の大きい製品――甘い菓子、ソフトドリンク、ポテトチップスなど――に課税するべきだし、その税金を財源としてまっとうな食品に助成金を出し、もっと簡単に手に入れられるようにしなければいけない。この分野ではすでに地方自治体がよい仕事をしているが、そうした自治体の力をもってすれば、レスターのどこか一地点に立ってあたりを見わたしても目に入るのはグレッグスとマクドナルドだけ、という事態を防ぐことができるだろう。したがって、自治体はその力を活用するべきだ。一方、教育を改善できればすばらしいが――食分野のすぐれた慈善団体〈テイスト・エデュケーション（TastEd）〉の取り組みをチェックしてほしい――子どもがマーケティングづけになり、別の食品を買う余裕がない状況でそれをするのは違和感がある。

解決すべき手ごわい問題のひとつが、どうすればまっとうな食品を手ごろな価格で買えるようにできるのか、という問題だ。貧困のなかで暮らしていると、有害な食品を食べざるをえない。したがって、貧困を解消することが最初の一歩になる。これは実現可能だ。貧困のコストは金銭的な観点だけで表すことはできないし、そうすべきでもない。貧困は正義の失敗にほかならない。子どもはだれでも、生まれた家庭に関係なく、全員が人生で同じ機会を得られるようにしなければならない。とはいえ、経済的な面だけを見ても、貧困の解消を是とする圧倒的な論拠がある。したがって、強力な軍隊と世界に冠たるサッカーチームを求める超タカ派の右傾愛国主義者（たぶん、その手の人のうち、本書のここまでたどりついた人はそう多くないと思うが、まだ読んでくれているのなら、やあ、ようこそ）にとっても優先事項になるはずだ。

英国では、医療、教育、治安維持、刑事司法、社会扶助の費用の増加や税収の逸失として政府が負う貧困のコストは、年間およそ七八〇億ポンドにのぼると推定されている。[43] この金額は、貧困の解消に要する費用よりも多いだろう。つまり、貧困の解消は倫理的に正しいというだけでなく、貧困によって損なわれる暮らしの修復に金を費やすよりもはるかにコスト効率がよいのである。

次のステップは、まっとうな食品の市場をつくることだ——そのシステムはトップダウン方式で管理するには複雑すぎる。わたし個人としては、だれかになにを食べるべきかを指図することが正しいとは思わない。それよりも、だれにでも本当の意味での選択肢がある世界をつくるほうを後押ししたい。パッケージの警告ラベル、教育や公衆衛生のキャンペーンといった規制や対策は、人を甘やかすものではない——人に力を与えるものだ。自分の食べるものを理解し、誤解を誘うマーケティングから解放されれば、人はまっとうな食品を求めるようになるはずだ。そうした需要の変化への対応にかけては、業界は有能きわまりない。旧来の食品大手企業がすべて生き残れるとはかぎらないが、別の構造と製品群をもつ新しい企業が台頭してくるだろう。

そのあとには、農業経済システムにかんして実施すべき一連の改革が控えているが、それは本書の範囲を大きく越えている。現在のシステムではすでに、助成金と推奨策が徹底的に管理されている。それらを政府によって見直し、手ごろで健康で環境を破壊しない食品をつくるフードシステムを支援する方向にあらためることはできるはずだ。しかし、そうした食品の市場ができあがるまではなにも変わりそうにないし、企業を規制しろと政治家が有権者からつきあげられることもないだろう。

あなたはどうしたい？

過去数カ月で、何百回もの講演やインタビューで本書の核となるメッセージを要約し、繰り返し伝えてきた。その際に、とりわけ役に立つ考え方として何度もとりあげたものがいくつかある。食事に苦労していて、自分では望まないものを気づけば食べてしまっている人にとっては、そうした考え方が自分の望む食事をする助けになるかもしれない。

その考え方を身につけるまでは、ＵＰＦを食べつづけてほしい。簡単なことに思えるかもしれないが、それは回復への道のとても重要な一部だ。ただし、ＵＰＦが害をもたらす仕組みをまとめたこの短いリストを頭に入れておいてほしい。

・ＵＰＦはやわらかく、たいていはカロリー密度が高いため、満腹感という点で体の反応が追いつかない速さで食べてしまう。
・タンパク質分離物、精製油、精製炭水化物といった物質はきわめて速く吸収されるため、満腹シグナルを脳に送る腸の領域に到達さえしないかもしれない。人間はそれを食べるように進化してこなかった。
・添加物のなかには、害を引き起こすことがよく知られているものもある——とりわけ、乳化剤と人工甘味料を意識してほしい。乳化剤は腸の粘膜を薄くし、その結果、糞便性細菌が血流に漏れ出して全身の炎症を引き起こせるようになる。甘味料は体に糖の到来を告げるが、栄養がないので、実際にはカロリーはいっさい供給されない。それが代謝上のストレスを生み、マイクロバイオームを変化させるようである。
・マイクロバイオームに影響をおよぼすそのほかの添加物としては、マルトデキストリン、加工でんぷん、各種のガムと増粘剤がある。

・調味料（フレーバーエンハンサー）（グルタミン酸塩、グアニル酸塩、イノシン酸塩、リボヌクレオチドと成分表に記載されているもの）は過剰な摂取を促進する。これもまた、もともと存在する状況とは違うかたちで添加された場合は、あなたが食べている食品の栄養にかんして体に嘘をつく。

だが、覚えておくべき最重要ポイントは、UPFの目的である。UPFにかんしては、これがない、よりも肝心だ。本当の問題は、前述の特性のどれでもない。どんな製品にも何百種類もの特性がある――酸性度、粘度、口のなかでの脂肪の感触、乳化剤の種類、着色料、質感、パッケージのフォントの色、広告に使う動物のイラストの種類などなど。そうした可変要素のひとつひとつがパネル調査でテストされ、消費者ができるだけたくさん食べ、たくさん購入するように最適化される。

それもこれも、あなたの食べているその食品の目的が、金を稼ぐことにあるからだ。

あなたの食べているものが、大手機関投資家が株式を保有する多国籍コングロマリットによって製造されているのなら、その食品はあなたの健康よりも金を稼ぐことに重きをおいていると思われる。そして、金を稼ぐ最善の方法は、できるかぎり安い原材料で製造できる、依存性のある製品をつくることだ。UPFを食べているときには、だれがつくっているのか、その製造者はなにを達成しようとしているのかを考えてみてほしい。それはあなたに栄養を与えるためにつくられた本物の食べものなのか？　それとも、あなたの健康をほかのだれかの金に変えるために工業生産された、食べられる物質なのか？

あなたが苦しんでいるのなら、それはあなたのせいではない。悪いのは食べものなのだ。

よくある質問

たくさんの質問がわたしのもとに届いている。ここで、そのいくつかに答えようと思う。

これがＵＰＦだと、どうすれば確信できる？

あなたはいま、成分表を読んでいる？　だったら、たぶんそれはＵＰＦだ。よくわからない成分がある？　それもたぶんＵＰＦだ。例外がいくつかある。一般的に言って、缶詰の食品に保存料が入っていても、それでＵＰＦということにはならない。多くの国で小麦粉への添加が義務づけられている物質も同様だ（英国の場合、カルシウム、鉄、チアミン、ナイアシン）。〈オープン・フード・ファクツ〉というデータベースがとても役に立つ。

ＵＰＦはどんなものでも悪い？　全粒粉パンはどう？

乳化剤の入った超加工全粒粉パンは、そうした乳化剤とやわらかさに起因する過剰摂取などの問題を引き起こす可能性がある。全粒粉でないＵＰＦパンに比べればましなことはほぼまちがいないが、たぶん、ＵＰＦではない本物のパンよりは悪いだろう。そして、どのＵＰＦがもっともひどい害をもたらすかを理解することは大切だが、「ましな」製品をほかと区別できる程度はたかが知れている。現在のフードシステムはおもにＵＰＦを製造するシステムであり、それを正す必要がある。すべてが超加工食品だけの食事をとっている状況なら、超加工の全粒粉パンは、おそらくほかのものよりも害が小さいだろう。だが、たぶんあなたが食べているＵＰＦ全粒粉パンの量は、悪いとはっきりわかっているものよりも多いのではないか――たとえば、チョコレートを毎日の朝食に食べたりはしていないはずだ。

自宅でキサンタンガムを使って調理をしたら、それはＵＰＦになる？

ならない。ＵＰＦとされるのは、利益を得るために工業生産された食品だ。これは定義の一部をなす。大切な人のために、その人に滋養を与えたくて調理しているのなら、超加工にはあたらない。この一般原則にはいくつか例外があるかもしれない。ＵＰＦだけを使ったレシピが健康な食事の一部になる可能性は低い。香料入りのトルティーヤチップスに削ったチーズをかけても、それは調理にはあたらない。

ＵＰＦが生鮮食品よりも安いのはどうして？　「いろいろと手を加え」たり包装したりしているのだから、余計にコストがかかるはずでは？

添加物は金の節約になる。パームステアリンは乳脂肪よりも安い。安定剤は保存可能期間をのばし、これも金の節約になる。香料は果物よりも安い。

どうすればチョコレートやアイスクリームを食べるのをやめられる？

アイスクリームを食べつづけてほしい。それについてどうこう言うつもりはない。だが、食べているあいだに1章を読み返し、あなたが食べているものの成分表にも目をやってほしい。UPFではないアイスクリームもあるが、見つけるのは難しい。わたしは自分の誕生日プレゼントにアイスクリームメーカーを頼んだ。

アルペンはヘルシー？

アルペンには全粒穀物がたくさん含まれている。それはヘルシーだが、「ミルクホエイパウダー」も入っている。こちらは家庭に一般的にある材料ではない。それが過剰な摂取を促しているかどうかを理解したいのなら、ほかの材料（全粒小麦、全粒ロールドオーツ、レーズン、砂糖、スキムミルクパウダー、ヘーゼルナッツ、アーモンド、塩）を買って、アルペンと同じくらい抗しがたいものをつくれるか、ためしてみるといい。わたしにはつくれなかった。アルペンを製造しているポスト・ホールディングスは、数十億ドル規模のパッケージ食品会社だ。自分たちのしていることをよくわかったうえで、あなたがたっぷり食べるシリアルを調合しているはずだ。そんなわけで、アルペンはかならずしも不健康ではないが、あなたの食べる量は大量になる。ちなみに、わたしはプディングにして食べていた。

特定の食品に対する不安を煽ったら、摂食障害につながるのでは？

わたしも以前は、特定のカテゴリーの食品を批判したら摂食障害を助長するリスクがあるのではないかと心配していた。しかし、そのリスクを冒すだけの重要性があるように思う。そう考える大きな根拠は、UPFが摂食障害の一因になっていることを示すいくつかの証拠だ。英国王立精神科医学会の摂食障害精神医学部門の医師たちと面会し、それについて議論した。この医師たちをはじめ、摂食障害を治療する専門家コミュニティに属する多くの人は、UPFが果たしているかもしれない役割に懸念をもっている。初期段階のデータでは、どか食いの対象になる食品の一〇〇％がUPFであることが示されている。[44・45] 栄養供給を目的としてつくられたのではない食品を摂取すると、食事とのつきあい方が変わってしまうようだ。それは依存という点から見るといっそうわかりやすい。この議論に真剣に参加している人はみな、特定のタイプの食品を悪者にするリスクをよくよく認識している。それを論じるための完璧な方法は存在しないが、わたしは自分の調べたことを示そうと努めてきた。また、UPFの害を指摘するリスクがその利益を上まわるという説得力のある証拠は存在しないと考えている。

UPFには本当に依存性がある？

多くのUPF製品に依存性があることを示す証拠は強力であり、本書の刊行後も増えつづけている。わたしは10章で慎重にこう提示した。「UPFを依存性物質と見なすことには利があるのではないだろうか」。いまではもう、それほど慎重になるべきだとは思っていない。わが子のことを考えるにしても政策を策定するにしても、UPFを見るには依存というレンズをとおすのが最適だと、ますます強く感じるようになっている。

過去一年でＵＰＦにかんして多くの論文が発表されたが、とりわけ重要な論文を挙げるなら、「超加工食品依存の社会的、臨床的、政治的含意」と題して二〇二三年一〇月に『ブリティッシュ・メディカル・ジャーナル』に掲載されたものだろう[46]。この論文では、三六カ国の研究二八一件を対象としたふたつの系統的レビューが報告されている。その結果わかったのは、食品依存症全体の有病率が成人の一四％、子どもの一二％にのぼることだ。成人の有病率はアルコール（一四％）と煙草（一八％）の依存症と同程度だったが、「子どもにおいては、（食品）依存症と見られる症例の水準は他に類を見ない」――わたしたちは歴史的に、子どもを依存症から守ることにかけてはうまくやっていたのだ。

これは意図的な企てなのか？　企業は慎重なプロセスをつうじて自社の食品を設計し、その結果として依存性のある製品が生まれる。そして、企業は自社の食品に依存性があることを承知している。現に〈クレイヴ〉〔英語の綴りはKraveで、「渇望する」を意味するcraveをもじっている〕という名のシリアルがあるし、プリングルズの筒を開けたら最後、食べるのをやめるのは不可能に近いという事実は、大成功したマーケティング・キャンペーンの基礎になっている。『ＧＱ』誌のジャーナリスト、アシユウィン・ロドリゲスとＵＰＦについて話したときに、彼が興味深い見解を述べていた。いわく、シリアルのマスコットは例外なく、自分が宣伝している製品と依存的関係にあるように見えるという。ユーチューブで歴代の広告を見るのはすこぶる楽しいが、同時に不安も覚える――そうした食品への依存がごくあたりまえのこととして描かれているからだ。

あなたがＵＰＦに依存していると感じるなら、その場合はＵＰＦを完全に断つほうがいいかもしれない（そうするだけの余裕があるなら）。依存症ではないのなら、ＵＰＦを半分に減らし、ときどきのごほうびとして摂取するほうが簡単かもしれない（ただし、ごほうびと見なしはじめた途端、その期待に応えられないものになる可能性はあるが）。

すべてのＵＰＦが等しく有害なの？

ＵＰＦにかんしては、重要な疑問が数多く残っている。たとえば――いちばん害の小さい製品はどれか？　おかしな材料といえばキサンタンガムがちょっと入っているだけのプレットのサラダと、おかしくない材料といえば砂糖くらいしか入っていないテスコのミズ・モリーズのアイスクリームとでは、ほぼまちがいなく違いがあるだろう。プレットのサラダに入っているキサンタンガムはおそらくあなたに害をもたらしはしないが、そのサラダがあなたの健康をあまり気にかけていない産業システムでつくられたことを伝えている。プレットのサラダのなかには、ビッグマックよりもカロリーの高いものもある。そして、自分でも気づかないうちにすっかりたいらげてしまうこともある。そうなってしまうのは、そもそもそういうふうにつくられているからだ。ミズ・モリーズのアイスクリームを食べるときなら、少なくとも自分がなにに手を染めようとしているのかをはっきり自覚している。覚えておくべき重要なポイントは、ＵＰＦの害を示す証拠の肝が食事に占めるＵＰＦの割合にあることだ。ボウル一杯のココポップスは毒ではない。だが、ココポップスのような製品を軸に据えた食生活はきわめて有害だと考えられる。

これは貧困のなかで生きる人たち、すでにじゅうぶんすぎるほど問題を抱えている人たちを相手にした文化戦争ではないのか？

それについては、業界の出資する英国栄養財団のジャネット・ケイドが、業界の出資するＳＭＣの記者会見で指摘していた。

人はさまざまな理由から加工食品に頼っています。したがって重要な点は、食事から加工食品を取り除くのであれば、食品供給のあり方を大きく変える必要があるということです。ほとんどの人にとってそれはとうてい実現不可能であり、加工食品に頼っている人のあいだでさらなるスティグマ、罪悪感などを生み、貧困層のさらなる不平等を助長するおそれがあります。

わたしもほぼ一言一句、同意見だ。しかし、ケイドはこう着地した。「ですから、UPFを食べつづけてください」。わたしならこう着地する。「必要とされているのは、食料供給システムの大変革です」。多くの人の生活を改善するであろう規制を阻止するためにこの論点が利用されるのは皮肉な話だし、残酷でもあると思う。不平等を助長しているのは、貧困層の人たちがひどい食事をとらざるをえない、その状況なのだ。わたしたちはみな、誤解を誘う搾取的なマーケティングに浸りきってしまっている。

貧困と障碍にかんする運動に取り組むアクティビストのルイザ・ブリテン（@roadsidemum で知られる）は、そうした食品と貧困との相互作用をわたしよりもはるかによく理解している。そのブリテンは、ケイドのコメントを受けてこう話した。

ここに文化戦争があるとするなら、それは労働者階級との戦争ではありません。わたしはゆうべ、UPFピザを食べました。その値段は、今晩つくったビーフシチューよりもずっと安かった。つまり反UPFというのは、「いなか者はフィッシュフィンガー〔細長く成形した魚肉を揚げた加工食品〕をやめないといけない」と言っているのではなく、「だれか、食品企業をきちんと取り締まってもらえませんかね？」ということなのです。

活動家たちが提案している解決策はどれも、不平等や貧困を解消することを中心に据えている。最後に、このあとがきをルイザの言葉で締めくくろうと思う。「これはつまり、食べものと言えなくもない物質や工業生産された食べものに似た物質ではなく、掛け値なしに本物の、まっとうな食べものを標準にするための活動なのです」

謝辞

わたしにはひとつだけ、人生に役立つ本物のスキルがある。それはなにかと言えば、自分よりもはるかに才能ある人たちに囲まれる能力だ。このスキルは決定的に重要であることが証明された。というのも、わたしが本書の執筆をものすごく甘く見ていたせいで、書き終えるには多くの人の甚大な助力が必要だったからだ。

ここに（順不同で）挙げる人たちがいなければ、本書は存在していなかったか、もっとひどいものになっていただろう。このリストには、本書の執筆にあたってわたしを支え、執筆を可能にしてくれた人や組織も含まれる。

母のキットと父のアンソニー。母と父が真っ先に登場するのは、生物学的なロジックというだけでなく、わたしの人生をつうじて、どんなことでもできると思える環境をわたし（と兄弟）のために整えてくれたからでもある。母はわたしの知るかぎり最高の料理人で、プロの編集者でもある。そんなわけで、文字どおりの意味で、本書やそこに含まれるアイデアの多くを生み出す助けにもなってくれた。

わたしには、ありえないほど有能な担当編集者が三人ついていて、その三人が第二稿を読んでコメントを戻してくれた。その徹底ぶりたるや、全部あわせると最終的に完成した本の長さの二〇％近い分量になるほどだった。コーナーストーン・プレスのヘレン・コンフォードは、わたしの締め切り破りが引き起こすストレスを核融合炉のカーボンロッドばりに吸収してくれた……あまりにもうまく吸収していたので、わたしはずっとあとになるまで、そもそもストレスがあったことにもほとんど気づかなかった。ときに容赦なく、いつも意外性に富み、すこぶる愉快な彼女は、まちがいなくこれ以上の人は望めない最高の編集者だ。

米国WWノートンのメラニー・トートロリとカナダ・クノッフのリック・マイヤーは、絶対に必要だった鋭い批判を温かさとユーモアに包んで差し出してくれた。おかげで、わたしはほとんど楽しい気分で問題点の解消に努めることができた。草稿に対するふたりの熱意は、わたしが書き続ける力になった。

コーナーストーン・プレスのチームには、期待をはるかに上まわるサポートをしてもらった。広報担当のエッティ・イーストウッドは、疲れ知らずのはたらきぶりで本書のアイデアをできるかぎり多くの人に伝えてくれた。クレア・ブッシュとシャーロット・ブッシュ（親戚ではない）は、それぞれマーケティングと広報で英雄的はたらきをしてくれた。営業担当のマット・ウォーターソンと権利担当のペニー・リエッチは、本書を読者に届ける力になってくれた。ジョアンナ・テイラーは編集プロセスを監督した。オドラン・オドノヒューの校閲は、ときにこちらが屈辱を感じるほど細かかったが、絶対に必要なものでもあった。もちろん、まちがいが残っていたら、それはわたしの責任である。

ＲＣＷのゾーイ・ウォルディは望みうるかぎり最高の出版エージェントだ。友人であり師でもある彼女は、構成や契約にまつわる重要な決断からカンマの位置にいたるまで、あらゆる段階を導いてくれた。彼女とＲＣＷのチームがいなければ、本書はこの世に存在していなかっただろう。

ミランダ・チャドウィックは代理人になるまえからわたしの友人だった。彼女がいなくてもまた、この本は存在しなかっただろう。ミランダは文句なしに最高の放送エージェントで、わたしのキャリアがあるのは彼女のおかげだ。ミランダが陽なら、ジェイミー・スラットリーは陰だ。彼がいなければ、わたしの人生のどの面をとってもうまくいかなかっただろう。このふたりは、わたしの人生のなかでもとりわけ重要な存在である。

ジェイムズ・ブラウニング（サーシャの呼び方でいえば「ベイムズ」）は、この企画の助っ人としてゾーイの紹介でわたしのもとへ来た。一年が経つころには家族同然になっていた。毎週毎週、編集者兼カウンセラーの役割をこなし、書物や一連のばらばらな事実の記述のなかにある相違点を理解する助けになってくれた。

アレクサンダー・グリーンは、記憶にあるかぎりの昔から、ずっとわたしの相棒だ。本書のアイデア全体に対する彼の熱意と激励は、いちどたりとも揺らぐことがなかった。イタリアにある彼の農場では、これ以上のものは望めない本物の食べものを売っている。https://potentino.com/ を訪ねてみてほしい。

わたしに最初にUPFの論文を渡し、読めとすすめてくれたのはリジー・ボルトンだった。リジーはわたしが手がけたBBCドキュメンタリーの多くを支えたブレーンのひとりで、本書のダイエット実験のようすをおさめたUPF関連プログラム『子どもたちになにを食べさせている？（What Are We Feeding Our Kids?）』もそのひとつだ。彼女とドミニク・ウォーカー（わたしのドキュメンタリーのほとんどを担当しているすばらしいエグゼクティブ・プロデューサー）、ジャック・ブートル（開発・製作総指揮、現在はコミッションを担当）、トム・マクドナルド（BBCで長年わたしの面倒を見てくれた）がいなければ、本書は存在していなかっただろう。BBCはコマーシャルによる資金を得ていないという点で独自の組織であり、BBCの社内コミッショナーと弁護士のチームは、コマーシャルが健康におよぼす影響をめぐる番組を放送するにあたり、長年にわたって大胆にわたしをサポートしてくれている。BBCがあって、わたしたちはみんなラッキーだ。

ヘレン・クローリーは食料政策の専門家で、専門的な見地から本書を批評してくれた人のひとりだ。そしておそらく、栄養にまつわる科学的証拠の詳細から政策の立案方法にいたるまで、食料のあらゆる面にかんしてもっとも信頼できる情報源でもあるだろう。とてもすばらしい人物だ。

カルロス・モンテイロと彼のチームには、多大な時間と助言をもらった。とりわけカルロス本人、フェルナンダ・ラウバー、ジェフリー・キャノン（何時間も話をし、貴重な研究について膨大な量の情報を送ってくれた）、マリア・ローラ・ダ・コスタ・ロウザダ、ジョルジ・スクリニス、ジャン＝クロード・ムバラクに感謝する。

英国土壌協会のロブ・パーシヴァルとヘレン・ブラウニング。ロブを見ていると、本書で触れた問題のほぼあらゆる要素を残らず知りつくしているのではないかと感じる。ヘレンは商品としての食物をめぐる経済についてわたしに最初に説明してくれた人で、彼女の説明ほど明快なものはいまだに聞いたことがない。ふたりと最初に話をしたあとにようやく、わたしは本当の意味で「合点がいった」。

本書を書きはじめたころ、食品の理論と政治、それにまつわる政策を深く理解している人物として、ドリー・タイスを取材した。彼女はいまやわたしの家族の一員になっている。本書の全体、とりわけ今後の道を探る最後の章に出てくる多くのアイデアは、彼女の考え方が核になっている。

アンドリュー・ケイヴィーとクレア・ケイヴィーのふたりはわたしの親友であり、わたしは本書の一言一句についてふたりをしつこく悩ませてきた。まとまりのない論を看過できないアンドリューの性質はひどく腹立たしいが、すばらしい長所のひとつでもある。

ジャイルズ・イオは尊敬すべき人で、彼本人には想像もつかないであろうほど大きな影響をわたしに与えた。彼の著書『遺伝子学者が教える　ケンブリッジ式絶対真実のダイエット』と『カロリーに意味がない理由（Why Calories Don't Count）』を買って読むことをおすすめする。

メリッサ・トンプソンは食品と歴史と文化について、本書にとうてい書ききれないほどたくさんのことを話してくれた。彼女の著書『母なる地――ジャマイカ・クックブック（Motherland: A Jamaican Cookbook）』を購入してほしい。

オーブリー・ゴードンが代表を務めるポッドキャスト『メンテナンス・フェーズ（Maintenance Phase）』は、科学、健康、体重、人道に関心のある人なら必聴だ。オーブリーはスティグマを生まずに体重について話しあう方法について、とても寛大に助言をくれた。著書『脂肪について語るとき、わたしたちが語らないこと（What We Don't Talk About When We Talk About Fat）』と『「体重を減らせばいいだけ」――太った人をめぐる二〇の迷信（'You Just Need to Lose Weight': And 19 Other Myths About Fat People）』をぜひとも読んでほしい。

UCLのレイチェル・バターハムは長年の友人であり、多くのプロジェクトで助言役になっている。サム・ディッキン、ジェニン・マカロニディス、クローディア・ガンディーニ・ウィーラー＝キングショットは、本人たちが気づいている以上に、本書をはじめとするプロジェクトに貢献してくれている。

ビー・ウィルソンが『ガーディアン』紙に書いたUPFの記事（リジー・ボルトンがわたしにくれた）は、わたしが過去に読んだその手の記事では最高のものだ。彼女を友人と呼べるわたしは幸運である。いくつかのアイデアについて思慮深いコメントをくれただけでなく、批判の受けとめ方や金の動く仕組みを話してくれたナオミ・オルダーマンも紹介してくれた。

ケヴィン・ホールはわたしのために膨大な時間を割き、わたしが証拠の範囲内から逸脱しない（たいていは！）ようにしてくれた。

クリストファー・スノードンは非常に寛大に時間を割いて見解を話してくれた。わたしたちの意見は多くの点で一致している。いつの日か、彼が経済問題研究所を離れ、その並々ならぬ才能を、世界をあらゆる人にとってもっとよい場所にすることに費やしてくれるよう願っている。

ブラジルのムアナでは、ポーラ・コスタ・フェレイラ、キリスト教ＮＧＯ〈パストラル・ダ・クリアンサ〉のリゼッティ・ノヴァエス、グラシリアーノ・シルヴァ・ラモ、レオとその家族の助力を得た。トリスタン・クインはＢＢＣドキュメンタリー『子どもたちになにを食べさせている？（What Are We Feeding Our Kids?）』のブラジルのパートを監督した。アラスデア・リヴィングストンはすばらしい撮影監督だった。トム・ベルがすべてをうまくまとめてくれた。

ポール・ハートはわたしの話の道筋をたどり、コース外に出すぎてしまわないようにしてくれた。親切にも本書を批評してくれただけでなく、膨大な量の技術的・倫理的な専門知識も与えてくれた。彼とシャロンは本書の調査をとても楽しいものにしてくれた。

ゲーリー・トーベス――インスリンにかんしてはわたしたちの意見は一致しないかもしれないが、彼と話すのは本当に楽しかったし、対話を終えたときには、はじめたときよりも彼を称賛する気もちが強くなっていた。

バリー・スミスは哲学と神経科学にかんして、わたしが想像だにしなかったまったく新しい領域に光をあててくれた。そのおかげで、体と脳に対するＵＰＦの作用を理解することができた。信じられないくらい寛大にたくさんのアイデアを話してくれた。

ＵＣＬで双生児を研究するクレア・ルウェリンは、遺伝子と環境の関係を説明する有意義きわまりない仕事をしている。彼女との議論や彼女の研究全般は、本書で触れた概念のなかでもとりわけ重要なものだ。

アンソニー・ファルデは食品マトリックスについて説明し、科学的問題に対するわたしのアプローチを微修正してくれた。

〈抗生物質を守るための同盟〉を運営するスージー・シングラーは、すべての人が生きつづけられるようにするために力を注いでいる。

ベン・シャインドリンはクララ・デイヴィスについて詳しく話してくれた。長年を費やしてデイヴィスについて見つけられるかぎりのものを発掘してきたカナダのジャーナリスト、スティーヴン・シュトラウスも同様だ。スティーヴンは自身の調査結果に加えて、栄養にかんするたくさんのすばらしい雑録を驚くほど寛大に提供してくれた。

マット・ボズワースは早い時期に、貴重かつものすごい法律上の助言を（無料で！）くれた。

トム・ネルトナーとマリセル・マフィーニは環境保護基金に所属・協力し、食品添加物にかんするFDAの責任を問うている。このふたりはまさにカミツキガメだ。ハーヴァード大学のエミリー・ブロード・リーブも同じ問題に取り組んでいる。彼女もまた、最高によい意味でカミツキガメだと思う。彼女のおかげで、添加物が万人に等しく影響をおよぼすわけではないことを理解できた。

わたしの友人であり、医師、科学者でもあり、双子のきょうだいをもつサラ・ファイナーは、長年にわたって多くの議論をつうじてわたしの思考をかたちにしてくれた。

医学部時代に、専門知識の豊富な忍耐づよい多くの教師に恵まれたことはわたしにとって幸運だったが、とりわけヒュー・ドーキンズとポール・デニスは、本人たちには想像もつかないであろうほどわたしを支え、その後のキャリアをかたちづくってくれた。

シャロン・ニューソン――シャロンについて本書で語らなかったことがある。それは、肥満のさまざまな要素や体重の論じ方にかんして、彼女がどれほどわたしの考え方を変えてくれたのかということだ。わたしは長いあいだ彼女をまちがった方向へ押しやっていたのに、そのうちに彼女のほうがわたしを正しい方向へ押し戻しはじめた。彼女は真の専門家であり、最高の友人だ。

エディ・リクソンは、テレビ番組『アウチ大作戦（Operation Ouch!）』が彼の農場を占拠していた時間のあいまに、農業と食品ビジネスについてすばらしい説明をしてくれた。

ＵＣＬのティム・コールは、子どもの肥満は都市伝説だと主張しようとする人たちが狡猾だが断じてまちがっていることを、時間をかけてきっぱり説明してくれた。愛すべき、刺激に満ちた人物だ。

デイヴィッド・ビラーはいかにも銀行家らしくあらゆることを知りつくしていて、わたしの無知を少しだけ改善してくれたほか、ロバート・プラウマン、匿名の経営コンサルタント、イブラヒム・ナジャフィといった業界のエキスパートとの橋渡しをしてくれた。彼らがわたしと話すことで得るものはなにもない（そして失うものはたくさんある）。それなのに、信じられないほど寛大に時間を割き、知識を共有してくれた。

パティ・ランドールは食品企業の軍拡競争をだれよりも理解している。世界中の子どもたちを搾取的なマーケティングから守るうえで大きな力を発揮している彼女は、とどまるところを知らないインスピレーションの源でもある。彼女の影響は本書のすみずみまで行きわたっている。

ユニセフUKのチーム全員とともに仕事をすることは、専門家としても一支援者としても、わたしにとって大きな誇りだ。とりわけキャサリン・シャッツ、グラニー・モロニー、クレア・クオレル、ジェシカ・グレイに感謝する。

世界保健機関の専門家と職員は、本書に先立つ学術的な作業の多くを助けてくれた。ナイジェル・ローリンズ、トニー・ウォーターソン、ラリー・グラマー＝ストローン、ニナ・チャド、アンナ・グルンディングをはじめとする人たちとはたらけることを心から誇りに思う。

ヴィクトリア・ケントとサラ・ハルピンはUPFをめぐる多くのアイデアに磨きをかけ、UPFではないものをわたしのためにたくさん料理してくれた。ヴィクトリアは、わたしにも理解できるように投資と金について説明してくれた。

ナショナル・フード・ストラテジーのチームはわたしのために長い時間を割き、本書の論の多くをかたちづくってくれた。このテーマへのアプローチ方法について、タムシン・クーパーとヘンリー（とジェミマ）・ディンブルビーから教わったことはとても多い。そんなわけで、本書では彼らの計画が参考文献としてたびたび登場する。

ジョー・ラウントリー、フィリー・ボーモント、リチャード・ベリー、ヘスター・カントは本書に先立つポッドキャスト『食物依存（Addicted to Food）』を制作した。みんながみんなすばらしく、彼らのおかげで、わたしは食物について以前よりもずっと深く考えるようになった。

マリオン・ネッスル、フィル・ベイカー、ニコール・アヴィーナ、サダフ・ファルーキ、アンドレア・セラ、メリッサ・ミアロン、ボブ・ボイル、ゴードン・ハミルトンとその家族全員、スーザン・ジェブ（ともに手がけたたくさんのドキュメンタリーで、スーザンは信じられないほど助けになってくれた）にも感謝を。

みずからの収入を大きく減らしながらも、格差を是正して世界をよりよい場所、わたしとわが子たちを含むだれにとっても住みやすい場所にするために人生を費やしている科学者、活動家、医師たちに感謝する。コカ・コーラから金をもらうほうがいつだって簡単なのだ。

熱帯病病院の全員（とりわけサラ・ローガン、フィル・ゴサード、マイク・ブラウン）は、わたしが職業人生を立ちゆかせる道を見つけるのを助けてくれた。わたしを支えると同時に刺激し、臨床業務と並行して別のキャリアをもつ柔軟性を与えてくれる人たちに囲まれながら、ワールドクラスの病院であるUCLHではたらけるのは、わたしにとって幸運なことだ。

毎週、わたしが仕事をともにしている仲間は、絶えざるインスピレーションの源であり、どの点から見てもすばらしい人たちだ。とりわけアンナ・チェックリー、アンナ・ラスト、ニッキー・ロングリーに感謝する。

UCLHのコミュニケーション・チームは、いまさら言うまでもないが、臨床・学術・放送の各分野でのわたしの仕事に共通する多くの点で欠かせない存在だ。とりわけレイチェル・メイバンク、シャロン・スピテリ、ミカエラ・キーティングに感謝を。

国民保健サービス（ＮＨＳ）の医師であることは特権のひとつであり、わたしはほかのだれよりも受けもちの患者たちから多くを学んでいる。わたしたちの食べるものが自分の欲求よりも周囲の環境に左右されることは、受けもちの患者たちから教わった。ＮＨＳは、この惑星でいまや早死にの主たる原因になっている商業の力を食い止める最後の砦のひとつだ。医療を民営化し、食品会社や煙草会社と同じ種類の動機で運営されるのを許したりしたら、わたしたちは二度と再建できないものを失ってしまうだろう。これは現実的な、差し迫った危険である。

学術界の故郷と呼べる場所をわたしに与え、それとのつきあい方にかんして大きな自由を許してくれたＵＣＬに感謝している。グレッグ・タワーズとリチャード・ミルンは、博士号をとれとわたしを説き伏せてくれた。世界を探る際のふたりの手法は、わたしのするあらゆることに影響を与えている。ふたりとも本書の草稿を読み、非常に有益な助言をくれた。

『ブリティッシュ・メディカル・ジャーナル』（とりわけレベッカ・クームス、フィー・ゴッドリー、カムラン・アバシ、ジェニファー・リチャードソン、ピーター・ドーシ）は、長年にわたってわたしの学術研究を支えてくれている。それ以上に、乳児用調製粉乳業界の出資を拒否することで、自誌に掲載した数々の論文に応えてきた。わたしにとって、この雑誌に掲載されることは、いつだって途方もなく大きな誇りである。

バーフッツのジュリアン・マークスは信じられないほど寛大に時間と知識を割き、果物と野菜にかんするあらゆることを完璧に説明してくれた。わたしの友人であるニック・セダンは、政府と政策にかんして、少なくともいくつかの内部構造を理解する助けになってくれた。

シェルドレイク家の全員、とりわけ本の書き方を説いてくれたマーリンに感謝する。「パーティーのようなもの――みんながトイレの場所を知っておかないといけないし、だれもがドリンクをほしがる」。エイプリル・スミスとジャッキー・ダルトンは、在宅でできるように番組全体をまとめてくれた。エルク・マイヤーは石炭バターにかんする貴重な研究内容を送ってくれた。アダム・ラザフォード、ハンナ・フライ、マーク・シャツカー、オーク・ルームのジン飲みたち、ドクター・ロンクス、エイミー・ブラウン、ヘンリー&ニコラ・バイアム＝クック、マーガレット・マッカートニー、ラルフ・ウッドリング（電子と化学について教えてくれた）、マックス・ハーディ、ニック・マカン、ルパート・ウィンクラー、エド・ヴォンダーバーグ、ブルース・パリー、ジェイムズ・ブラント、ヘン・ピース、スチュアート・ガレスピー、キャロライン&イモジェン・バーター（イモジェンをはじめ、わたしの人生の幸福の多くはキャロラインのおかげだ）、ＳＢたち、ラヤル・リヴァプール、エステル・ヴァモシュ、デヴ・シャーマ、クリスティーナ・アダネ、ジェイミー・オリヴァー、ニッキー・ホワイトマン、ヴィッキー・クーパー、モニカ・ゴッシュ、ＳＢＷＡＧ、ジーバ・ロウ、ダン・ブロックルバンク（この旧友もまた金について熟知し、その説明に長けている）に感謝を。ロージー・ヘインズ（わたしの最高にして唯一の非ＵＰＦファストフード供給源である〈スコルト・ヘッド〉パブと〈スウィート・サーズデイ〉ピッツェリアの経営者）、アンドレアス・ウェスマン（経済について説明し、わたしのいいかげんな思考をこらしめてくれた）。アラスデア・カントはわたしと兄の関係を修正し、それを実現するための最善策は変化を求めることではないとわたしに理解させてくれた。『アウチ大作戦（Operation Ouch!）』のチームは家族同然であり、何週間にもわたる有益なＵＰＦ議論を許してくれた。

　ともに暮らしているすばらしい義理の母クリスティンは、わたしとダイナと娘たちに絶えず刺激を与えてくれる。わたしのコンピューターは彼女の博士号論文の上に置いてあるので、まさに文字どおりの意味で、わたしは彼女の研究を基礎にして本書を書いている（そしてクリスティンは、わたしの行動全般に最良のかたちで大きな影響をおよぼしている）。

　義理のきょうだいたち（ライアン、チド、マーサ、リア）はもう本当に最高で、みんなと家族でいられるわたしは信じられないほどの果報者だと思っている。

兄弟のザンドとJ（ブラッティ）は、わたしの最高の友人でもある。ふたりとうんざりするほど長く話しあわずして、わたしがなにかをすることは絶対にない。ふたりの意見には、（このケースでは）ヘレン・コンフォードは別にして、だれの意見よりも大きな意味がある。双子の兄ザンドは、一〇年にわたる身体的なケンカと怒鳴りあいの議論をつうじて、本書の中心となる論をかたちづくってくれた。ちなみに、どちらも結局はザンドが勝った。Jはわたしとザンドをつなぐ接着剤だ。

完全無欠な甥のジュリアンは、たぶん本人も気づいていないほど、本書に出てくることの多くをわたしとザンドに考えさせてくれた。

この謝辞に登場する人のうち、なんであれ本書にいっさい関心をもっていないのは、わたしの娘ふたりだけだ。ふたりともUPFの熱烈な消費者で、予想どおりというべきか、多くの食事実験に進んで参加したことを別にすれば、もっぱらマイナスの寄与しかしていない。

最後に、妻のダイナへ。わたしの人生にある幸福なことのすべては彼女のおかげだ。ダイナはこの手のことを嫌うが、でも言っておきたい。彼女はわたしがこれまでの人生で出会った最高の人だ。


ペーパーバック版の刊行にあわせて、そもそも最初のときに感謝を捧げるべきだった人たちと、本書と足並みをそろえた活動や研究にかかわった仲間たちに、追加の謝辞をいくつか。『ランセット』で一連のUPF関連記事を執筆している科学者チームと、乳児用調製粉乳業界の医療関係者に対する影響力を制限することをめざす世界保健機関の諮問グループには、わたしも加わっている。このふたつのプロジェクトの仲間と共著者たちはみな、収入の減少に甘んじながらも、搾取的な業界からおおぜいの人を守ろうとしているすばらしい人たちだ。なかでも、ベンジャミン・ウッド、スコット・スレイター、ゲーリー・サックス、パウロ・セロディィオ、マーク・ローレンス、アルン・グプタ、バリー・M・ポプキン、シモン・バルケラは特筆に値する。ファビオ・ダ・シルバ・ゴメスは、ラベル表示と専門的な政策実施を理解するうえで大きな助けになってくれた。

この本が刊行されるころには、子どもがもうひとり生まれているはずだ。彼女を献辞に入れるのは時期尚早のような気がするが（まだ名前も決めていないし！）、いつかきっと、わたしの心のなかにすでにいたことを本人に知ってほしいと願うときが来るだろう。

訳者あとがき

「超加工食品で早死にリスク増大、三〇年間の研究で判明」(CNN、二〇二四年五月一〇日)[1]。「『超加工食品』でたばこ並みの依存性が判明、渇望や禁断症状も」(ナショナルジオグラフィック、二〇二四年六月五日)[2]。

このふたつの記事に代表されるように、ここ最近、「超加工食品」なるものをめぐる報道を目にすることが増えている。いずれも学術誌に掲載された論文をもとに、肥満、高血圧、がん、認知症などの疾患との関連や依存性を指摘する内容で、読む者の不安をかきたてる。だが、そもそもそこで言われている「超加工食品」とはなんなのか? 本当に体に悪いのか? もしそうなら、その食品のどの要素が、どのような仕組みで人体に害をおよぼすのか?

そうした疑問の数々に体当たりで挑んだのが本書である。著者クリス・ヴァン・トゥレケンは感染症を専門とする医師。BBCのブロードキャスターでもあり、ユニセフやWHOと連携した活動にもたずさわっている。ここで言う「体当たり」は比喩ではない。というのも、著者は本書の執筆にあたり、一カ月のあいだ毎日のカロリーの八〇%を超加工食品(UPF)から摂取する「UPFダイエット」を敢行し、自分の体を実験台にしてその影響をつぶさに調べたからだ。本書では、この実験の経過を追いながら、膨大な数の科学文献と食品関係者や専門家への取材をもとに、生物学、歴史、経済といったさまざまな角度からＵＰＦを徹底的に解剖している。

パート１ではまず、ＵＰＦとはなにか、という基本的な定義を示し、ＵＰＦや人工成分の歴史をたどりつつ、ＵＰＦの害をめぐる研究のあらましを説明する。ＵＰＦの定義の重要なポイントはその食品がつくられた「目的」であり、食品企業は金(かね)をエネルギーとする生態系の一員として経済の軍拡競争を繰り広げている――パート１で提示されるこの考えかたは、本書の全体を貫く柱になっている。

パート２～３では、人間を含めた生きものの体が食と栄養にどう対処しているかをひもとき、糖質過多や運動不足や意志の力など、食事関連疾患の原因として考えられそうなＵＰＦ以外の要素を考察する。さらに、一カ月のＵＰＦダイエットを経て著者の体に起きた変化を踏まえ、ＵＰＦがそうした変化を引き起こす仕組みを探っていく。

超加工食品をめぐっては、各成分や添加物のよしあしが注目されることが多い。脂質や糖分や塩分の多さ、乳化剤・保存料・香料などのさまざまな添加物。そのひとつひとつが害をもたらす可能性があるのはたしかで、本書のパート１～３でも、科学研究から得られた膨大な証拠をもとにそれが示されている。だが、本書を読み進めていくと、問題の核心はじつは別のところにあるのではないかという疑問が浮かび上がってくる。

その核心に迫るパート４～５では、食品業界の現実と、わたしたち消費者がＵＰＦに払っている見えないコストを掘り下げる。利益を追求し、政策や科学研究に出資する企業の影響力。金にものを言わせ、自分たちに都合のよい主張を広めるマーケティング。株主の圧力にしたがわざるをえない企業の仕組み。環境に多大な負荷をかけることで成り立つ「安さ」。経済的・地理的な理由で生鮮食品を手に入れにくく、実質的に選択肢がない状況に置かれている人たち。消費者からは見えにくいそうした真の「コスト」をひとつひとつ検証し、ＵＰＦの問題とはつきつめれば社会構造の問題であることをあぶりだしていくところに本書の真骨頂がある。

本書で語られる食品消費や肥満などの健康問題の状況は、おもに英国社会を念頭に置いたもので、日本の現状とは異なる点もいくつかある。たとえば、日本では食事におけるUPFの割合は英米ほど大きくないし（東京大学の研究グループによる調査では三〜四割[3]）、生鮮食品を手に入れるハードルもまだそこまで高くない。だが、訳者個人の実感からすると、スーパーに並んではいても高くて手を出せない野菜や果物はここ数年で確実に増えている。過疎化が進めば、生鮮食品を売る店まで行くのが難しい人も増えるだろう。気候変動による影響が農業におよびはじめ、家畜の伝染病がたびたび発生していることからすれば、生鮮食品がさらに値上がりしてもおかしくない。日本の経済力が低下し、国全体が貧しくなっているいま、食料自給率の低さを考えれば、生鮮食品が手の届かない贅沢品になり、UPFしか選択肢がない状況にならないという保証はない。本書で浮き彫りにされている問題は、けっして対岸の火事ではないのだ。「まっとうな食品を手ごろな価格で買える」環境を守りたいのなら、真剣に考えなければいけないだろう。

また、著者が厳しく批判する「利益相反」は、紅麴サプリに絡んで日本でこのところニュースになっている機能性表示食品[4]にかんしても問題視されている。さらに言えば、本書で指摘されている「利益を追求する組織が政策や世論を歪める」という構図は、食品業界だけでなく、世界全体でも日本でも社会のいたるところで目にする。本書に登場するコンサルタントが言っているように、利益の追求からよい結果が生まれ、それが社会の発展につながることももちろんある。だが、「健康に生きる」という基本的人権にかかわる問題を、利益追求を第一とする企業のなすがままにしてもいいのか。政治がしかるべく役割を果たすべきではないのか。そんな疑問をつきつける本書は、フードシステムにかぎらず、現代社会のありかたを考えるうえでも、ひとつの重要な視点を提示しているのではないだろうか。

食と健康をめぐっては、カロリー、サプリメント、脂質と糖質、うま味調味料、添加物などなど、さまざまな話題が浮上しては、そのたびに熱い（しばしば過熱気味の）議論が繰り広げられる。食の問題はだれにとっても無関係ではなく、あれこれと心配するのも、人それぞれ考えかたが違うのも当然だろう。著者がたびたび言っているように、本書はなにを食べてはいけないか、あるいはなにを食べるべきかを指南する本ではない。重要なのは「自分がどうしたいのか、なにを食べるのかを自分で決める」ことであり、そのためには正しい情報の提供、誤解を誘うマーケティングの制限、ＵＰＦでない食品を買いたいときに買える環境が必要だと著者は訴えている。その「本当の意味での選択肢がある世界」をつくるにはどうすればいいのか。人の健康を害さず、地球の環境を蝕まない食品をだれもが買えるようにするためには、現在の「病んだフードシステム」をどう変えればいいのか。次に超加工食品を買って食べるときには、成分表を眺めながら、そんなことを考えてみてはいかがだろうか。

1　https://www.cnn.co.jp/fringe/35218772.html
2　https://natgeo.nikkeibp.co.jp/atcl/news/24/060400301/
3　篠崎奈々、村上健太郎、佐々木敏「超加工食品の摂取量は年齢や喫煙状況によって異なるか？――日本人成人における超加工食品の摂取量と個人的特性との関連」（https://www.u-tokyo.ac.jp/content/400209526.pdf）
4　小林製薬公式サイト「紅麴関連製品の使用中止のお願いと自主回収のお知らせ」（https://www.kobayashi.co.jp/newsrelease/2024/20240322/）

〔ウェブサイトの最終閲覧日は二〇二四年八月一九日〕

原　注

はじめに

1 Jacobs FMJ, Greenberg D, Nguyen N, et al. An evolutionary arms race between KRAB zinc-finger genes ZNF91/93 and SVA/L1 retrotransposons. *Nature* 2014; 516: 242–45.

2 Villarreal L. *Viruses and the Evolution of Life*. London: ASM Press, 2005.

3 Hauge HS. Anomalies on Alaskan wolf skulls. 1985. こちらで閲覧可能：http://www.adfg.alaska.gov/static/home/library/pdfs/wildlife/research_pdfs/anomalies_alaskan_wolf_skulls.pdf.

4 Mech LD, Nelson ME. Evidence of prey-caused mortality in three wolves. *The American Midland Naturalist* 1990; 123: 207–08.

5 Rauber F, Chang K, Vamos EP, et al. Ultra-processed food consumption and risk of obesity: a prospective cohort study of UK Biobank. *European Journal of Nutrition* 2020; 60: 2169–80.

6 Chang K, Khandpur N, Neri D, et al. Association between childhood consumption of ultraprocessed food and adiposity trajectories in the Avon Longitudinal Study of Parents and Children birth cohort. *JAMA Pediatrics* 2021; 175: e211573.

7 Baraldi LG, Martinez Steele E, Canella DS, et al. Consumption of ultra-processed foods and associated sociodemographic factors in the USA between 2007 and 2012: evidence from a nationally representative cross-sectional study. *BMJ Open* 2018; 8: e020574.

8 Rodgers A, Woodward A, Swinburn B, Dietz WH. Prevalence trends tell us what did not precipitate the US obesity epidemic. *Lancet Public Health*. 2018 Apr; 3(4):e162–3.

9 Theis DRZ, White M. Is obesity policy in England fit for purpose? Analysis of government strategies and policies, 1992–2020. *The Milbank Quarterly* 2021; 99: 126–70.

10 Cole T. Personal communication. 2022.

11 NCD Risk Factor Collaboration. Height and body-mass index trajectories of school-aged children and adolescents from 1985 to 2019 in 200 countries and territories: a pooled analysis of 2181 population-based studies with 65 million participants. *Lancet* 2020; 396: 1511–24.

12 National Food Strategy. National food strategy (independent review): the plan. 2021. こちらで閲覧可能：https://assets.publishing.service.gov.uk/government/uploads/system/uploads/attachment_data/file/1025825/national-food-strategy-the-plan.pdf.

13 UK Government. Obesity statistics. 2022. こちらで閲覧可能：https://researchbriefings.files.parliament.uk/documents/SN03336/SN03336.pdf.

14 Hiscock R, Bauld L, Amos A, Platt S. Smoking and socioeconomic status in England: the rise of the never smoker and the disadvantaged smoker. *Journal of Public Health* 2012; 34: 390–96.

1　なんでアイスクリームに細菌スライムが入っているんだ？——UPF の発明

1 Avison Z. Why UK consumers spend 8% of their money on food. 2020. こちらで閲覧可能：https://ahdb.org.uk/news/consumer-insight-why-uk-consumers-spend-8-of-their-money-on-food.

2 Office for National Statistics. Living costs and food survey. 2017. こちらで閲覧可能：https://www.ons.gov.uk/peoplepopulationandcommunity/personalandhouseholdfinances/incomeandwealth/methodologies/livingcostsandfoodsurvey.

3 Scott C, Sutherland J, Taylor A. Affordability of the UK's Eatwell Guide. 2018. こちらで閲覧可能：https://foodfoundation.org.uk/sites/default/files/2021-10/Affordability-of-the-Eatwell-Guide_Final_Web-Version.pdf.

4 BeMiller JN. One hundred years of commercial food carbohydrates in the United States. *Journal of Agricultural and Food Chemistry* 2009; 57: 8125–29.

5 Centre for Industrial Rheology. Hellman's [sic] *vs* Heinz: mayonnaise fat reduction rheology. こちらで閲覧可能：https://www.rheologylab.com/articles/food/fat-replacement/.

6 di Lernia S, Gallinaro M. The date and context of neolithic rock art in the Sahara: engravings and ceremonial monuments from Messak Settafet (south-west Libya). *Antiquity* 2010; 84: 954–75.

7 di Lernia S, Gallinaro M, 2010.

8 Dunne J, Evershed RP, Salque M, et al. First dairying in green Saharan Africa in the fifth millennium BC. *Nature* 2012; 486: 390–94.

9 Evershed RP, Davey Smith G, Roffet-Salque M, et al. Dairying, diseases and the evolution of lactase persistence in Europe. *Nature* 2022; 608: 336–45.

10 List GR. Hippolyte Mège (1817–1880). *Inform* 2006; 17: 264.

11 Rupp R. The butter wars: when margarine was pink. 2014. こちらで閲覧可能：https://www.nationalgeographic.com/culture/article/the-butter-wars-when-margarine-was-pink.

12 Khosrova E. *Butter: A Rich History*. London: Appetite by Random House, 2016.

13 McGee H. *On Food and Cooking: The Science and Lore of the Kitchen* (revised edition). London: Scribner, 2007.

14 Snodgrass K. Margarine as a butter substitute. *Oil & Fat Industries* 1931; 8: 153.

15 SCRAN. Whale oil uses. 2002. こちらで閲覧可能：http://www.scran.ac.uk/packs/exhibitions/learning_materials/webs/40/margarine.htm.

16 Nixon HC. The rise of the American cottonseed oil industry. *Journal of Political Economy*

1930; 38: 73–85.

2　ココポップスのほうがいいな（ただし五杯）―― UPF の発見

1 Monteiro CA, Cannon G, Lawrence M, et al. Ultra-processed foods, diet quality, and health using the NOVA classification system. Rome: Food and Agriculture Organization of the United Nations, 2019.
2 Ioannidis JPA. Why most published research findings are false. *pLoS Medicine* 2005; 2: e124.
3 Rauber F, da Costa Louzada ML, Steele EM, et al. Ultra-processed food consumption and chronic non-communicable diseases-related dietary nutrient profile in the UK (2008–2014). *Nutrients* 2018; 10: 587.
4 Rauber et al, 2020.
5 Chang et al, 2021.
6 Rauber F, Steele EM, da Costa Louzada ML, et al. Ultra-processed food consumption and indicators of obesity in the United Kingdom population (2008–2016). *pLoS One* 2020; 15: e0232676.
7 Martínez Steele E, Juul F, Neri D, Rauber F, Monteiro CA. Dietary share of ultra-processed foods and metabolic syndrome in the US adult population. *Preventive Medicine* 2019; 125: 40–48.
8 Public Health England. Annex A: The 2018 review of the UK Nutrient Profiling Model. 2018. こちらで閲覧可能：https://assets.publishing.service.gov.uk/government/uploads/system/uploads/attachment_data/file/694145/Annex__A_the_2018_review_of_the_UK_nutrient_profiling_model.pdf.
9 Levy-Costa RB, Sichieri R, dos Santos Pontes N, et al. Household food availability in Brazil: distribution and trends (1974–2003). *Revista de Saúde Pública* 2005; 39: 530–40.
10 Pollan, M. Unhappy meals. 2007. こちらで閲覧可能：https://www.nytimes.com/2007/01/28/magazine/28nutritionism.t.html.
11 Rutjes AW, Denton DA, Di Nisio M, et al. Vitamin and mineral supplementation for maintaining cognitive function in cognitively healthy people in mid and late life. *Cochrane Database of Systematic Reviews* 2018; 12: CD011906.
12 Singal M, Banh HL, Allan GM. Daily multivitamins to reduce mortality, cardiovascular disease, and cancer. *Canadian Family Physician* 2013; 59: 847.
13 Officer CE. Antioxidant supplements for prevention of mortality in healthy participants and patients with various diseases. *Cochrane Database of Systematic Reviews* 2012; 3: CD007176.
14 Snowdon C. What is “ultra-processed food”? 2022. こちらで閲覧可能：https://velvetgloveironfist.blogspot.com/2022/01/what-is-ultra-processed-food.html.
15 Your Fat Friend. The bizarre and racist history of the BMI. 2019. こちらで閲覧可能：

https://elemental.medium.com/the-bizarre-and-racist-history-of-the-bmi-7d8dc2aa33bb.

3　たしかに、「超加工食品」はよくなさそうだ。でも、それ、ほんとうに問題なの？

1 Hall KD, Sacks G, Chandramohan D, et al. Quantification of the effect of energy imbalance on bodyweight. *Lancet* 2011; 378: 826–37.

2 Fothergill E, Guo J, Howard L, et al. Diet versus exercise in 'The Biggest Loser' weight loss competition. *Obesity* 2013; 21: 957–59.

3 Hall KD, Ayuketah A, Brychta R, et al. Ultra-processed diets cause excess calorie intake and weight gain: an inpatient randomized controlled trial of ad libitum food intake. *Cellular Metabolism* 2019; 30: 67–77.

4 Martini D, Godos J, Bonaccio M, et al. Ultra-processed foods and nutritional dietary profile: a meta-analysis of nationally representative samples. *Nutrients* 2021; 13: 3390.

5 October 28. Health inequalities and obesity. 2020. こちらで閲覧可能：https://www.rcplondon.ac.uk/news/health-inequalities-and-obesity.

6 Fiolet T, Srour B, Sellem L, et al. Consumption of ultra-processed foods and cancer risk: results from NutriNet-Santé prospective cohort. *British Medical Journal* 2018; 360: k322.

7 Zhong G-C, Gu H-T, Peng Y, et al. Association of ultra-processed food consumption with cardiovascular mortality in the US population: long-term results from a large prospective multicenter study. *International Journal of Behavioral Nutrition and Physical Activity* 2021; 18: 21.

8 Schnabel L, Kesse-Guyot E, Allès B, et al. Association between ultraprocessed food consumption and risk of mortality among middle-aged adults in France. *JAMA Internal Medicine* 2019; 179: 490–98.

9 Rico-Campà A, Martínez-González MA, Alvarez-Alvarez I, et al. Association between consumption of ultra-processed foods and all cause mortality: SUN prospective cohort study. *British Medical Journal* 2019; 365: l1949.

10 Kim H, Hu EA, Rebholz CM. Ultra-processed food intake and mortality in the USA: results from the Third National Health and Nutrition Examination Survey (NHANES III, 1988–1994). *Public Health Nutrition* 2019; 22: 1777–85.

11 Bonaccio M, Di Castelnuovo A, Costanzo S, et al. Ultra-processed food consumption is associated with increased risk of all-cause and cardiovascular mortality in the Moli-sani Study. *American Journal of Clinical Nutrition* 2021; 113: 446–55.

12 Chen X, Chu J, Hu W, et al. Associations of ultra-processed food consumption with cardiovascular disease and all-cause mortality: UK Biobank. *European Journal of Public Health* 2022; 32: 779–85.

13 Bonaccio et al, 2021.

14 Kim H, Hu E A, Rebholz C M. Ultra-processed food intake and mortality in the USA: results from the Third National Health and Nutrition Examination Survey (NHANES III, 1988–1994). *Public Health Nutrition* 2019; 22: 1777–85.

15 Srour B, Fezeu LK, Kesse-Guyot E, et al. Ultra-processed food intake and risk of cardiovascular disease: prospective cohort study (Nutri-Net-Santé). *British Medical Journal* 2019; 365: l1451.

16 Fiolet et al, 2018.

17 Llavero-Valero M, Martín JE-S, Martínez-González MA, et al. Ultraprocessed foods and type-2 diabetes risk in the SUN project: a prospective cohort study. *Clinical Nutrition* 2021; 40: 2817–24.

18 Srour B, Fezeu LK, Kesse-Guyot E, et al. Ultraprocessed food consumption and risk of type 2 diabetes among participants of the NutriNet-Santé prospective cohort. *JAMA Internal Medicine* 2020; 180: 283–91.

19 Jardim MZ, Costa BVdL, Pessoa MC, et al. Ultra-processed foods increase noncommunicable chronic disease risk. *Nutrition Research* 2021; 95: 19–34.

20 Silva Meneguelli T, Viana Hinkelmann J, Hermsdorff HHM, et al. Food consumption by degree of processing and cardiometabolic risk: a systematic review. *International Journal of Food Sciences and Nutrition* 2020; 71: 678–92.

21 de Mendonça RD, Lopes ACS, Pimenta AM, et al. Ultra-processed food consumption and the incidence of hypertension in a Mediterranean cohort: the Seguimiento Universidad de Navarra Project. *American Journal of Hypertension* 2017; 30: 358–66.

22 Zhang S, Gan S, Zhang Q, et al. Ultra-processed food consumption and the risk of non-alcoholic fatty liver disease in the Tianjin Chronic Low-Grade Systemic Inflammation and Health Cohort Study. *International Journal of Epidemiology* 2021; 51: 237–49.

23 Narula N, Wong ECL, Dehghan M, et al. Association of ultra-processed food intake with risk of inflammatory bowel disease: prospective cohort study. *British Medical Journal* 2021; 374: n1554.

24 Lo C-H, Khandpur N, Rossato S, et al. Ultra-processed foods and risk of Crohn's disease and ulcerative colitis: a prospective cohort study. *Clinical Gastroenterology and Hepatology* 2022; 20: 1323–37.

25 Gómez-Donoso C, Sánchez-Villegas A, Martínez-González MA, et al. Ultra-processed food consumption and the incidence of depression in a Mediterranean cohort: the SUN project. *European Journal of Nutrition* 2020; 59:1093–103.

26 Schnabel L, Buscail C, Sabate J-M, et al. Association between ultraprocessed food consumption and functional gastrointestinal disorders: results from the French NutriNet-Santé cohort. *American Journal of Gastroenterology* 2018; 113: 1217–28.

27 Zhang S, Gu Y, Rayamajhi S, et al. Ultra-processed food intake is associated with grip strength decline in middle-aged and older adults: a prospective analysis of the TCLSIH study. *European Journal of Nutrition* 2022; 61: 1331–41.

28 Schnabel et al, 2018.

29 Li H, Li S, Yang H, et al. Association of ultraprocessed food consumption with risk of dementia: a prospective cohort study. *Neurology* 2022; 99: e1056–66.

30 Li et al, 2022.

31 Bonaccio et al, 2021.

32 Kim et al, 2019.

33 Chen et al, 2022.

34 Rico-Campà et al, 2019.

35 Romero Ferreiro C, Lora Pablos D, Gómez de la Cámara A. Two dimensions of nutritional value: Nutri-Score and NOVA. *Nutrients* 2021; 13(8).

36 Gibney MJ, Forde CG, Mullally D, Gibney ER. Ultra-processed foods in human health: a critical appraisal. *American Journal of Clinical Nutrition* 2017; 106: 717–24.

37 Tobias DK, Hall KD. Eliminate or reformulate ultra-processed foods? Biological mechanisms matter. *Cell Metabolism* 2021; 33: 2314–15.

38 Corrigendum to *The American Journal of Clinical Nutrition*, Volume 107, Issue 3, March 2018, Pages 482–3. こちらで閲覧可能：https://ajcn.nutrition.org/article/S0002-9165(22)02808-8/fulltext.

39 Jones JM. Food processing: criteria for dietary guidance and public health? *Proceedings of the Nutrition Society* 2019; 78: 4–18.

40 Knorr D, Watzke H. Food processing at a crossroad. *Frontiers in Nutrition* 2019; 6: 85.

41 Sadler CR, Grassby T, Hart K, et al. "Even we are confused": a thematic analysis of professionals' perceptions of processed foods and challenges for communication. *Frontiers in Nutrition* 2022; 9: 826162.

42 Flacco ME, Manzoli L, Boccia S, et al. Head-to-head randomized trials are mostly industry sponsored and almost always favor the industry sponsor. *Journal of Clinical Epidemiology* 2015; 68: 811–20.

43 Stamatakis E, Weiler R, Ioannidis JPA. Undue industry influences that distort healthcare research, strategy, expenditure and practice: a review. European Journal of Clinical Investigation 2013; 43: 469–75.

44 Ioannidis JPA. Evidence-based medicine has been hijacked: a report to David Sackett. *Journal of Clinical Epidemiology* 2016; 73: 82–86.

45 Fabbri A, Lai A, Grundy Q, Bero LA. The influence of industry sponsorship on the research agenda: a scoping review. *American Journal of Public Health* 2018; 108: e9–16.

46 Lundh A, Lexchin J, Mintzes B, et al. Industry sponsorship and research outcome. *Cochrane Database of Systematic Reviews* 2017; 2: MR000033.

47 Rasmussen K, Bero L, Redberg R, et al. Collaboration between academics and industry in clinical trials: cross sectional study of publications and survey of lead academic authors. *British Medical Journal* 2018; 363: 3654.

4 石炭バター（バターじゃないなんて信じられない！）——究極のUPF

1 Engelberg S, Gordon MR. Germans accused of helping Libya build nerve gas plant. 1989. こちらで閲覧可能：https://www.nytimes.com/1989/01/01/world/germans-accused-of-helping-libya-build-nerve-gas-plant.html.

2 Second Wiki. Arthur Imhausen. 2007 [cited 2022 Mar 21]. こちらで閲覧可能：https://second.wiki/wiki/arthur_imhausen.

3 Maier E. Coal – in liquid form. 2016. こちらで閲覧可能：https://www.mpg.de/10856815/S004_Flashback_078–079.pdf.

4 Imhausen A. Die Fettsäure-Synthese und ihre Bedeutung für die Sicherung der deutschen Fettversorgung. *Kolloid-Zeitschrift* 1943; 103: 105–08.

5 Imhausen A, 1943.

6 Barona JL. *From Hunger to Malnutrition: The Political Economy of Scientific Knowledge in Europe*, 1918–1960. Pieterlen, Switzerland: Peter Lang AG, 2012.

7 Evonik. Arthur Imhausen, chemist and entrepreneur. 2020. こちらで閲覧可能：https://history.evonik.com/en/personalities/imhausen-arthur.

8 Maier, 2016.

9 Dockrell M. Clearing up some myths around e-cigarettes. 2018. こちらで閲覧可能：https://ukhsa.blog.gov.uk/2018/02/20/clearing-up-some-myths-around-e-cigarettes/.

10 Kopper C. Helmut Maier, Chemiker im 'Dritten Reich'. Die Deutsche Chemische Gesellschaft und der Verein Deutscher Chemiker im NS-Herrschaftsapparat. Im Auftrag der Gesellschaft Deutscher Chemiker. Weinheim, Wiley-VCH 2015. *Historische Zeitschrift* 2017; 305: 269–70.

11 Von Cornberg JNMSF. Willkür in der Willkür: Befreiungen von den antisemitischen Nürnberger Gesetzen. *Vierteljahrshefte für Zeitgeschichte* 1998; 46: 143–87.

12 Von Cornberg, 1998.

13 Stolberg-Wernigerode O. *Neue Deutsche Biographie*. Berlin: Duncker & Humblot, 1974.

14 Emessen TR. *Aus Görings Schreibtisch ein Dokumentenfund*. Dortmund: Historisches Kabinett, Allgemeiner Deutscher Verlag, 1947.

15 Breitman R. *The Architect of Genocide: Himmler and the Final Solution*. New York: Alfred A Knopf, 1991.

16 Imhausen A, 1943.

17 Proctor R. *The Nazi War on Cancer*. Princeton: Princeton University Press, 2000.

18 British Intelligence Objectives Sub-Committee. こちらで閲覧可能：http://www.fischer-tropsch.org/primary_documents/gvt_reports/BIOS/biostoc.htm.

19 Floessner O. *Synthetische Fette Beitraege zur Ernaehrungsphysiologie*. Leipzig: Barth, 1948.

20 British Intelligence Objectives Sub-Committee. Synthetic Fatty Acids and Detergents. こちらで閲覧可能：http://www.fischer-tropsch.org/primary_documents/gvt_reports/BIOS/bios_1722htm/bios_1722_htm_sec14.htm.

21 Kraut H. The physiological value of synthetic fats. *British Journal of Nutrition* 1949; 3: 355–58.

22 *The Eagle Valley Enterprise*. Butter is made by Germans from coal. 1946. こちらで閲覧可能：https://www.coloradohistoricnewspapers.org/?a=d&d=EVE19460906-01.2.29&e=——en-20–1–img-txIN%7ctxCO%7ctxTA——0—.

23 Thompson J. Butter from coal: The Grafic Laboratory of Popular Science. *Chicago Daily Tribune* 1946; C2.

24 Historische Kommission für Westfalen. Ingenieure im Ruhrgebiet Rheinisch-Westfälische Wirtschaftsbiographien Volume 17. Aschendorff; 2019.

25 Evonik, 2020.

26 Andrews EL. The business world; IG Farben: a lingering relic of the Nazi years. 1999. こちらで閲覧可能：https://www.nytimes.com/1999/05/02/business/the-business-world-ig-farben-a-lingering-relic-of-the-nazi-years.html.

27 Marek M. Norbert Wollheim gegen IG Farben. 2012. こちらで閲覧可能：https://www.dw.com/de/norbert-wollheim-gegen-ig-farben/a-16373141.

28 Johnson JA. Corporate morality in the Third Reich. 2009. Available from: https://www.sciencehistory.org/distillations/corporate-morality-in-the-third-reich.〔アクセス不能〕

29 Andrews, 1999.

30 Marek, 2012.

31 Johnson, 2009.

32 Staunton D. Holocaust survivors protest at IG Farben meeting. 1999. こちらで閲覧可能：https://www.irishtimes.com/news/holocaustsurvivors-protest-at-ig-farben-meeting-1.218051.

33 *Der Spiegel*. IG-Farben-Insolvenz: Ehemalige Zwangsarbeiter gehen leer aus. 2003. こちらで閲覧可能：https://www.spiegel.de/wirtschaft/ig-farben-insolvenz-ehemalige-zwangsarbeiter-gehen-leer-ausa-273365.html.

34 Charles J. Former Zyklon-B maker goes bust. 2003. こちらで閲覧可能：http://news.bbc.co.uk/1/hi/business/3257403.stm.

35 *Der Spiegel*, 2003.

36 *Der Spiegel*. Die Schweizer Konten waren alle abgeräumt. 1993. こちらで閲覧可能：https://www-spiegel-de.translate.goog/politik/die-schweizerkonten-waren-alle-abgeraeumt-a-e59c3df1-0002–0001-0000–000009286542.

37 *Der Spiegel*. Zwanzig Minuten Kohlenklau. 1947. こちらで閲覧可能：https://www.spiegel.de/politik/zwanzig-minuten-kohlenklau-a-9896e990-0002-0001-0000-000041123785?context=issue.

38 Daepp MIG, Hamilton MJ, et al. The mortality of companies. *Journal of the Royal Society Interface* 2015; 12: 20150120.

39 Strotz LC, Simões M, Girard MG, et al. Getting somewhere with the Red Queen: chasing a biologically modern definition of the hypothesis. *Biology Letters* 2018; 14: 20170734.

40 Van Valen L. Extinction of taxa and Van Valen's law (reply). *Nature* 1975; 257: 515–16.

41 Van Valen L. A new evolutionary law. *Evolutionary Theory* 1973; 1: 1–30.

42 Van Valen L. The Red Queen. *American Naturalist* 1977; 111: 809–10.

43 Kraut, 1949.

5　食の三つの時代

1 Bell EA, Boehnke P, Harrison TM, et al. Potentially biogenic carbon preserved in a 4.1-billion-year-old zircon. *Proceedings of the National Academy of Sciences USA* 2015; 112: 14518–21.

2 Bell et al, 2015.

3 Alleon J, Bernard S, Le Guillo C, et al. Chemical nature of the 3.4 Ga Strelley Pool microfossils. *Geochemical Perspectives Letters* 2018; 7: 37–42.

4 Cavalazzi B, Lemelle L, Simionovici A, et al. Cellular remains in a ~3.42-billion-year-old subseafloor hydrothermal environment. *Science Advances* 2021; 7: abf3963.

5 Dodd MS, Papineau D, Grenne T, et al. Evidence for early life in Earth's oldest hydrothermal vent precipitates. *Nature* 2017; 543: 60–64.

6 Gramling C. Hints of oldest fossil life found in Greenland rocks. 2016. こちらで閲覧可能：http://www.sciencemag.org/news/2016/08/hints-oldest-fossil-life-found-greenland-rocks.

7 Li W, Beard BL, Johnson CM. Biologically recycled continental iron is a major component in banded iron formations. *Proceedings of the National Academy of Sciences USA* 2015; 112: 8193–98.

8 Haugaard R, Pecoits E, Lalonde S, et al. The Joffre banded iron formation, Hamersley Group, Western Australia: assessing the palaeoenvironment through detailed petrology and chemostratigraphy. *Precambrian Research* 2016; 273: 12–37.

9 Powell H. Fertilizing the ocean with iron. 2022. こちらで閲覧可能：https://www.whoi.edu/oceanus/feature/fertilizing-the-ocean-with-iron/.

10 Retallack GJ. First evidence for locomotion in the Ediacara biota from the 565 Ma Mistaken

Point Formation, Newfoundland: COMMENT. *Geology* 2010; 38: e223.

11 Chen Z, Zhou C, Meyer M, et al. Trace fossil evidence for Ediacaran bilaterian animals with complex behaviors. *Precambrian Research* 2013; 224: 690–701.

12 Retallack, 2010.

13 Peterson KJ, Cotton JA, Gehling JG, et al. The Ediacaran emergence of bilaterians: congruence between the genetic and the geological fossil records. *Philosophical Transactions of the Royal Society B* 2008; 363: 1435–43.

14 Weidenbach K. *Rock Star: The Story of Reg Sprigg – an Outback Legend*. Kensington: East Street Publications, 2008.

15 Weidenbach, 2008.

16 Mote T, Villalba JJ, Provenza FD. Foraging sequence influences the ability of lambs to consume foods containing tannins and terpenes. *Behavioral Education for Human, Animal, Vegetation, and Ecosystem Management* 2008; 113: 57–68.

17 Villalba JJ, Provenza FD, Manteca X. Links between ruminants' food preference and their welfare. *Animal* 2010; 4: 1240–47.

18 Provenza F. *Nourishment: What Animals Can Teach Us about Rediscovering Our Nutritional Wisdom*. Hartford, VT: Chelsea Green Publishing, 2018.

19 Mote et al, 2008.

20 Hoste H, Meza-Ocampos G, Marchand S, et al. Use of agro-industrial by-products containing tannins for the integrated control of gastrointestinal nematodes in ruminants. *Parasite* 2022; 29:10.

21 Boback SM, Cox CL, Ott BD, et al. Cooking and grinding reduces the cost of meat digestion. *Comparative Biochemistry & Physiology* 2007; 148: 651–66.

22 Furness JB, Bravo DM. Humans as cucinivores: comparisons with other species. *Journal of Comparative Physiology B* 2015; 185: 825–34.

23 Zink KD, Lieberman DE, Lucas PW. Food material properties and early hominin processing techniques. *Journal of Human Evolution* 2014; 77: 155–66.

24 Stevens CE, Hume ID. *Comparative Physiology of the Vertebrate Digestive System*. Cambridge: Cambridge University Press, 2004.

25 Koebnick C, Strassner C, Hoffmann I, et al. Consequences of a longterm raw food diet on body weight and menstruation: results of a questionnaire survey. *Annals of Nutrition and Metabolism* 1999; 43: 69–79.

26 *Scientific American*. The inventor of saccharin. 1886. こちらで閲覧可能：https://web.archive.org/web/20170314015912/https:/books.google.com/books?id=f4I9AQAAIAAJ&pg=PA36#v=onepage&q&f=false.

27 Brown HT, Morris GH. On the non-crystallisable products of the action of diastase upon

starch. *Journal of the Chemical Society, Transactions* 1885; 47: 527–70.
28 Mepham B. Food additives: an ethical evaluation. *British Medical Bulletin* 2011; 99: 7–23.
29 Powers G. Infant feeding. Historical background and modern practice. *Journal of the American Medical Association* 1935; 105: 753–61.
30 Scheindlin B. "Take one more bite for me": Clara Davis and the feeding of young children. *Gastronomica* 2005; 5: 65–69.
31 Davis CM. Self-regulation of diet in childhood. *Health Education Journal* 1947; 5: 37–40.
32 Scheindlin, 2005.

６　わたしたちの体はそもそもカロリーをどう管理しているのか

1 Chusyd DE, Nagy TR, Golzarri-Arroyo L, et al. Adiposity, reproductive and metabolic health, and activity levels in zoo Asian elephant *(Elephas maximus)*. *Journal of Experimental Biology* 2021; 224: jeb219543.
2 Pontzer H, Brown MH, Raichlen DA, et al. Metabolic acceleration and the evolution of human brain size and life history. *Nature* 2016; 533: 390–92.
3 Pontzer H, Raichlen DA, Wood BM, Mabulla AZP, Racette SB, Marlowe FW. Hunter-gatherer energetics and human obesity. *pLoS One* 2012; 7: e40503.
4 Klimentidis YC, Beasley TM, Lin H-Y, et al. Canaries in the coal mine: a cross-species analysis of the plurality of obesity epidemics. *Proceedings of the Royal Society B* 2011; 278: 1626–32.
5 *ABC News*. Is 'Big Food's' big money influencing the science of nutrition? 2011. こちらで閲覧可能：https://abcnews.go.com/US/bigfood-money-accused-influencing-science/story?id=13845186.
6 Saul S. Obesity Researcher Quits Over New York Menu Fight. The *New York Times* [Internet]. 2008 Mar 3 [cited 2022 Feb 28]; こちらで閲覧可能：https://www.nytimes.com/2008/03/03/business/03cnd-obese.html.
7 McDermott L. Self-representation in upper paleolithic female figurines. *Current Anthropology* 1996; 37: 227–75.
8 Michalopoulos A, Tzelepis G, Geroulanos S. Morbid obesity and hypersomnolence in several members of an ancient royal family. *Thorax* 2003; 58: 281–82.
9 Buchwald H. A brief history of obesity: truths and illusions. 2018.　こちらで閲覧可能：https://www.clinicaloncology.com/Current-Practice/Article/07-18/A-Brief-History-of-Obesity-Truths-and-Illusions/51221.
10 O'Rahilly S. Harveian Oration 2016: some observations on the causes and consequences of obesity. *Clinical Medicine* 2016; 16: 551–64.
11 Corbyn Z. Could 'young' blood stop us getting old? 2020. こちらで閲覧可能：https://amp.

theguardian.com/society/2020/feb/02/could-young-blood-stop-us-getting-old-transfusions-experiments-mice-plasma.

12 Kosoff M. Peter Thiel wants to inject himself with young people's blood. 2016. こちらで閲覧可能：https://www.vanityfair.com/news/2016/08/peter-thiel-wants-to-inject-himself-with-young-peoples-blood.

13 Hervey GR. The effects of lesions in the hypothalamus in parabiotic rats. *J Physiol*. 1959 Mar 3;145(2):336–52.

14 Paz-Filho G, Mastronardi C, Delibasi T, et al. Congenital leptin deficiency: diagnosis and effects of leptin replacement therapy. *Arquivos Brasileiros de Endocrinologia & Metabologia* 2010; 54: 690–97.

15 Murray EA, Wise SP, Rhodes SEV. What can different brains do with reward? In: Gottfried JA, editor. *Neurobiology of Sensation and Reward*. Boca Raton, FL: CRC Press/Taylor & Francis, 2012.

16 Hall KD, Farooqi IS, Friedman JM, et al. The energy balance model of obesity: beyond calories in, calories out. *American Journal of Clinical Nutrition* 2022; 115: 1243–54.

7　問題は糖質ではない……

1 Petersen MC, Shulman GI. Mechanisms of insulin action and insulin resistance. *Physiological Reviews* 2018; 98: 2133–223.

2 Liebman, Bonnie/Center for Science in the Public Interest. Big Fat Lies – The Truth About the Atkins Diet. Nutrition Action [Internet]. 2002 Nov; 29. こちらで閲覧可能：https://cspinet.org/sites/default/files/attachment/bigfatlies.pdf.

3 Hall KD, Chen KY, Guo J, et al. Energy expenditure and body composition changes after an isocaloric ketogenic diet in overweight and obese men. *American Journal of Clinical Nutrition* 2016; 104: 324–33.

4 Hall KD. A review of the carbohydrate-insulin model of obesity. *European Journal of Clinical Nutrition* 2017; 71: 323–26.

5 Gardner CD, Trepanowski JF, Del Gobbo LC, et al. Effect of low-fat vs low-carbohydrate diet on 12-month weight loss in overweight adults and the association with genotype pattern or insulin secretion: the DIETFITS randomized clinical trial. *Journal of the American Medical Association* 2018; 319: 667–79.

6 Low-fat diet compared to low-carb diet [Internet]. National Institutes of Health (NIH). 2021 [cited 2022 Sep 4]. こちらで閲覧可能：https://www.nih.gov/news-events/nih-research-matters/low-fat-diet-compared-low-carb-diet.

7 Hall KD, Guo J, Courville AB, et al. Effect of a plant-based, low-fat diet versus an animal-based, ketogenic diet on ad libitum energy intake. *Nature Medicine* 2021; 27: 344–53.

8 Foster GD, Wyatt HR, Hill JO, et al. A randomized trial of a low-carbohydrate diet for obesity. *New England Journal of Medicine* 2003; 348: 2082–90.

9 Ebbeling CB, Feldman HA, Klein GL, et al. Effects of a low carbohydrate diet on energy expenditure during weight loss maintenance: randomized trial. *British Medical Journal* 2018; 363: k4583.

10 Hall KD, Guo J, Speakman JR. Do low-carbohydrate diets increase energy expenditure? *International Journal of Obesity* 2019; 43: 2350–54.

11 Martin-McGill KJ, Bresnahan R, Levy RG. Ketogenic diets for drugresistant epilepsy. *Cochrane Database of Systematic Reviews* 2020; 6: CD001903.

12 Mintz SW. *Sweetness and Power: The Place of Sugar in Modern History*. London: Penguin Publishing Group, 1985.

13 Hardy K, Brand-Miller J, Brown KD, et al. The importance of dietary carbohydrate in human evolution. *Quarterly Review of Biology* 2015; 90: 251–68.

14 Soares S, Amaral JS, Oliveira MBPP, Mafra I. A comprehensive review on the main honey authentication issues: production and origin. *Comprehensive Reviews in Food Science and Food Safety* 2017; 16: 1072–100.

15 Sammataro D, Weiss M. Comparison of productivity of colonies of honey bees, *Apis mellifera*, supplemented with sucrose or high fructose corn syrup. *Journal of Insect Science* 2013; 13: 19.

16 Marlowe FW, Berbesque JC, Wood B, et al. Honey, Hadza, huntergatherers, and human evolution. *Journal of Human Evolution* 2014; 71: 119–28.

17 Reddy A, Norris DF, Momeni SS, et al. The pH of beverages in the United States. *Journal of the American Dental Association* 2016; 147: 255–63.

18 Public Health England. Child oral health: applying All Our Health. 2022. こちらで閲覧可能：https://www.gov.uk/government/publications/child-oral-health-applying-all-our-health/child-oral-health-applying-all-our-health.

19 Public Health England. National Dental Epidemiology Programme for England: oral health survey of five-year-old children 2017. こちらで閲覧可能：https://assets.publishing.service.gov.uk/government/uploads/system/uploads/attachment_data/file/768368/NDEP_for_England_OH_Survey_5yr_2017_Report.pdf.

20 Touger-Decker R, van Loveren C. Sugars and dental caries. *American Journal of Clinical Nutrition* 2003; 78: 881S–92S.

21 Towle I, Irish JD, Sabbi KH, et al. Dental caries in wild primates: interproximal cavities on anterior teeth. *American Journal of Primatology* 2022; 84: e23349.

22 Grine FE, Gwinnett AJ, Oaks JH. Early hominid dental pathology: interproximal caries in 1.5 million-year-old *Paranthropus robustus* from Swartkrans. *Archives of Oral Biology* 1990; 35:

381–86.

23 Coppa A, Bondioli L, Cucina A, et al. Palaeontology: early neolithic tradition of dentistry. *Nature* 2006; 440: 755–56.

24 Coppa et al, 2006.

25 Waldron T. Dental disease. In: *Palaeopathology*. Cambridge: Cambridge University Press, 2008: 236–48.

26 Oxilia G, Peresani M, Romandini M, et al. Earliest evidence of dental caries manipulation in the late upper palaeolithic. *Scientific Reports* 2015; 5: 12150.

27 Adler CJ, Dobney K, Weyrich LS, Kaidonis J, Walker AW, Haak W, et al. Sequencing ancient calcified dental plaque shows changes in oral microbiota with dietary shifts of the neolithic and industrial revolutions. *Nature Genetics* 2013; 45: 450–55.

8　運動でもない……

1 Hill JO, Wyatt HR, Peters JC. The importance of energy balance. *European Endocrinology* 2013; 9: 111–15.

2 Hill JO, Wyatt HR, Peters JC. Energy balance and obesity. *Circulation* 2012; 126: 126–32.

3 Webber J. Energy balance in obesity. *Proceedings of the Nutrition Society* 2003; 62: 539–43.

4 Hill JO. Understanding and addressing the epidemic of obesity: an energy balance perspective. *Endocrine Reviews* 2006; 27: 750–61.

5 Shook RP, Blair SN, Duperly J, et al. What is causing the worldwide rise in body weight? *European Journal of Endocrinology* 2014; 10: 136–44.

6 Hand GA, Blair SN. Energy flux and its role in obesity and metabolic disease. *European Endocrinology* 2014; 10: 131–35.

7 Tudor-Locke C, Craig CL, Brown WJ, et al. How many steps/day are enough? For adults. *International Journal of Behavioral Nutrition and Physical Activity* 2011; 8: 79.

8 Katzmarzyk PT, Barreira TV, Broyles ST, et al. Relationship between lifestyle behaviors and obesity in children ages 9–11: results from a 12-country study. *Obesity* 2015; 23: 1696–702.

9 Griffith R, Lluberas R, Lührmann M. Gluttony and sloth? Calories, labor market activity and the rise of obesity. *Journal of the European Economic Association* 2016; 14: 1253–86.

10 Snowdon C. The fat lie. 2014. こちらで閲覧可能：https://papers.ssrn.com/abstract=3903961.

11 Ladabaum U, Mannalithara A, Myer PA, et al. Obesity, abdominal obesity, physical activity, and caloric intake in US adults: 1988 to 2010. *American Journal of Medicine* 2014; 127: 717–27.

12 Church TS, Thomas DM, Tudor-Locke C, et al. Trends over 5 decades in US occupation-related physical activity and their associations with obesity. *pLoS One* 2011; 6: e19657.

13 Hill et al, 2012.
14 Shook et al, 2014.
15 Katzmarzyk et al, 2015.
16 Lindsay C. A century of labour market change: 1900 to 2000. 2003. こちらで閲覧可能：https://www.ons.gov.uk/ons/rel/lms/labour-market-trends--discontinued-/volume-111--no–3/a-century-of-labour-market-change–1900-to-2000.pdf.
17 Office for National Statistics. Long-term trends in UK employment: 1861 to 2018. 2019. こちらで閲覧可能：https://www.ons.gov.uk/economy/nationalaccounts/uksectoraccounts/compendium/economicreview/april2019/longtermtrendsinukemployment1861to2018.
18 British Heart Foundation. Physical activity statistics 2012. London: British Heart Foundation, 2017.
19 Church et al, 2011.
20 Fox M. Mo Farah – base training (typical week). こちらで閲覧可能：https://www.sweatelite.co/mo-farah-base-training-typical-week/.
21 Dennehy C. The surprisingly simple training of the world's fastest marathoner. 2021. こちらで閲覧可能：https://www.outsideonline.com/health/running/eliud-kipchoge-marathon-workout-training-principles/.
22 Snowdon, 2014.
23 Department for Environment, Food & Rural Affairs. Family Food 2012. 2013. こちらで閲覧可能：https://www.gov.uk/government/statistics/family-food-201224.
24 Harper H, Hallsworth M. Counting calories: how under-reporting can explain the apparent fall in calorie intake. 2016. こちらで閲覧可能：https://www.bi.team/wp-content/uploads/2016/08/16-07-12-Counting-Calories-Final.pdf.
25 Lennox A, Bluck L, Page P, Pell D, Cole D, Ziauddeen N, et al. Appendix X Misreporting in the National Diet and Nutrition Survey Rolling Programme (NDNS RP): summary of results and their interpretation [Internet]. [cited 2022 Sep 6]. こちらで閲覧可能：https://www.food.gov.uk/sites/default/files/media/document/ndns-appendix-x.pdf.
26 Church et al, 2011.
27 Harper H, Hallsworth M. Counting calories: how under-reporting can explain the apparent fall in calorie intake. 2016. こちらで閲覧可能：https://www.bi.team/wp-content/uploads/2016/08/16-07-12-Counting-Calories-Final.pdf.
28 Health and Social Care Information Centre. Health Survey for England – 2012. 2013. こちらで閲覧可能：https://digital.nhs.uk/data-and-information/publications/statistical/health-survey-for-england/health-survey-for-england-2012.
29 NielsenIQ. The power of snacking. 2018. こちらで閲覧可能：https://nielseniq.com/global/en/insights/report/2018/the-power-of-snacking/.

30 Nielsen. Snack attack: what consumers are reaching for around the world. こちらで閲覧可能：https://www.nielsen.com/wp-content/uploads/sites/2/2019/04/nielsen-global-snacking-report-september-2014.pdf.

31 Bee C, Meyer B, Sullivan JX. The validity of consumption data: are the Consumer Expenditure Interview and Diary Surveys informative? 2012. こちらで閲覧可能：https://EconPapers.repec.org/RePEc:nbr:nberwo:18308.

32 Office for National Statistics. Survey sampling for Family Food. 2015. こちらで閲覧可能：https://www.gov.uk/government/publications/family-food-methodology.

33 Bean C. Independent review of UK economic statistics: final report. 2016. こちらで閲覧可能：https://www.gov.uk/government/publications/independent-review-of-uk-economic-statistics-final-report.

34 Barrett G, Levell P, Milligan K. A comparison of micro and macro expenditure measures across countries using differing survey methods. In: Carroll CD, Crossley TF, Sabelhaus J (eds). *Improving the Measurement of Consumer Expenditures*. Chicago, IL: University of Chicago Press, 2015: 263–86.

35 Meyer BD, Mok WKC, Sullivan JX. Household surveys in crisis. *Journal of Economic Perspectives* 2015; 29: 199–226.

36 British Heart Foundation. Portion distortion. 2013. こちらで閲覧可能：https://www.bhf.org.uk/what-we-do/news-from-the-bhf/news-archive/2013/october/portion-distortion.

37 Waste and Resources Action Programme. Household food and drink waste in the United Kingdom 2012. 2013. こちらで閲覧可能：https://wrap.org.uk/resources/report/household-food-and-drink-waste-united-kingdom-2012.

38 Dray S. Food waste in the UK. 2021. こちらで閲覧可能：https://lordslibrary.parliament.uk/food-waste-in-the-uk/.

39 Kantar. Consumer panels. 2022. こちらで閲覧可能：https://www.kantarworldpanel.com/id/About-us/consumer-panels.

40 Pontzer et al, 2012.

41 Ebersole KE, Dugas LR, et al. Energy expenditure and adiposity in Nigerian and African-American women. *Obesity* 2008; 16: 2148–54.

42 Pontzer et al, 2016.

43 Pontzer H. Energy constraint as a novel mechanism linking exercise and health. *Physiology* 2018; 33: 384–93.

44 Pontzer H, Yamada Y, Sagayama H, et al. Daily energy expenditure through the human life course. *Science* 2021; 373: 808–12.

45 Kraft TS, Venkataraman VV, Wallace IJ, et al. The energetics of uniquely human subsistence strategies. *Science* 2021; 374: eabf0130.

46 Ferro-Luzzi A, Martino L. Obesity and physical activity. *Ciba Foundation Symposium* 1996; 201: 207–21; discussion 221–7.

47 Luke A, Dugas LR, Ebersole K, et al. Energy expenditure does not predict weight change in either Nigerian or African American women. *American Journal of Clinical Nutrition* 2009; 89: 169–76.

48 Dugas LR, Harders R, Merrill S, et al. Energy expenditure in adults living in developing compared with industrialized countries: a metaanalysis of doubly labeled water studies. *American Journal of Clinical Nutrition* 2011; 93: 427–41.

49 Pontzer H. The crown joules: energetics, ecology, and evolution in humans and other primates. *Evolutionary Anthropology* 2017; 26: 12–24.

50 Pontzer H, Durazo-Arvizu R, Dugas LR, et al. Constrained total energy expenditure and metabolic adaptation to physical activity in adult humans. *Current Biology* 2016; 26: 410–17.

51 Pontzer H, Raichlen DA, Gordon AD, et al. Primate energy expenditure and life history. *Proceedings of the National Academy of Sciences USA* 2014; 111: 1433–37.

52 Ellison PT. Energetics and reproductive effort. *American Journal of Human Biology* 2003; 15: 342–51.

53 Ellison PT, Lager C. Moderate recreational running is associated with lowered salivary progesterone profiles in women. *American Journal of Ostetrics and Gynecology* 1986; 154: 1000–03.

54 Pontzer H. Energy constraint as a novel mechanism linking exercise and health. *Physiology* 2018; 33: 384–93.

55 Nabkasorn C, Miyai N, Sootmongkol A, et al. Effects of physical exercise on depression, neuroendocrine stress hormones and physiological fitness in adolescent females with depressive symptoms. *European Journal of Public Health* 2006; 16: 179–84.

56 @TateLyleSugars. 'Come along to the #IEA #ThinkTent for steaming porridge & Lyle's Golden Syrup & to discuss global trade: producers vs. consumers – where does the balance lie?' 2 October 2018. こちらで閲覧可能：https://twitter.com/tatelylesugars/status/1047037066952028166.

57 Institute of Economic Affairs. After Brexit, building a global free trade environment. 2016. こちらで閲覧可能：https://iea.org.uk/events/exiting-the-eu-reclaiming-trade-sovereignty/.

58 Lee I-M, Shiroma EJ, Lobelo F, Puska P, Blair SN, Katzmarzyk PT, et al. Effect of physical inactivity on major non-communicable diseases worldwide: an analysis of burden of disease and life expectancy. *Lancet* 2012; 380: 219–29.

59 Church et al, 2011.

60 Hill et al, 2012.

61 Wood B, Ruskin G, Sacks G. How Coca-Cola shaped the international congress on physical

activity and public health: an analysis of email exchanges between 2012 and 2014. *International Journal of Environmental Research and Public Health* 2020; 17: 8996.

62 Serôdio PM, McKee M, Stuckler D. Coca-Cola – a model of transparency in research partnerships? A network analysis of Coca-Cola's research funding (2008–2016). *Public Health Nutrition* 2018; 21: 1594–607.

63 O'Connor A. Coca-Cola funds scientists who shift blame for obesity away from bad diets. 2015. こちらで閲覧可能：https://well.blogs.nytimes.com/2015/08/09/coca-cola-funds-scientists-who-shift-blame-for-obesity-away-from-bad-diets/.

64 Wood et al, 2020.

65 O'Connor et al, 2015.

66 Serôdio et al, 2018.

67 Serôdio et al, 2018.

68 Coca-Cola. Transparency Research Report. 2022. こちらで閲覧可能：https://www.coca-colacompany.com/content/dam/journey/us/en/policies/pdf/research-and-studies/transparency-research-report.pdf.

69 Botkin JR. Should failure to disclose significant financial conflicts of interest be considered research misconduct? *Journal of the American Medical Association* 2018; 320: 2307–08.

70 Anderson TS, Dave S, Good CB, et al. Academic medical center leadership on pharmaceutical company boards of directors. *Journal of the American Medical Association* 2014; 311: 1353–55.

71 Coca-Cola. Exercise is the best medicine. 2009. こちらで閲覧可能：https://investors.coca-colacompany.com/news-events/press-releases/detail/392/exercise-is-the-best-medicine.

72 Flacco ME, Manzoli L, Boccia S, et al. Head-to-head randomized trials are mostly industry sponsored and almost always favor the industry sponsor. *Journal of Clinical Epidemiology* 2015; 68: 811–20.

73 Stamatakis E, Weiler R, Ioannidis JPA. Undue industry influences that distort healthcare research, strategy, expenditure and practice: a review. *European Journal of Clinical Investigation* 2013; 43: 469–75.

74 Ioannidis JPA. Evidence-based medicine has been hijacked: a report to David Sackett. *Journal of Clinical Epidemiology* 2016; 73: 82–86.

75 Fabbri A, Lai A, Grundy Q, Bero LA. The influence of industry sponsorship on the research agenda: a scoping review. *American Journal of Public Health* 2018; 108: e9–16.

76 Lundh et al, 2017.

77 Rasmussen K, Bero L, Redberg R, et al. Collaboration between academics and industry in clinical trials: cross sectional study of publications and survey of lead academic authors. *British Medical Journal* 2018; 363: 3654.

78 Bes-Rastrollo M, Schulze MB, Ruiz-Canela M, et al. Financial conflicts of interest and reporting bias regarding the association between sugar-sweetened beverages and weight gain: a systematic review of systematic reviews. *PLoS Medicine* 2013; 10: e1001578.

79 Serôdio et al, 2018.

80 Serôdio et al, 2018. 'Three hundred and eighty-nine articles, published in 169 different journals, and authored by 907 researchers, cite funding from The Coca-Cola Company. But Coca-Cola's transparency lists are far from complete. After incorporating the results from a survey, our search identified up to 471 authors corresponding to 128 articles whose names do not appear on Coca-Cola's lists, but whose articles acknowledge funding from the company.'

81 Leme ACB, Ferrari G, Fisberg RM, et al. Co-occurrence and clustering of sedentary behaviors, diet, sugar-sweetened beverages, and alcohol intake among adolescents and adults: the Latin American Nutrition and Health Study (ELANS). *Nutrients* 2021; 13: 1809.

9　……意志の力でもない

1 @matthewsyed. 'Here I say that some obese people could lose weight with willpower – more exercise, less food. I explicitly exclude those with thyroid & other conditions. That this has caused offence underlines my point: we've seen a collapse in individual responsibility'. 14 February 2021. こちらで閲覧可能：https://twitter.com/matthewsyed/status/1360913923340394499.

2 Cooksey-Stowers K, Schwartz MB, Brownell KD. Food swamps predict obesity rates better than food deserts in the United States. *International Journal of Environmental Research and Public Health* 2017; 14: 1366.

3 National Food Strategy, 2021.

4 National Food Strategy, 2021.

5 Folkvord F, Anschütz DJ, Wiers RW, et al. The role of attentional bias in the effect of food advertising on actual food intake among children. *Appetite* 2015; 84: 251–58.

6 Harris JL, Speers SE, Schwartz MB, et al. US food company branded advergames on the internet: children's exposure and effects on snack consumption. *Journal of Children and Media* 2012; 6: 51–68.

7 Folkvord F, Anschütz DJ, Buijzen M, et al. The effect of playing advergames that promote energy-dense snacks or fruit on actual food intake among children. *American Journal of Clinical Nutrition* 2013; 97: 239–45.

8 Harris JL, Bargh JA, Brownell KD. Priming effects of television food advertising on eating behavior. *Health Psychology* 2009; 28: 404–13.

9 Boyland E, McGale L, Maden M, et al. Association of food and nonalcoholic beverage

marketing with children and adolescents' eating behaviors and health: a systematic review and meta-analysis. *JAMA Pediatrics* 2022; 176: e221037.

10 Laraia BA, Leak TM, Tester JM, et al. Biobehavioral factors that shape nutrition in low-income populations: a narrative review. *American Journal of Preventive Medicine* 2017; 52: S118–26.

11 Adam TC, Epel ES. Stress, eating and the reward system. *Physiology & Behavior* 2007; 9: 449–58.

12 Schrempft S, van Jaarsveld CHM, Fisher A, et al. Variation in the heritability of child body mass index by obesogenic home environment. *JAMA Pediatrics* 2018; 172: 1153–60.

13 Schrempft S et al, 2018.

14 Baraldi LG, Martinez Steele E, Canella DS, et al. Consumption of ultra-processed foods and associated sociodemographic factors in the USA between 2007 and 2012: evidence from a nationally representative cross-sectional study. *BMJ Open* 2018; 8: e020574.

15 Leung CW, Fulay AP, Parnarouskis L, et al. Food insecurity and ultra-processed food consumption: the modifying role of participation in the Supplemental Nutrition Assistance Program (SNAP). *American Journal of Clinical Nutrition* 2022; 116: 197–205.

16 Marchese L, Livingstone KM, Woods JL, et al. Ultra-processed food consumption, socio-demographics and diet quality in Australian adults. *Public Health Nutrition* 2022; 25: 94–104.

17 Mischel W, Shoda Y, Rodriguez MI. Delay of gratification in children. *Science* 1989; 244: 933–38.

18 Mischel W, Ebbesen EB, Zeiss AR. Cognitive and attentional mechanisms in delay of gratification. *Journal of Personality and Social Psychology* 1972; 21: 204–18.

19 Watts TW, Duncan GJ, Quan H. Revisiting the marshmallow test: a conceptual replication investigating links between early delay of gratification and later outcomes. *Psychological Science* 2018; 29: 1159–77.

20 Watts et al, 2018.

21 Falk A, Kosse F, Pinger P. Re-revisiting the marshmallow test: a direct comparison of studies by Shoda, Mischel, and Peake (1990) and Watts, Duncan, and Quan (2018). *Psychological Science* 2020; 31: 100–04.

22 Evans GW, English K. The environment of poverty: multiple stressor exposure, psychophysiological stress, and socioemotional adjustment. *Child Development* 2002; 73: 1238–48.

23 Sturge-Apple ML, Suor JH, Davies PT, et al. Vagal tone and children's delay of gratification: differential sensitivity in resource-poor and resource-rich environments. *Psychological Science* 2016; 27: 885–93.

24 Kidd C, Palmeri H, Aslin RN. Rational snacking: young children's decision-making on the

marshmallow task is moderated by beliefs about environmental reliability. *Cognition* 2013; 126: 109–14.

25 Raver CC, Jones SM, Li-Grining C, et al. CSRP's impact on lowincome preschoolers' preacademic skills: self-regulation as a mediating mechanism. *Child Development* 2011; 82: 362–78.

26 *The Economist*. Desire delayed: Walter Mischel on the test that became his life's work. 2014. こちらで閲覧可能：https://www.economist.com/books-and-arts/2014/10/11/desire-delayed.

27 Gill D. New study disavows marshmallow test's predictive powers. 2021. https://anderson-review.ucla.edu/new-study-disavows-marshmallow-tests-predictive-powers/.

10　UPF が脳を乗っとる仕組み

1 Library of Congress. Who "invented" the TV dinner? 2019. こちらで閲覧可能：https://www.loc.gov/everyday-mysteries/food-and-nutrition/item/who-invented-the-tv-dinner/.

2 Lynch, B. Understanding opportunities in the chilled ready meals category in the UK. 2021. こちらで閲覧可能：https://www.bordbia.ie/industry/news/food-alerts/2020/understanding-opportunities-in-the-chilled-ready-meals-category-in-the-uk/.

3 Frings D, Albery IP, Moss AC, et al. Comparison of Allen Carr's Easyway programme with a specialist behavioural and pharmacological smoking cessation support service: a randomized controlled trial. *Addiction* 2020; 115: 977–85.

4 Carr A, Dicey J. *Allen Carr's Easy Way to Quit Smoking Without Willpower – Includes Quit Vaping: The Best-selling Quit Smoking Method Updated for the 2020s*. London: Arcturus, 2020.

5 Keogan S, Li S, Clancy L. Allen Carr's Easyway to Stop Smoking – a randomised clinical trial. *Tobacco Control* 2019; 28: 414–19.

6 World Health Organization. Allen Carr's Easyway. 2021. こちらで閲覧可能：https://www.emro.who.int/tfi-campaigns/2021/how-you-can-get-involved.html.

7 Fletcher PC, Kenny PJ. Food addiction: a valid concept? *Neuropsychopharmacology* 2018; 43: 2506–13.

8 Fletcher & Kenny, 2018.

9 Polk SE, Schulte EM, Furman CR, et al. Wanting and liking: separable components in problematic eating behavior? *Appetite* 2017; 115: 45–53.

10 Morales I, Berridge KC. "Liking" and "wanting" in eating and food reward: brain mechanisms and clinical implications. *Physiology & Behavior* 2020; 227: 113152.

11 Ellin A. I was powerless over Diet Coke. 2021. こちらで閲覧可能：https://www.nytimes.com/2021/08/11/well/eat/diet-coke-addiction.html.

12 Fletcher & Kenny, 2018.

13 Hebebrand J, Albayrak Ö, Adan R, et al. "Eating addiction", rather than "food addiction", better captures addictive-like eating behavior. *Neuroscience & Biobehavioral Reviews*; 47: 295–306.

14 Polk et al, 2017.

15 Gearhardt AN, Schulte EM. Is food addictive? A review of the science. *Annual Review of Nutrition* 2021; 41: 387–410.

16 Schulte EM, Sonneville KR, Gearhardt AN. Subjective experiences of highly processed food consumption in individuals with food addiction. *Psychology of Addictive Behaviors* 2019; 33: 144–53.

17 Schulte EM, Avena NM, Gearhardt AN. Which foods may be addictive? The roles of processing, fat content, and glycemic load. *PLoS One* 2015; 10: e0117959.

18 Allison S, Timmerman GM. Anatomy of a binge: food environment and characteristics of nonpurge binge episodes. *Eating Behaviors* 2007; 8: 31–38.

19 Tanofsky-Kraff M, McDuffie JR, et al. Laboratory assessment of the food intake of children and adolescents with loss of control eating. *American Journal of Clinical Nutrition* 2009; 89: 738–45.

20 Grant BF, Goldstein RB, Saha TD, et al. Epidemiology of DSM-5 alcohol use disorder: results from the national epidemiologic survey on alcohol and related conditions III. *JAMA Psychiatry* 2015; 72: 757–66.

21 Martin CB, Herrick KA, Sarafrazi N, Ogden CL. Attempts to lose weight among adults in the United States, 2013–2016. *National Center for Health Statistics Data Brief* 2018; 313: 1–8.

22 Grant et al, 2015.

23 Lopez-Quintero C, de los Cobos JP, Hasin DS, et al. Probability and predictors of transition from first use to dependence on nicotine, alcohol, cannabis, and cocaine: results of the National Epidemiologic Survey on Alcohol and Related Conditions (NESARC). *Drug and Alcohol Dependence* 2011; 115: 120–30.

24 Volkow ND, Wang G-J, Fowler JS, et al. Overlapping neuronal circuits in addiction and obesity: evidence of systems pathology. *Philosophical Transactions of the Royal Society B* 2008; 363: 3191–200.

25 Volkow ND, Wang GJ, Fowler JS, et al. Food and drug reward: overlapping circuits in human obesity and addiction. *Current Topics in Behavioral Neurosciences* 2012; 11: 1–24.

26 Afshin A, Sur PJ, Fay KA, et al. Health effects of dietary risks in 195 countries, 1990–2017: a systematic analysis for the Global Burden of Disease Study 2017. *Lancet* 2019; 393: 1958–72.

11　UPFはあらかじめ咀嚼されている

1 Haber GB, Heaton KW, Murphy D, Burroughs LF. Depletion and disruption of dietary fibre.

Effects on satiety, plasma-glucose, and serum-insulin. *Lancet* 1977; 2: 679–82.

2 Ungoed-Thomas J. An honest crust? Craft bakeries rise up against 'sourfaux' bread. 2022. こちらで閲覧可能：https://amp.theguardian.com/food/2022/apr/23/fake-bake-uk-government-steps-in-over-sourfaux-threat-to-craft-bakers.

3 Dodson TB, Susarla SM. Impacted wisdom teeth. *BMJ Clinical Evidence* 2014; 2014: 1302.

4 Corruccini RS. *How Anthropology Informs the Orthodontic Diagnosis of Malocclusion's Causes*. London: Edwin Mellen Press, 1999.

5 Lieberman, D. *The Story of the Human Body: Evolution, Health and Disease*. London: Penguin Books, 2011.

6 Corruccini RS. Australian aboriginal tooth succession, interproximal attrition, and Begg's theory. *American Journal of Orthodontics and Dentofacial Orthopedics* 1990; 97: 349–57.

7 Corruccini RS. An epidemiologic transition in dental occlusion in world populations. *American Journal of Orthodontics* 1984; 86: 419–26.

8 Lieberman DE, Krovitz GE, Yates FW, et al. Effects of food processing on masticatory strain and craniofacial growth in a retrognathic face. *Journal of Human Evolution* 2004; 46: 655–77.

9 BBC News. *Mary Rose* skeletons studied by Swansea sports scientists. 2012. こちらで閲覧可能：https://www.bbc.co.uk/news/uk-wales-17309665.

10 Ingervall B, Bitsanis E. A pilot study of the effect of masticatory muscle training on facial growth in long-face children. *European Journal of Orthodontics* 1987 Feb; 9(1):15–23.

11 *Business Insider*. There's a very simple reason why McDonald's hamburgers don't rot. 2017. こちらで閲覧可能：https://www.businessinsider.com/why-mcdonalds-hamburgers-do-not-rot-2016-2?r=US&IR=T.

12 Rolls BJ. The relationship between dietary energy density and energy intake. *Physiology & Behavior* 2009; 97: 609–15.

13 Bell EA, Castellanos VH, Pelkman CL, et al. Energy density of foods affects energy intake in normal-weight women. *American Journal of Clinical Nutrition* 1998; 67: 412–20.

14 Rolls BJ, Cunningham PM, Diktas HE. Properties of ultraprocessed foods that can drive excess intake. *Nutrition Today* 2020; 55: 109.

15 Bell et al, 1998.

16 Rolls et al, 2020.

17 Ohkuma T, Hirakawa Y, Nakamura U, et al. Association between eating rate and obesity: a systematic review and meta-analysis. *International Journal of Obesity* 2015; 39: 1589–96.

18 de Graaf C. Texture and satiation: the role of oro-sensory exposure time. *Physiology & Behavior* 2012; 107: 496–501.

19 Wee MSM, Goh AT, Stieger M, et al. Correlation of instrumental texture properties from textural profile analysis (TPA) with eating behaviours and macronutrient composition for a

wide range of solid foods. *Food & Function* 2018; 9: 5301–12.

20 Zhu Y, Hsu WH, Hollis JH. Increasing the number of masticatory cycles is associated with reduced appetite and altered postprandial plasma concentrations of gut hormones, insulin and glucose. *British Journal of Nutrition* 2013; 110: 384–90.

21 Fogel A, Goh AT, Fries LR, et al. A description of an "obesogenic" eating style that promotes higher energy intake and is associated with greater adiposity in 4.5-year-old children: results from the GUSTO cohort. *Physiology & Behavior* 2017; 176: 107–16.

22 Llewellyn CH, van Jaarsveld CHM, Boniface D, et al. Eating rate is a heritable phenotype related to weight in children. *American Journal of Clinical Nutrition* 2008; 88: 1560–66.

23 de Wijk RA, Zijlstra N, Mars M, et al. The effects of food viscosity on bite size, bite effort and food intake. *Physiology & Behavior* 2008; 95: 527–32.

24 Forde CG, Mars M, de Graaf K. Ultra-processing or oral processing? A role for energy density and eating rate in moderating energy intake from processed foods. *Current Developments in Nutrition* 2020; 4: nzaa019.

25 Bell et al, 1998.

26 Gearhardt & Schulte, 2021.

12　UPF はおかしなにおいがする

1 Morrot G, Brochet F, Dubourdieu D. The color of odors. *Brain and Language* 2001; 79: 309–20.

2 Brochet F. Chemical object representation in the field of consciousness.　こちらで閲覧可能：https://web.archive.org/web/20070928231853if_/http://www.academie-amorim.com/us/laureat_2001/brochet.pdf.

3 Bushdid C, Magnasco MO, Vosshall LB, et al. Humans can discriminate more than 1 trillion olfactory stimuli. *Science* 2014; 343: 1370–72.

4 McGann JP. Poor human olfaction is a 19th-century myth. *Science* 2017; 356: eaam7263.

5 Sclafani A. Oral and postoral determinants of food reward. *Physiology & Behavior* 2004; 81: 773–79.

6 de Araujo IE, Lin T, Veldhuizen MG, et al. Metabolic regulation of brain response to food cues. *Current Biology* 2013; 23: 878–83.

7 Holman EW. Immediate and delayed reinforcers for flavor preferences in rats. *Learning and Motivation* 1975; 6: 91–100.

8 Holman GL. Intragastric reinforcement effect. *Journal of Comparative and Physiological Psychology* 1969; 69: 432–41.

9 Mennella JA, Jagnow CP, Beauchamp GK. Prenatal and postnatal flavor learning by human infants. *Pediatrics* 2001; 107: E88.

10 Barabási A-L, Menichetti G, Loscalzo J. The unmapped chemical complexity of our diet. *Nature Food* 2020; 1: 33–37.
11 Holliday RJ, Helfter J. *A Holistic Vet's Prescription for a Healthy Herd: A Guide to Livestock Nutrition, Free-choice Minerals, and Holistic Cattle Care*. Greeley: Acres USA, 2014.
12 Scrinis G. Reframing malnutrition in all its forms: a critique of the tripartite classification of malnutrition. *Global Food Security* 2020; 26: 100396.
13 Scrinis G. Ultra-processed foods and the corporate capture of nutrition –an essay by Gyorgy Scrinis. *British Medical Journal* 2020; 371: m4601.
14 Elizabeth L, Machado P, Zinocker M, et al. Ultra-processed foods and health outcomes: a narrative review. *Nutrients* 2020; 12: 1955.
15 Reardon T, Tschirley D, Liverpool-Tasie LSO, et al. The processed food revolution in African food systems and the double burden of malnutrition. Global Food Security 2021; 28: 100466.
16 Swinburn BA, Kraak VI, Allender S, Atkins VJ, Baker PI, Bogard JR, et al. The global syndemic of obesity, undernutrition, and climate change: the *Lancet* Commission report. *Lancet* 2019; 393: 791–846.
17 National Food Strategy, 2021.
18 OECDiLibrary. Obesity Among Children. 2019 こちらで閲覧可能：https://www.oecd-ilibrary.org/sites/health_glance_eur-2018-26-en/index.html?itemId=/content/component/health_glance_eur-2018-26-en.
19 Enserink M. Did natural selection make the Dutch the tallest people on the planet? 2015. こちらで閲覧可能：https://www.science.org/content/article/did-natural-selection-make-dutch-tallest-people-planet.
20 Haines G. Why are the Dutch so tall? 2020. こちらで閲覧可能：https://www.bbc.com/travel/article/20200823-why-are-the-dutch-so-tall#:~:text=A%20land%20of%20giants%2C%20the,cm%20and%20163.5cm%20respectively.
21 García OP, Long KZ, Rosado JL. Impact of micronutrient deficiencies on obesity. *Nutrition Review* 2009; 67: 559–72.

13　UPF は妙な味がする

1 Chandrashekar J, Kuhn C, Oka Y, et al. The cells and peripheral representation of sodium taste in mice. *Nature* 2010; 464: 297–301.
2 Breslin PAS. An evolutionary perspective on food and human taste. *Current Biology* 2013; 23: R409–18.
3 Keast RSJ, Breslin PAS. An overview of binary taste–taste interactions. *Food Quality and Preference* 2003; 14: 111–24.
4 Henquin J-C. Do pancreatic β cells “taste” nutrients to secrete insulin? *Science Signaling*

2012; 5: e36.

5 Behrens M, Meyerhof W. Gustatory and extragustatory functions of mammalian taste receptors. *Physiology & Behavior* 2011; 105: 4–13.

6 Chandrashekar et al, 2010.

7 Breslin, 2013.

8 Breslin, 2013.

9 Breslin, 2013.

10 Coca-Cola. Does Coca-Cola contain cocaine? 2020. こちらで閲覧可能：https://www.coca-cola.com/hk/en/about-us/faq/does-coca-cola-contain-cocaine.

11 Tucker KL, Morita K, Qiao N, Hannan MT, Cupples LA, Kiel DP. Colas, but not other carbonated beverages, are associated with low bone mineral density in older women: The Framingham Osteoporosis Study. *American Journal of Clinical Nutrition* 2006; 84: 936–42.

12 Veldhuizen MG, Babbs RK, Patel B, et al. Integration of sweet taste and metabolism determines carbohydrate reward. *Current Biology* 2017; 27: 2476–2485.

13 Lopez O, Jacobs A. In town with little water, Coca-Cola is everywhere. So is diabetes. 2018. こちらで閲覧可能：https://www.nytimes.com/2018/07/14/world/americas/mexico-coca-cola-diabetes.html.

14 Imamura F, O'Connor L, Ye Z, et al. Consumption of sugar sweetened beverages, artificially sweetened beverages, and fruit juice and incidence of type 2 diabetes: systematic review, meta-analysis, and estimation of population attributable fraction. *British Medical Journal* 2015; 351: h3576.

15 Fowler SP, Williams K, Resendez RG, et al. Fueling the obesity epidemic? Artificially sweetened beverage use and long-term weight gain. *Obesity* 2008; 16: 1894–900.

16 Fowler SPG. Low-calorie sweetener use and energy balance: results from experimental studies in animals, and large-scale prospective studies in humans. *Physiology & Behavior* 2016; 164: 517–23.

17 Nettleton JA, Lutsey PL, Wang Y, et al. Diet soda intake and risk of incident metabolic syndrome and type 2 diabetes in the Multi-Ethnic Study of Atherosclerosis (MESA). *Diabetes Care* 2009; 32: 688–94.

18 Gallagher AM, Ashwell M, Halford JCG, et al. Low-calorie sweeteners in the human diet: scientific evidence, recommendations, challenges and future needs. A symposium report from the FENS 2019 conference. *Journal of Nutritional Science* 2021; 10: e7.

19 Tate DF, Turner-McGrievy G, Lyons E, et al. Replacing caloric beverages with water or diet beverages for weight loss in adults: main results of the Choose Healthy Options Consciously Everyday (CHOICE) randomized clinical trial. *American Journal of Clinical Nutrition* 2012; 95: 555–63.

20 Miller PE, Perez V. Low-calorie sweeteners and body weight and composition: a meta-analysis of randomized controlled trials and prospective cohort studies. *American Journal of Clinical Nutrition* 2014; 100: 765–77.

21 Tate et al, 2012.

22 Sylvetsky AC, Figueroa J, Zimmerman T, et al. Consumption of low-calorie sweetened beverages is associated with higher total energy and sugar intake among children, NHANES 2011–2016. *Pediatric Obesity* 2019; 14: e12535.

23 Dalenberg JR, Patel BP, Denis R, et al. Short-term consumption of sucralose with, but not without, carbohydrate impairs neural and metabolic sensitivity to sugar in humans. *Cellular Metabolism* 2020; 31: 493–502.

24 Swithers SE, Sample CH, Davidson TL. Adverse effects of high-intensity sweeteners on energy intake and weight control in male and obesity-prone female rats. *Behavioral Neuroscience* 2013; 127: 262–74.

25 Onaolapo AY, Onaolapo OJ. Food additives, food and the concept of 'food addiction': is stimulation of the brain reward circuit by food sufficient to trigger addiction? *Pathophysiology* 2018; 25: 263–76.

26 Bartolotto C. Does consuming sugar and artificial sweeteners change taste preferences? *Permanente Journal* 2015; 19: 81–84.

27 Rodriguez-Palacios A, Harding A, Menghini P, et al. The artificial sweetener Splenda promotes gut *Proteobacteria*, dysbiosis, and myeloperoxidase reactivity in Crohn's disease-like ileitis. *Inflammatory Bowel Disease* 2018; 24: 1005–20.

28 de-la-Cruz M, Millán-Aldaco D, Soriano-Nava DM, et al. The artificial sweetener Splenda intake promotes changes in expression of c-Fos and NeuN in hypothalamus and hippocampus of rats. *Brain Research* 2018; 1700: 181–89.

29 Suez J, Korem T, Zeevi D, et al. Artificial sweeteners induce glucose intolerance by altering the gut microbiota. *Nature* 2014; 514: 181–86.

30 HM Treasury. Soft drinks industry levy comes into effect. 2018. こちらで閲覧可能：https://www.gov.uk/government/news/soft-drinks-industry-levy-comes-into-effect.

31 Pell D, Mytton O, Penney TL, et al. Changes in soft drinks purchased by British households associated with the UK soft drinks industry levy: controlled interrupted time series analysis. *British Medical Journal* 2021; 372: n254.

32 First Steps Nutrition Trust, Sweet enough already Artificial sweeteners in the diets of young children in the UK, November 2019. こちらで閲覧可能：https://www.firststepsnutrition.org/additives-sweeteners.

33 First Steps Nutrition Trust, 2019.

34 Breslin, 2013.

14　添加物をめぐる不安

1 Wood Z. Pret a Manger censured over natural sandwich ingredients claim. 2018. こちらで閲覧可能：http://www.theguardian.com/business/2018/apr/18/pret-a-manger-censured-over-natural-sandwich-ingredients-claim.

2 Sustain. Pret's progress. 2018. こちらで閲覧可能：https://www.sustainweb.org/news/dec18_pret_progress/.

3 Jab Holding Company. Annual report 2020. 2021. こちらで閲覧可能：https://www.jabholco.com/documents/2/FY20_JAB_Holding_Company_Sarl_Consolidated_Financial_Statements.pdf.

4 Appelbaum B. Bagels and war crimes. 2019. こちらで閲覧可能：https://www.nytimes.com/2019/03/27/opinion/bagels-war-crimes-nazi-reimann.html.

5 Bennhold K. Germany's second-richest family discovers a dark Nazi past. 2019. こちらで閲覧可能：https://www.nytimes.com/2019/03/25/world/europe/nazi-laborers-jab-holding.html.

6 Kiewel M. 33 Milliarden Euro reich: die Nazi-Vergangenheit der Calgon-Familie. 2019. こちらで閲覧可能：https://www.bild.de/bild-plus/politik/inland/politik-inland/33-milliarden-euro-reich-die-nazi-vergangenheit-der-calgon-familie-60835802,view=conversionToLogin.bild.html.

7 Rising D. Family who owns Krispy Kreme, Panera, Peet's Coffee acknowledges Nazi past. 2019. こちらで閲覧可能：https://www.nbcbayarea.com/news/national-international/family-that-owns-krispy-kreme-panera-peets-coffee-acknowledges-nazi-past/159805/.

8 McCann D, Barrett A, Cooper A, et al. Food additives and hyperactive behaviour in 3-year-old and 8/9-year-old children in the community: a randomised, double-blinded, placebo-controlled trial. *Lancet* 2007; 370: 1560–67.

9 Neltner TG, Kulkarni NR, Alger HM, et al. Navigating the US food additive regulatory program. *Comprehensive Reviews in Food Science and Food Safety* 2011; 10: 342–68.

10 Naimi S, Viennois E, Gewirtz AT, et al. Direct impact of commonly used dietary emulsifiers on human gut microbiota. *Microbiome* 2021; 9: 66.

11 Richey Levine A, Picoraro JA, Dorfzaun S, et al. Emulsifiers and intestinal health: an introduction. *Journal of Pediatric Gastroenterology and Nutrition* 2022; 74: 314–19.

12 Dupont Nutrition and Biosciences. Panodan DATEM: emulsifier for efficient processing and fat reduction. こちらで閲覧可能：https://www.ulprospector.com/en/eu/Food/Detail/1534/111472/Panodan-FDP-K.

13 Environmental Protection Agency. Lifetime health advisories and health effects support documents for perfluorooctanoic acid and perfluorooctane sulfonate. 2016. こちらで閲覧可能：https://www.epa.gov/sites/default/files/2016-05/documents/pfoa_pfos_prepub_508.pdf.

14 Rich N. The lawyer who became DuPont's worst nightmare. 2016. こちらで閲覧可能：https://www.nytimes.com/2016/01/10/magazine/the-lawyer-who-became-duponts-worst-nightmare.html.

15 Rich, 2016.

16 Morgenson G, Mendell D. How DuPont may avoid paying to clean up a toxic "forever chemical". 2020. こちらで閲覧可能：https://www.nbcnews.com/health/cancer/how-dupont-may-avoid-paying-clean-toxic-forever-chemical-n1138766.

17 Morgenson & Mendell, 2020.

18 Sevelsted A, Stokholm J, Bønnelykke K, et al. Cesarean section and chronic immune disorders. *Pediatrics* 2015; 135: e92–98.

19 Nickerson KP, Homer CR, Kessler SP, et al. The dietary poly-saccharide maltodextrin promotes *Salmonella* survival and mucosal colonization in mice. *PLoS One* 2014; 9: e101789.

20 Bäckhed F, Fraser CM, Ringel Y, et al. Defining a healthy human gut microbiome: current concepts, future directions, and clinical applications. *Cell Host & Microbe* 2012; 12: 611–22.

21 Dinan TG, Stilling RM, Stanton C, Cryan JF. Collective unconscious: how gut microbes shape human behavior. *Journal of Psychiatric Research* 2015; 63: 1–9.

22 Gilbert JA, Blaser MJ, Caporaso JG, et al. Current understanding of the human microbiome. *Nature Medicine* 2018; 24: 392–400.

23 Holder MK, Peters NV, Whylings J, et al. Dietary emulsifiers consumption alters anxiety-like and social-related behaviors in mice in a sex-dependent manner. *Scientific Reports* 2019; 9: 172.

24 Chassaing B, Koren O, Goodrich JK, et al. Dietary emulsifiers impact the mouse gut microbiota promoting colitis and metabolic syndrome. *Nature* 2015; 519: 92–96.

25 Nickerson et al, 2014.

26 Nickerson KP, McDonald C. Crohn's disease-associated adherentinvasive *Escherichia coli* adhesion is enhanced by exposure to the ubiqui tous dietary polysaccharide maltodextrin. *PLoS One* 2012; 7: e52132.

27 Arnold AR, Chassaing B. Maltodextrin, modern stressor of the intestinal environment. *Cellular and Molecular Gastroenterology and Hepatology* 2019; 7: 475–76.

28 Hofman DL, van Buul VJ, Brouns FJPH. Nutrition, health, and regulatory aspects of digestible maltodextrins. *Critical Reviews in Food Science and Nutrition* 2016; 56: 2091–100.

29 Ostrowski MP, La Rosa SL, Kunath BJ, et al. The food additive xanthan gum drives adaptation of the human gut microbiota. *bioRxiv* (preprint) 2021. DOI: 10.1101/2021.06.02.446819.

30 Rodriguez-Palacios et al, 2018.

31 Naimi et al, 2021.

32 Nickerson et al, 2014.
33 Chassaing et al, 2015.
34 Nickerson & McDonald, 2012.
35 Arnold & Chassaing, 2019.
36 Nair DVT, Paudel D, Prakash D, et al. Food additive guar gum aggravates colonic inflammation in experimental models of inflammatory bowel disease. *Current Developments in Nutrition* 2021; 5: 1142.
37 Roberts CL, Keita AV, Duncan SH, et al. Translocation of Crohn's disease *Escherichia coli* across M-cells: contrasting effects of soluble plant fibres and emulsifiers. *Gut* 2010; 59: 1331–39.

15　制御不全の組織

1 Maffini M, Neltner T. Broken GRAS: a scary maze of questions a corn oil producer couldn't answer. 2022. こちらで閲覧可能：http://blogs.edf.org/health/2022/03/25/broken-gras-a-scary-maze-of-questions-a-corn-oil-producer-couldnt-answer/.
2 Goldacre B. *Bad Pharma: How Medicine is Broken, And How We Can Fix It*. London: HarperCollins, 2012.
3 Neltner TG, Kulkarni NR, Alger HM, Maffini MV, Bongard ED, Fortin ND and Olson ED, Navigating the U.S. Food Additive Regulatory Program. *Comprehensive Reviews in Food Science and Food Safety* 2011; 10: 342–68. https://doi.org/10.1111/j.1541-4337.2011.00166.x.
4 Maffini MV, Neltner TG, Vogel S. We are what we eat: regulatory gaps in the United States that put our health at risk. *PLoS Biology* 2017; 15: e2003578.
5 Neltner TG, Alger HM, O'Reilly JT, et al. Conflicts of interest in approvals of additives to food determined to be generally recognized as safe: out of balance. *JAMA Internal Medicine* 2013; 173: 2032–36.
6 Delaney JJ. Investigation of the use of chemicals in food products. 1951. こちらで閲覧可能：https://aseh.org/resources/Documents/Delaney-Investigation..Use%20of%20Chemicals%20in%20Foods-1.3.51.pdf.
7 Corn Oil ONE. FDA GRAS 704 Corn Oil Zero 1st Application. こちらで閲覧可能：https://www.fda.gov/media/107554/download.
8 Maffini & Neltner, 2022.
9 Okull D. Stabilized chlorine dioxide in fuel ethanol fermentation: efficacy, mechanisms and residuals. 2019. こちらで閲覧可能：https://distillersgrains.org/wp-content/uploads/2019/05/5-Okull-Stabilized-Chlorine-Dioxide-Fuel-Ethanol-Fermentation.pdf.
10 Maffini & Neltner, 2022.
11 Neltner et al, 2011.

12 Maffini et al, 2017.
13 Backhaus O, Benesh M. EWG analysis: Almost all new food chemicals greenlighted by industry, not the FDA. 2022. こちらで閲覧可能：https://www.ewg.org/news-insights/news/2022/04/ewg-analysis-almost-all-new-food-chemicals-greenlighted-industry-not-fda.
14 Neltner TG, Alger HM, Leonard JE, et al. Data gaps in toxicity testing of chemicals allowed in food in the United States. *Reproductive Toxicology* 2013; 42: 85–94.
15 US National Toxicology Program. NTP technical report on the toxicology and carcinogenesis studies of isoeugenol (CAS no. 97-54-1) in F344/N rats and B6C3F1 mice. 2010. こちらで閲覧可能：https://ntp.niehs.nih.gov/ntp/htdocs/lt_rpts/tr551.pdf?utm_source=direct&utm_medium=prod&utm_campaign=ntpgolinks&utm_term=tr551.
16 Nicole W. Secret ingredients: who knows what's in your food? *Environmental Health Perspectives* 2013; 121: A126–33.
17 Watson E. Where are the dead bodies? Toxicology experts hit back at latest attack on food additive safety system. 2013. こちらで閲覧可能：https://www.beveragedaily.com/Article/2013/08/15/Where-are-the-dead-bodies-Toxicology-experts-hit-back-at-latest-attack-on-food-additive-safety-system.
18 Hartung T. Toxicology for the twenty-first century. *Nature* 2009; 460: 208–12.

16　UPF は伝統食を破壊する

1 Nestlé. 2016 full year results conference call transcript. 2017. こちらで閲覧可能：https://www.nestle.com/sites/default/files/asset-library/documents/investors/transcripts/2016-full-year-results-investor-call-transcript.pdf.
2 Jacobs A, Richtel M. How big business got Brazil hooked on junk food. 2017. こちらで閲覧可能：https://www.nytimes.com/interactive/2017/09/16/health/brazil-obesity-nestle.html.
3 Nestlé. Door-to-door sales of fortified products. 2015. こちらで閲覧可能：https://web.archive.org/web/20150412154605/http:/www.nestle.com/asset-library/documents/library/documents/corporate_social_responsibility/nestle-in-society-summary-report-2014-en.pdf.
4 Nestlé. Nestlé launches first floating supermarket in the Brazilian north region. 2010. こちらで閲覧可能：https://www.nestle.com/sites/default/files/asset-library/documents/media/press-release/2010-february/nestl%C3%A9%20brazil%20press%20release%20-%20
a%20bordo.pdf.
5 Figueiredo N. ADM sets record for single soybean shipment from northern Brazil. 2022. こちらで閲覧可能：https://www.reuters.com/business/energy/adm-sets-record-single-soybean-shipment-northern-brazil-2022-02-22/.
6 Weight to Volume conversions for select substances and materials [Internet]. [cited 2022 May 8]. こちらで閲覧可能：https://www.aqua-calc.com/calculate/weight-to-volume.

7 Lawrence F. Should we worry about soya in our food? 2006. こちらで閲覧可能：http://www.theguardian.com/news/2006/jul/25/food.foodanddrink.

8 *Dry Cargo International*. Barcarena now handling export soya. 2015. こちらで閲覧可能：https://www.drycargomag.com/barcarena-now-handling-export-soya.

9 EFSA Panel on Food Additives and Flavourings. Re-evaluation of dimethyl polysiloxane (E 900) as a food additive. *EFSA Journal* 2020; 18: e06107.

10 Hall AB, Huff C, Kuriwaki S. Wealth, slaveownership, and fighting for the Confederacy: an empirical study of the American Civil War. *American Political Science Review* 2019; 113: 658–73.

11 Eskridge L. After 150 years, we still ask: why 'this cruel war'? 2011. こちらで閲覧可能：https://web.archive.org/web/20110201183505/http://www.cantondailyledger.com/topstories/x1868081570/After-150-years-we-still-ask-Why-this-cruel-war.

12 Gallagher G. Remembering the Civil War. 2011. こちらで閲覧可能：https://www.c-span.org/video/?298125-1/remembering-civil-war.

13 Thompson M. I've always loved fried chicken. But the racism surrounding it shamed me. The Guardian [Internet]. 2020 Oct 13 [cited 2022 May 9]; こちらで閲覧可能：http://www.theguardian.com/food/2020/oct/13/ive-always-loved-fried-chicken-but-the-racism-surrounding-it-shamed-me.

14 Searcey D, Richtel M. Obesity was rising as Ghana embraced fast food. Then came KFC. 2017. こちらで閲覧可能：https://www.nytimes.com/2017/10/02/health/ghana-kfc-obesity.html.

15 Domino's Pizza. Annual report 2016. 2016. こちらで閲覧可能：https://ir.dominos.com/static-files/315497fc-5e31-42f9-8beb-f182d9282f21.

16 Statista. Number of Domino's Pizza outlets in India from 2006 to 2021. 2022. こちらで閲覧可能：https://www.statista.com/statistics/277347/number-of-dominos-pizza-stores-india/.

17 Odegaard AO, Koh WP, Yuan J-M, et al. Western-style fast food intake and cardiometabolic risk in an Eastern country. *Circulation* 2012; 126: 182–88.

17　プリングルズの本当のコスト

1 Monckton Chambers. Regular Pringles – once you pop (open VATA 1994, Schedule 8, Group 1, Excepted Item 5), the fun doesn't stop! 2007. こちらで閲覧可能：https://www.monckton.com/wp-content/uploads/2008/11/ProcterGamblePringlesAug07AM.pdf.

2 Monckton Chambers, 2007.

3 British and Irish Legal Information Institute Tribunal. Procter & Gamble (UK) v Revenue & Customs [2007] UKVAT V20205. 2007. こちらで閲覧可能：https://www.bailii.org/cgi-bin/format.cgi?doc=/uk/cases/UKVAT/2007/V20205.html.

4 British and Irish Legal Information Institute Tribunal. Revenue & Customs v Procter & Gamble UK EWCA Civ 407. 2009. こちらで閲覧可能：https://www.bailii.org/cgi-bin/format.cgi?doc=/ew/cases/EWCA/Civ/2009/407.html&query=(18381).

5 Hansen J. Kellogg's is taking the government to court over putting milk in cereal. 2022. こちらで閲覧可能：https://london.eater.com/23044506/kelloggs-breakfast-cereal-milk-suing-government-coco-pops-frosties.

6 Sweney M. Kellogg's to challenge new UK rules for high-sugar cereals in court. 2022. こちらで閲覧可能：https://www.theguardian.com/business/2022/apr/27/kelloggs-court-challenge-new-uk-rules-high-sugar-cereals.

7 Cook SF, Borah W. *Essays in Population History: Mexico and California*. Berkeley, CA: University of California Press, 1979.

8 Denevan WM, Lovell WG. *The Native Population of the Americas in 1492*. Madison, WI: University of Wisconsin Press, 1992.

9 Nunn N, Qian N. The Columbian Exchange: a history of disease, food, and ideas. *Journal of Economic Perspectives* 2010; 24: 163–88.

10 Marshall M, Climate crisis: what lessons can we learn from the last great cooling-off period? 2022. こちらで閲覧可能：theguardian.com/environment/2022/may/09/climate-crisis-lessons-to-learn-from-the-little-ice-age-cooling.

11 Koch A, Brierley C, Maslin MM, et al. Earth system impacts of the European arrival and Great Dying in the Americas after 1492. *Quaternary Science Reviews* 2019; 207: 13–36.

12 Clark MA, Domingo MGG, Colgan K, et al. Global food system emissions could preclude achieving the 1.5°　and 2°　C climate change targets. *Science* 2020; 370: 705–08.

13 Anastasioua K, Baker P, Hadjikakou M. A conceptual framework for understanding the environmental impacts of ultra-processed foods and implications for sustainable food systems. *Journal of Cleaner Production* 2022; 368: 133155.

14 Soil Association. Ultra-processed planet: the impact of ultra-processed diets on climate, nature and health (and what to do about it). 2021.　こちらで閲覧可能：https://www.soilassociation.org/media/23032/ultra-processed-planet-final.pdf.

15 National Food Strategy, 2021.

16 Fardet A, Rock E. Perspective: reductionist nutrition research has meaning only within the framework of holistic and ethical thinking. *Advances in Nutrition* 2018; 9: 655–70.

17 International Food Policy Research Institute. Women: The key to food security. 1995. こちらで閲覧可能：https://www.ifpri.org/publication/women-key-food-security.

18 Wilson B. The irreplaceable. 2022. こちらで閲覧可能：https://www.lrb.co.uk/the-paper/v44/n12/bee-wilson/the-irreplaceable.

19 Edwards RB, Naylor RL, Higgins MM, et al. Causes of Indonesia's forest fires. *World*

Development 2020; 127: 104717.

20 Greenpeace International. The final countdown. 2018. こちらで閲覧可能：https://www.greenpeace.org/international/publication/18455/the-final-countdown-forests-indonesia-palm-oil/.

21 Edwards et al, 2020.

22 Pearce F. UK animal feed helping to destroy Asian rainforest, study shows. 2011. こちらで閲覧可能：https://www.theguardian.com/environment/2011/may/09/pet-food-asian-rain forest.

23 van der Goot AJ, Pelgrom PJM, Berghout JAM, et al. Concepts for further sustainable production of foods. *Journal of Food Engineering* 2016; 168: 42–51.

24 International Monetary Fund. Fossil fuel subsidies. 2019. こちらで閲覧可能：https://www.imf.org/en/Topics/climate-change/energy-subsidies.

25 van der Goot et al, 2016.

26 National Food Strategy, 2021.

27 Rosane O. Humans and big ag livestock now account for 96 percent of mammal biomass. 2018. こちらで閲覧可能：https://www.ecowatch.com/biomass-humans-animals-2571413930.html.

28 Bar-On YM, Phillips R, Milo R. The biomass distribution on Earth. *Proceedings of the National Academy of Sciences* 2018; 25: 6506–11.

29 Monteiro CA, Moubarac J-C, Bertazzi Levy R, et al. Household availability of ultra-processed foods and obesity in nineteen European countries. *Public Health Nutrition* 2018; 21: 18–26.

30 Lawrence, 2006.

31 Ritchie H, Roser M. Soy. 2021. こちらで閲覧可能：https://ourworldindata.org/soy.

32 National Food Strategy, 2021.

33 Lawrence, 2006.

34 Cliff C. Intensively farmed chicken: the effect on deforestation, environment and climate change. 2021. こちらで閲覧可能：https://www.soilassociation.org/blogs/2021/august/4/intensively-farmed-chicken-and-its-affect-on-the-environment-and-climate-change/.

35 Worldwide Fund For Nature. Riskier business: the UK's overseas land footprint. 2020. こちらで閲覧可能：https://www.wwf.org.uk/sites/default/files/2020–07/RiskierBusiness_July2020_V7_0.pdf.

36 Worldwide Fund for Nature. Appetite for Destruction. 2017._ こちらで閲覧可能：https://www.wwf.org.uk/sites/default/files/2017–11/WWF_AppetiteForDestruction_Full_Report_Web_0.pdf.

37 Soil Association. Peak poultry – briefing for policy makers. 2022.　こちらで閲覧可能：ttps://www.soilassociation.org/media/22930/peak-poultry-briefing-for-policy-makers.pdf.

38 Worldwide Fund for Nature, 2017.

39 Soil Association, 2022.

40 Friends of the Earth Europe. Meat atlas: facts and figures about the animals we eat. こちらで閲覧可能：https://friendsoftheearth.eu/wpcontent/uploads/2014/01/foee_hbf_meatatlas_jan2014.pdf.

41 Leite-Filho AT, Costa MH, Fu R. The southern Amazon rainy season: the role of deforestation and its interactions with large-scale mechanisms. *International Journal of Climatology* 2020; 40: 2328–41.

42 Butt N, de Oliveira PA, Costa MH. Evidence that deforestation affects the onset of the rainy season in Rondonia, Brazil. *Journal of Geophysical Research* 2011; 116: D11120.

43 Gustavo Faleiros MA. Agro-suicide: Amazon deforestation hits Brazil's soy producers. 2020. こちらで閲覧可能：https://dialogochino.net/en/agriculture/37887-agri-suicide-amazon-deforestation-hits-rain-brazils-soy-producers/.

44 Gatti LV, Basso LS, Miller JB, et al. Amazonia as a carbon source linked to deforestation and climate change. *Nature* 2021; 595: 388–93.

45 Carrington D. Amazon rainforest now emitting more CO2 than it absorbs. 2021. こちらで閲覧可能：https://amp.theguardian.com/environment/2021/jul/14/amazon-rainforest-now-emitting-more-co2-than-it-absorbs.

46 Tilman D, Clark M. Global diets link environmental sustainability and human health. *Nature* 2014; 515: 518–22.

47 Soil Association, 2021.

48 International Assessment of Agricultural Knowledge, Science, Technology for Development. Agriculture at a crossroads –global report. 2009. こちらで閲覧可能：https://wedocs.unep.org/handle/20.500.11822/8590.

49 Poux X, Aubert P-M. An agroecological Europe in 2050: multifunctional agriculture for healthy eating. Findings from the Ten Years For Agroecology (TYFA) modelling exercise. 2018. こちらで閲覧可能：https://www.soilassociation.org/media/18074/iddri-study-tyfa.pdf.

50 Aubert P-M, Schwoob M-H, Poux X. Agroecology and carbon neutrality: what are the issues? 2019. こちらで閲覧可能：https://www.soilassociation.org/media/18564/iddri-agroecology-and-carbon-neutrality-what-are-the-issues.pdf.

51 Poux X, Schiavo M, Aubert P-M . Modelling an agroecological UK in 2050 – findings from TYFAREGIO. 2021. こちらで閲覧可能：https://www.iddri.org/sites/default/files/PDF/Publications/Catalogue%20Iddri/Etude/202111-ST1021-TYFA%20UK_0.pdf.

52 Röös E, Mayer A, Muller A, et al. Agroecological practices in combination with healthy diets can help meet EU food system policy targets. *Science of the Total Environment* 2022; 847:

157612.
53 Muller A, Schader C, El-Hage Scialabba N, et al. Strategies for feeding the world more sustainably with organic agriculture. *Nature Communications* 2017; 8: 1290.
54 Fiolet et al, 2018.
55 Chen X, Zhang Z, Yang H, et al. Consumption of ultra-processed foods and health outcomes: a systematic review of epidemiological studies. *Nutrition Journal* 2020; 19: 86.
56 Dicken & Batterham, 2021.
57 Break Free From Plastic. Global brand audit report 2020. こちらで閲覧可能：https://www.breakfreefromplastic.org/globalbrandauditreport2020/?utm_medium=email&utm_source=getresponse&utm_content=LIVE%3A+Plastic+Polluters+Brand+Audit+Report+%26+Invitation+to+Press+Briefing&utm_campaign=Breakfreefromplastic+Membership+Master+List.
58 Laville S. Report reveals 'massive plastic pollution footprint' of drinks firms. 2020. こちらで閲覧可能：https://amp.theguardian.com/environment/2020/mar/31/report-reveals-massive-plastic-pollution-footprint-of-drinks-firms.
59 McVeigh K. Coca-Cola, Pepsi and Nestlé named top plastic polluters for third year in a row. 2020. こちらで閲覧可能：https://amp.theguardian.com/environment/2020/dec/07/coca-cola-pepsi-and-nestle-named-top-plastic-polluters-for-third-year-in-a-row.
60 Laville S. Coca-Cola admits it produces 3m tonnes of plastic packaging a year. 2019.　こちらで閲覧可能：https://www.theguardian.com/business/2019/mar/14/coca-cola-admits-it-produces-3m-tonnes-of-plastic-packaging-a-year.
61 Geyer R, Jambeck JR, Law KL. Production, use, and fate of all plastics ever made. *Scientific Advances* 2017; 3: e1700782.

18　UPFは食べすぎるようにできている

1 Yi J, Meemken E-M, Mazariegos-Anastassiou V, et al. Post-farmgate food value chains make up most of consumer food expenditures globally. *Nature Food* 2021; 2: 417–25.
2 Justia Patents. Patents by inventors Gary Norman Binley. 2022. こちらで閲覧可能：https://patents.justia.com/inventor/gary-norman-binley.
3 Friedman M. A Friedman doctrine – the social responsibility of business is to increase its profits. 1970. こちらで閲覧可能：https://www.nytimes.com/1970/09/13/archives/a-friedman-doctrine-the-social-responsibility-of-business-is-to.html.
4 Sorkin AR, Giang V, Gandel S, et al. The pushback on ESG investing. 2022. こちらで閲覧可能：https://www.nytimes.com/2022/05/11/business/dealbook/esg-investing-pushback.html.
5 BlackRock. 2022 climate-related shareholder proposals more prescriptive than 2021. 2022. こ

ちらで閲覧可能：https://www.blackrock.com/corporate/literature/publication/commentary-bis-approach-shareholder-proposals.pdf.
6 MacAskill W. Does divestment work? 2015. こちらで閲覧可能：https://www.newyorker.com/business/currency/does-divestment-work.
7 Nestlé. Nestlé enters weight management market – Jenny Craig acquisition enhances group's nutrition, health and wellness dimension. 2006. こちらで閲覧可能：https://www.nestle.com/media/pressreleases/allpressreleases/weightmanagementmarketjennycraig-19jun06.
8 Jenny Craig. Jenny Craig Meals & Nutrition. 2022. こちらで閲覧可能：https://www.jennycraig.com/nutrition-mission.〔アクセス不能〕
9 Reuters. Nestlé sells most of Jenny Craig to private equity firm. CNBC. 2013. こちらで閲覧可能：https://www.cnbc.com/2013/11/07/nestle-sells-most-of-jenny-craig-to-private-equity-firm.html.
10 Nestlé. Acquisitions, partnerships & joint ventures. 2022. こちらで閲覧可能：https://www.nestle.com/investors/overview/mergers-and-acquisitions/nestle-health-science-acquisitions.
11 Kirchfeld A, David R, Nair D. Nestle eyed biggest-ever deal in aborted move for GSK unit. 2022. こちらで閲覧可能：https://www.bloomberg.com/news/articles/2022-05-25/nestle-eyed-biggest-ever-deal-in-aborted-move-for-gsk-consumer.
12 Danone. Danone's subsidiaries and equity holdings as of December 31, 2020. こちらで閲覧可能：https://www.danone.com/content/dam/danone-corp/danone-com/investors/danone-at-a-glance/List%20of%20subsidiairies%202020.pdf.
13 Ralph A. Philip Morris buys respiratory drugs company Vectura for £1bn. 2022. こちらで閲覧可能：https://www.thetimes.co.uk/article/philip-morris-buys-respiratory-drugs-company-vectura-for-1bn-9mfts7jxq.

19　わたしたちが政府に要求できること

1 War on Want. The baby killer. 1974. こちらで閲覧可能：http://archive.babymilkaction.org/pdfs/babykiller.pdf.
2 Quigley MA, Carson C. Breastfeeding in the 21st century. *Lancet* 2016; 387: 2087–88.
3 Stoltz T, Jones A, Rogers L, et al. 51 donor milk in the NICU: a community pediatrics perspective. *Paediatrics & Child Health* 2021; 26: e36–e36.
4 Lucas A, Cole TJ. Breast milk and neonatal necrotising enterocolitis. *Lancet* 1990; 336: 1519–23.
5 Johns Hopkins Medical Institutions. Formula-fed preemies at higher risk for dangerous GI condition than babies who get donor milk. 2011. こちらで閲覧可能：https://www.

sciencedaily.com/releases/2011/04/110430171122.htm.
6 Jelliffe DB. Commerciogenic malnutrition? *Nutrition Reviews* 1972; 30: 199–205.
7 Jelliffe, 1972.
8 War on Want, 1979.
9 Jelliffe, 1972.
10 *New Internationalist*. Action now on baby foods. 1973. こちらで閲覧可能：https://newint.org/features/1973/08/01/baby-food-action-editorial.
11 Fitzpatrick I. Nestléd in controversy. *New Internationalist*. 2010. こちらで閲覧可能：https://newint.org/columns/applause/2010/10/01/nestle-baby-milk-campaign.
12 UNICEF. Research on marketing and the code. 2022. こちらで閲覧可能：https://www.unicef.org.uk/babyfriendly/news-and-research/baby-friendly-research/research-on-marketing-and-the-code/.
13 Save the Children. Don't push it: why the formula industry must clean up its act. 2018. こちらで閲覧可能：https://resourcecentre.savethechildren.net/pdf/dont-push-it.pdf/.
14 Quigley & Carson, 2016.
15 Lamberti LM, Zakarija-Grković I, Fischer Walker CL, et al. Breastfeeding for reducing the risk of pneumonia morbidity and mortality in children under two: a systematic literature review and meta-analysis. *BMC Public Health* 2013; 13: S18.
16 Global Breastfeeding Collective. Nurturing the health and wealth of nations: the investment case for breastfeeding. こちらで閲覧可能：https://www.globalbreastfeedingcollective.org/media/426/file/The%20investment%20case%20for%20breastfeeding.pdf.
17 Quigley & Carson, 2016.
18 Baker P, Smith J, Salmon L, et al. Global trends and patterns of commercial milk-based formula sales: is an unprecedented infant and young child feeding transition underway? *Public Health Nutrition* 2016; 19: 2540–50.
19 Forsyth BW, McCarthy PL, Leventhal JM. Problems of early infancy, formula changes, and mothers' beliefs about their infants. *Journal of Pediatrics* 1985; 106: 1012–17.
20 Polack FP, Khan N, Maisels MJ. Changing partners: the dance of infant formula changes. *Clinical Pediatrics* 1999; 38: 703–08.
21 Lakshman R, Ogilvie D, Ong KK. Mothers' experiences of bottlefeeding: a systematic review of qualitative and quantitative studies. *Archives of Disease in Childhood* 2009; 94: 596–601.
22 Lakshman R. Establishing a healthy growth trajectory from birth: the Baby Milk trial. こちらで閲覧可能：https://heeoe.hee.nhs.uk/sites/default/files/docustore/baby_milk_trial_results18april17.pdf.
23 UK Food Standards Agency. Statement on the role of hydrolysed cows' milk formulae in

influencing the development of atopic outcomes and autoimmune disease. こちらで閲覧可能：https://cot.food.gov.uk/sites/default/files/finalstatement-hydrolysedformula.pdf.

24 Japanese guidelines for food allergy 2017. *Allergology* Int. 2017 Apr; 66(2): 248–64.

25 The Australasian Society of Clinical Immunology and Allergy infant feeding for allergy prevention guidelines. *Medical Journal of Australia* 2019, Feb; 210(2):89–93 doi: 10.5694/mja2.12102.

26 The Effects of Early Nutritional Interventions on the Development of Atopic Disease in Infants and Children: The Role of Maternal Dietary Restriction, Breastfeeding, Hydrolyzed Formulas, and Timing of Introduction of Allergenic Complementary Foods. *Pediatrics* 2019; 143: e20190281.

27 van Tulleken C. Overdiagnosis and industry influence: how cow's milk protein allergy is extending the reach of infant formula manufacturers. *British Medical Journal* 2018; 363: k5056.

28 Brown A. *Why Breastfeeding Grief and Trauma Matter*. London: Pinter & Martin, 2019.

29 Sankar MJ, Sinha B, Chowdhury R, et al. Optimal breastfeeding practices and infant and child mortality: a systematic review and meta-analysis. *Acta Paediatrica* 2015; 104: 3–13.

30 Horta BL, Loret de Mola C, Victora CG. Long-term consequences of breastfeeding on cholesterol, obesity, systolic blood pressure and type 2 diabetes: a systematic review and meta-analysis. *Acta Paediatrica* 2015; 104: 30–37.

31 Bowatte G, Tham R, Allen KJ, et al. Breastfeeding and childhood acute otitis media: a systematic review and meta-analysis. *Acta Paediatrica* 2015; 104: 85–95.

32 Victora CG, Bahl R, Barros AJD, et al. Breastfeeding in the 21st century: epidemiology, mechanisms, and lifelong effect. *Lancet* 2017; 387: 475–90.

33 Lodge CJ, Tan DJ, Lau MXZ, et al. Breastfeeding and asthma and allergies: a systematic review and meta-analysis. *Acta Paediatrica* 2015; 104: 38–53.

34 Thompson JMD, Tanabe K, Moon RY, et al. Duration of breastfeeding and risk of SIDS: an individual participant data meta-analysis. *Pediatrics* 2017; 140: e20171324.

35 Horta BL, Loret de Mola C, Victora CG. Breastfeeding and intelligence: a systematic review and meta-analysis. *Acta Paediatrica* 2015; 104: 14–29.

36 Baker et al, 2016.

37 British Nutrition Foundation. What we do. 2022. こちらで閲覧可能：https://www.nutrition.org.uk/our-work/what-we-do/.

38 British Nutrition Foundation. Current members. 2022. こちらで閲覧可能：https://www.nutrition.org.uk/our-work/support-what-we-do/corporate-partnerships/current-members/.

39 Carriedo A, Pinsky I, Crosbie E, et al. The corporate capture of the nutrition profession in the USA: the case of the Academy of Nutrition and Dietetics. *Public Health Nutrition* 2022;

25: 3568–82.
40 O'Connor A. Group shaping nutrition policy earned millions from junk food makers. 2022. こちらで閲覧可能：https://www.washingtonpost.com/wellness/2022/10/24/nutrition-academy-processed-food-company-donations/.
41 Diabetes UK. Our current partners. 2022. こちらで閲覧可能：https://www.diabetes.org.uk/get_involved/corporate/acknowledgements/partners.
42 Cancer Research UK. About our corporate partnership programme. 2022. こちらで閲覧可能：https://www.cancerresearchuk.org/get-involved/become-a-partner/about-our-corporate-partnership-programme.
43 British Heart Foundation. Our current partners. 2022. こちらで閲覧可能：https://www.bhf.org.uk/how-you-can-help/corporate-partnerships/our-corporate-partners.
44 The Association of UK Dietitians. BDA corporate members. 2022. こちらで閲覧可能：https://www.bda.uk.com/news-campaigns/work-with-us/commercial-work/bda-corporate-members.html.
45 Greenpeace International. Top consumer companies' palm oil sustainability claims go up in flames. 2019. こちらで閲覧可能：https://www.greenpeace.org/international/press-release/25675/burningthehouse/.
46 Taillie LS, Reyes M, Colchero MA, et al. An evaluation of Chile's law of food labeling and advertising on sugar-sweetened beverage purchases from 2015 to 2017: a before-and-after study. *PLoS Medicine* 2020; 17: e1003015.
47 Jacobs A. In sweeping war on obesity, Chile slays Tony the Tiger. 2018. こちらで閲覧可能：https://www.nytimes.com/2018/02/07/health/obesity-chile-sugar-regulations.html.
48 Reyes M, Garmendia ML, Olivares S, et al. Development of the Chilean front-of-package food warning label. *BMC Public Health* 2019; 19: 906.

あとがき――ペーパーバック版によせて

1 Whipple T. Is ultra-processed food bad for you? Not always, scientists say. 2023. こちらで閲覧可能：https://www.thetimes.co.uk/article/is-ultraprocessed-food-bad-for-you-not-always-scientists-say-jd05qflg5.
2 Bawden T. 10 ultra-processed foods that are actually good for you. 2023. こちらで閲覧可能：https://inews.co.uk/news/ultra-processed-foodsgood-for-you-2646725.
3 Knapton S. Ultra-processed food can still be good for you, it depends on what is in it. 2023. こちらで閲覧可能：https://www.telegraph.co.uk/news/2023/09/27/ultra-processed-food-can-be-good-for-you-say-experts/.
4 Wilson C. Ultra-processed food isn't always unhealthy, say UK food officials. 2023. こちらで閲覧可能：https://www.newscientist.com/article/2394414-ultra-processed-food-isnt-always-

unhealthy-say-uk-foodofficials/.

5 Gregory A. Scientists on panel defending ultra-processed foods linked to food firms. 2023. こちらで閲覧可能：https://www.theguardian.com/science/2023/sep/28/scientists-on-panel-defending-ultra-processed-foods-linked-to-food-firms.

6 Quinn I. Carbohydrates-probe scientists hit back at Dispatches. 2014. こちらで閲覧可能：https://www.thegrocer.co.uk/topics/carbohydrates-probe-scientists-hit-back-at-dispatches/353891.article.

7 *British Medical Journal*. Sugar's web of influence. British Medical Journal 2015; 350: h231.

8 Ungoed-Thomas J, Mansey K. Sugar advisers have their cake and eat it. 2014. こちらで閲覧可能：https://www.thetimes.co.uk/article/sugar-advisers-have-their-cake-and-eat-it-9cwrr3gb2sf.

9 Quinn I, 2014.

10 Coombes R. Row over ultra-processed foods panel highlights conflicts of interest issue at heart of UK science reporting. *British Medical Journal* 2023; 383: 2514.

11 Science Media Centre. Expert reaction to observational study of ultra processed food and risk of depression. 2023. こちらで閲覧可能：https://www.sciencemediacentre.org/expert-reaction-to-observational-study-of-ultra-processed-food-and-risk-of-depression-as-published-in-jama-network-open/.

12 Science Media Centre. Expert reaction to SACN (Scientific Advisory Committee on Nutrition) statement on processed foods and health. 2023. こちらで閲覧可能：https://www.sciencemediacentre.org/expert-reaction-to-sacn-scientific-advisory-committee-on-nutrition-statement-on-processed-foods-and-health/.

13 Science Media Centre. Expert reaction to IARC press release and article in *The Lancet Planetary Health looking at food processing and cancer risk in Europe*. 2023. こちらで閲覧可能：https://www.sciencemediacentre.org/expert-reaction-to-iarc-press-release-and-article-in-the-lancet-planetary-health-looking-at-food-processing-and-cancer-risk-in-europe/.

14 Science Media Centre. Expert reaction to study looking at association of consumption of ultra-processed food and cognitive decline. 2022. こちらで閲覧可能：https://www.sciencemediacentre.org/expert-reaction-to-study-looking-at-association-of-consumption-of-ultra-processed-food-and-cognitive-decline/.

15 Science Media Centre. Expert reaction to SACN (Scientific Advisory Committee on Nutrition) statement on processed foods and health, 2023.

16 Science Media Centre. Expert reaction to study looking at consumption of ultra-processed foods and risk of multimorbidity of cancer and cardiometabolic diseases. 2023. こちらで閲覧可能：https://www.sciencemediacentre.org/expert-reaction-to-study-looking-at-consumption-of-ultra-processed-foods-and-risk-of-multimorbidity-of-cancer-and-cardiometabolic-

diseases/.
17 Scientific Advisory Committee on Nutrition. Scientific Advisory Committee on Nutrition: register of interests. 2023. こちらで閲覧可能：https://assets.publishing.service.gov.uk/media/6571ae24049516000f49bdf7/SACN_Register_of_Interests_v41.pdf.
18 Schillinger D, Tran J, Mangurian C, et al. Do sugar-sweetened beverages cause obesity and diabetes? Industry and the manufacture of scientific controversy. *Annals of Internal Medicine* 2016; 165: 895– 97.
19 British Nutrition Foundation. Position statement on the concept of ultra-processed foods (UPF). 2023. こちらで閲覧可能：https://www.nutrition.org.uk/news/2023/position-statement-on-the-concept-of-ultra-processed-foods-upf/.
20 Samuthpongtorn C, Nguyen LH, Okereke OI, et al. Consumption of ultraprocessed food and risk of depression. *JAMA Network Open* 2023; 6: e2334770.
21 Science Media Centre. Expert reaction to observational study of ultra processed food and risk of depression, 2023.
22 Zheng L, Sun J, Yu X, et al. Ultra-processed food is positively associated with depressive symptoms among United States adults. *Frontiers in Nutrition* 2020; 7: 600449.
23 Adjibade M, Julia C, Allès B, et al. Prospective association between ultra-processed food consumption and incident depressive symptoms in the French NutriNet-Santé cohort. BMC Medicine 2019; 17: 78.
24 Gómez-Donoso C et al, 2020.
25 TobaccoTactics. Tobacco Industry Research Committee. 2020. こちらで閲覧可能：https://tobaccotactics.org/article/tobacco-industry-research-committee/.
26 Chang K, Gunter MJ, Rauber F, et al. Ultra-processed food consumption, cancer risk and cancer mortality: a large-scale prospective analysis within the UK Biobank. *EClinical Medicine* 2023; 56: 101840.
27 Cordova R, Viallon V, Fontvieille E, et al. Consumption of ultraprocessed foods and risk of multimorbidity of cancer and cardiometabolic diseases: a multinational cohort study. *The Lancet Regional Health – Europe* 2023; 35: 100771.
28 Fiolet T et al, 2018.
29 Dicken SJ, Batterham RL. The role of diet quality in mediating the association between ultra-processed food intake, obesity and health-related outcomes: a review of prospective cohort studies. *Nutrients* 2021; 14: 23.
30 Science Media Centre. Expert reaction to study looking at ultra-processed foods and risk of different cancers. 2023. こちらで閲覧可能：https://www.sciencemediacentre.org/expert-reaction-to-study-looking-at-ultra-processed-foods-and-risk-of-different-cancers/.
31 Chang et al, 2023.

32 Cordova et al, 2023.

33 Sellem L, Srour B, Javaux G, Chazelas E, Chassaing B, Viennois E, et al. Food additive emulsifiers and risk of cardiovascular disease in the NutriNet-Santé cohort: prospective cohort study. *BMJ*. 2023 Sep 6;382:e076058.

34 Song Z, Song R, Liu Y, et al. Effects of ultra-processed foods on the microbiota-gut-brain axis: the bread-and-butter issue. *Food Research International* 2023; 167: 112730.

35 Rios JM, Berg MK, Gearhardt AN. Evaluating bidirectional predictive pathways between dietary restraint and food addiction in adolescents. *Nutrients* 2023; 15: 2977.

36 Gearhardt AN, Bueno NB, DiFeliceantonio AG, et al. Social, clinical, and policy implications of ultra-processed food addiction. *British Medical Journal* 2023; 383: e075354.

37 Ayton A, Ibrahim A, Dugan J, et al. Ultra-processed foods and binge eating: a retrospective observational study. *Nutrition* 2021; 84: 111023.

38 Martinez Steele E, Marrón Ponce JA, Cediel G, et al. Potential reductions in ultra-processed food consumption substantially improve population cardiometabolic-related dietary nutrient profiles in eight countries. *Nutrition, Metabolism and Cardiovascular Diseases* 2022; 32: 2739–50.

39 Samuthpongtorn et al, 2023.

40 Tucker KL, Morita K, Qiao N, et al. Colas, but not other carbonated beverages, are associated with low bone mineral density in older women: the Framingham Osteoporosis Study. *American Journal of Clinical Nutrition* 2006; 84: 936– 42.

41 UNICEF. Engaging with the food and beverage industry: UNICEF programme guidance. 2023. こちらで閲覧可能：https://www.unicef.org/media/142056/file/Programme%20Guidance%20on%20Engagement%20with%20the%20Food%20and%20Beverage%20Industry.pdf.

42 Childs R, Sibson V. Ultra-processed foods (UPF) in the diets of infants and young children in the UK: what they are, how they harm health, and what should be done to reduce intakes. 2023. こちらで閲覧可能：https://www.firststepsnutrition.org/s/FSN_UPF-Report_Digital-for-web-June-2023.pdf.

43 Joseph Rowntree Foundation. Counting the cost of UK poverty. 2016. こちらで閲覧可能：https://www.jrf.org.uk/counting-the-cost-of-uk-poverty.

44 Ayton A et al, 2021.

45 Ayton A, Ibrahim A. The Western diet: a blind spot of eating disorder research? A narrative review and recommendations for treatment and research. Nutrition Reviews 2020; 78: 579–96.

46 Gearhardt et al, 2023.

不自然(ふしぜん)な食卓(しょくたく)
超加工食品が人体を蝕む
2024年9月20日　初版印刷
2024年9月25日　初版発行
＊
著　者　クリス・ヴァン・トゥレケン
訳　者　梅田智世(うめだちせい)
発行者　早川　浩
＊
印刷所　星野精版印刷株式会社
製本所　株式会社フォーネット社
＊
発行所　株式会社　早川書房
東京都千代田区神田多町2－2
電話　03-3252-3111
振替　00160-3-47799
https://www.hayakawa-online.co.jp
定価はカバーに表示してあります
ISBN978-4-15-210365-9　C0030
Printed and bound in Japan
乱丁・落丁本は小社制作部宛お送り下さい。
送料小社負担にてお取りかえいたします。